Carl-Auer

Jakob Robert Schneider

Das Familienstellen

Grundlagen und Vorgehensweisen

Mit einem Vorwort von Gunthard Weber
und einem Nachwort von Thomas Görnitz

Vierte Auflage, 2021

Umschlaggestaltung: Uwe Göbel
Umschlagbild: Maja Rodrian, München
Satz: Drißner-Design u. DTP, Meßstetten
Printed in Germany
Druck und Bindung: CPI books GmbH, Leck

MIX
Papier aus verantwortungsvollen Quellen
FSC® C083411
www.fsc.org

CPI klimaneutral
Mehr Bäume.Weniger CO_2

Vierte Auflage, 2021
ISBN 978-3-89670-471-9

Bibliografische Information der Deutschen Nationalbibliothek:
Die Deutsche Nationalbibliothek verzeichnet diese Publikation in der Deutschen Nationalbibliografie; detaillierte bibliografische Daten sind im Internet über http://dnb.d-nb.de abrufbar.

Informationen zu unserem gesamten Programm, unseren Autoren und zum Verlag finden Sie unter: **https://www.carl-auer.de/**
Wenn Sie Interesse an unseren monatlichen Nachrichten haben, können Sie dort auch den Newsletter abonnieren.

Carl-Auer Verlag GmbH
Vangerowstraße 14 • 69115 Heidelberg
Tel. +49 6221 6438-0 • Fax +49 6221 6438-22
info@carl-auer.de

Inhalt

Vorwort

Dieses Buch braucht eigentlich kein Vorwort und keine erklärenden und vorbereitenden oder einladenden Worte. Es spricht ganz für sich. Ursprünglich war es als eine kompakte Einführung in das Familienstellen geplant und sollte in der neuen Verlagsreihe mit Einführungen zu unterschiedlichen systemischen Ansätzen und Themenbereichen erscheinen. Geforderte Verdichtungen und Kürzungen verleihen einem Manuskript ja oft eine größere Prägnanz, Spannung und Aussagekraft. Als wir jedoch den Text Jakob Schneiders im ersten Entwurf in Händen hielten, waren wir uns einig, dass er schon so klar und dicht war, dass es schade und nachteilig wäre, wenn er gekürzt werden müsste, und ermutigten ihn, den Text sogar noch zu erweitern.

Entstanden ist so ein gut durchstrukturiertes, stringentes und mit vielen anschaulichen und oft berührenden Fallbeispielen durchsetztes einführendes Grundlagenbuch über das Familienstellen auf dem neuesten Stand der Kunst, das die Entwicklung, die Grundprinzipien, die Fokussierungen, Haltungen und unterschiedlichen Vorgehensweisen des Familienstellens folgerichtig, differenziert und immer anregend zu lesen zusammenfasst und mit einigen grundsätzlichen theoretischen Erwägungen abrundet.

Alle von Bert Hellinger entwickelten Einsichten, Konzepte, Prinzipien und Grundlagen (z. B. zu den Formen des Gewissens und der Seele, den Ordungen der Liebe und des Helfens, den Dynamiken seelischer Bindung und Verstrickung und deren Lösungen und den vielfältigen Vorgehensweisen) sind in kurzen Abschnitten gut verständlich und komprimiert beschrieben, und ich kenne kein Buch, das so klar, gebündelt und gleichzeitig umfassend die ganze Bandbreite der Praxis des Familienstellens beschreibt. Das Buch ist nie belehrend, suggestiv oder festzurrend, sondern lädt durch die immer einen Möglichkeitsraum und Möglichkeitssinn öffnende, schlichte und lebendige Darstellung ein, sich ein eigenes Bild über das Familienstellen und seine Wirkungen zu machen und eigene Schlüsse daraus zu ziehen. Schon durch die Form und Ausdrucksweise verkörpert, kann der Leser die Haltungen, die dem Familienstellen zugrunde liegen, an sich erfahren: das gesammelte Wahrnehmen, das achtungsvolle, ressourcen- und lösungsorientierte Beschreiben und das absichtslose und zurückhaltende Vertreten von Absichten.

Schon seit Jahrzehnten mit Bert Hellinger befreundet, ist Jakob Schneider derjenige unter den Therapeuten, der das Familienstellen, wie Bert Hellinger es unverwechselbar entwickelt hat, nach diesem am längsten und vor allem im Gruppensetting regelmäßig anwendet. Durch die wohltuend undogmatischen und nicht normativ und abgehoben wirkenden Beschreibungsweisen entwickelt man als Leser keine Widerstände und erlebt so gut wie keine Abwehrreaktionen, wie es einem (oder jedenfalls mir) bei manchen anderen Veröffentlichungen zum Familienstellen geht. Obwohl Jakob Schneider sich ganz nah an Bert Hellingers Konzeptualisierungen orientiert, wirkt das Buch sehr eigenständig. Die Aufstellungsarbeit ist schon vor langer Zeit zum Mittelpunkt seiner Arbeit und der seiner Frau Sieglinde geworden, und man merkt dem Buch seine intensive Beschäftigung und seine 20-jährige Erfahrung mit dieser besonderen Arbeit an. Er muss nichts mehr beweisen, diese Arbeit ist ihm, so merkt man, in Fleisch und Blut übergegangen (oder auf den Leib »geschneidert«). Auch dadurch, dass er sehr oft im Ausland arbeitet, öffnet das Buch einen weiten Horizont, der oft über die Bereiche Beratung und Psychotherapie hinausreicht. Diese Prozesse beschreibt Jakob Schneider ebenfalls auf eine feine und für mich gleichzeitig wohltuend „unheilige" Weise.

Wie es Paul Watzlawick gelungen ist, Lesern viele von Gregory Batesons Ideen annehmbar und attraktiv zu vermitteln, so könnte dieses Buch auch dazu beitragen, die öffentliche Akzeptanz der Einsichten Bert Hellingers und des Familienstellens zu erhöhen, einer Arbeit, deren tiefe und besondere Wirkungen auch mich immer wieder in Staunen versetzen und bewegen.

Das Buch zu lesen lohnt sich sowohl für alle, die schon mit Aufstellungen arbeiten, als auch für diejenigen, die einen Überblick über diese Arbeit gewinnen wollen.

Gunthard Weber
Wiesloch, im Februar 2006

Vorbemerkung

Das Familienstellen nach Bert Hellinger ist aus seinen Anfängen hinausgewachsen. In erstaunlich kurzer Zeit hat es eine große Zahl von Menschen im deutschen Sprachraum und weltweit erreicht, Menschen, die sich mit Hilfe dieser Methode und dem damit verbundenen Blick auf seelische Zusammenhänge die Lösung ihrer Probleme erhoffen. Viele Psychotherapeuten und Berater in den unterschiedlichsten sozialen und psychologischen Arbeitsbereichen und mit unterschiedlichsten Vorbildungen bieten Aufstellungen in Gruppen oder im Einzel-, Paar- und Familiensetting an.

Mit der enormen Verbreitung von Familienaufstellungen und anderen Aufstellungsformen ist auch heftige Kritik an Bert Hellinger, den »Aufstellern« und der Methode in der Öffentlichkeit laut geworden – häufig ohne genauer von dem Kenntnis zu nehmen oder sich auf das einzulassen, was wirklich in Familienaufstellungen vor sich geht.

Was geschieht in Familienaufstellungen? Welche Erfahrungen und Einsichten sind mit dieser manchmal fachlich als »phänomenologisch-systemisch« bezeichneten Methode verbunden? Was muss man wissen, wenn man Familienaufstellungen verstehen oder auch lernen und praktizieren will: über den Grundvorgang der Methode und über die Prozesse von Bindung und Lösung in Beziehungssystemen, über das Gewissen, die Seele, das Schicksal, die Verstrickung und die lösende Zustimmung? Welchen Stellenwert haben die »Ordnungen der Liebe« für das Gelingen in Beziehungen? Wie gehen Ordnung und Bewegung in der Seele und in Aufstellungen zusammen? In welchen Bereichen von Beratung und Psychotherapie kann das Familienstellen angewandt werden und welche Wirkungen hat es? In welchem Sinne ist das Vorgehen im Familienstellen phänomenologisch und systemisch zu verstehen? Und was können wir zum »Schlüssel« der Methode des Familienstellens, der »repräsentierenden Wahrnehmung«, erklärend sagen?

Dieses Buch richtet sich an alle Interessierten und Lernenden, die sich über das Familienstellen informieren wollen. Zugleich gibt es etwas von dem wieder, was bisher aus der Praxis des Familienstellens zu unserem Leben in familiären Beziehungen gesagt werden kann. Wer sich intensiver mit dem Familienstellen und anderen Aufstellungsformen auseinander setzen möchte, sei auf die im Anhang genannte Auswahl von Büchern Bert Hellingers und anderer Autoren verwiesen.

Ich werde mich auf die allgemeine Beschreibung der Methode und der zugrunde liegenden Prozesse von Bindung und Lösung in der Seele beschränken, wie sie sich in den Familienaufstellungen zeigen – ohne Diskussionen und mit nur ganz wenigen Querverweisen auf andere Literatur. Ich schreibe dabei aus der Perspektive meiner eigenen Erfahrungen und Überlegungen, ohne auf die öffentliche Kritik und ohne auf die vielen Differenzierungen in Praxis und Begründung einzugehen, die sich naturgemäß entwickeln, wenn eine Methode sich ausweitet und beginnt, neue Schritte auszuprobieren oder sich mit anderen Denkansätzen und Methoden zu vermischen. Dennoch hoffe ich, über einen Kernbestand der Aufstellungsarbeit informieren zu können, der das Wesentliche des Familienstellens und der daraus gewonnenen Erfahrungen hinsichtlich unseres Lebens in Beziehungen in Anlehnung an die Arbeit Bert Hellingers trifft.

Der leichteren Lesbarkeit wegen werde ich bei allgemeinen Begriffen wie »der Klient« nur die auf das männliche Geschlecht bezogene Schreibweise benützen. Wenn ich beispielhaft Aufstellungen beschreibe, spreche ich von den Stellvertretern, die »Vater« oder »Mutter« oder den »Klienten« repräsentieren. Spreche ich vom Klienten persönlich, zum Beispiel wenn er selbst in eine Aufstellung gestellt wird, werde ich das ausdrücklich erwähnen. Die (kleiner gesetzten) Beispiele sind weitgehend aus der Erinnerung erzählt. Außerdem habe ich sie so weit verändert, dass der persönliche Bezug auf einen bestimmten Klienten nicht offensichtlich wird. Sie erfüllen also keine dokumentarische und schon gar keine beweisende Funktion, sondern dienen einzig der Anschaulichkeit. Dennoch sind sie verlässlich in Bezug auf das, was sie veranschaulichen sollen.

Um nicht ständig erwähnen zu müssen, dass es unter den Aufstellern Psychotherapeuten, Berater, Sozialarbeiter und Lebenshelfer gibt, beschränke ich mich auf den Begriff »Therapeut« und in Bezug auf den Rat und Hilfe Suchenden auf den Begriff »Klient«. Das ist problematisch. Denn das Familienstellen bedeutet für sich genommen keine Psychotherapie, und die Menschen, die mittels dieser Methode Rat, Hilfe oder persönliche Entwicklungsmöglichkeiten suchen, sind keine »Schutzbefohlenen«. Aber diese Begriffe sind innerhalb von

Psychotherapie und Beratung für die Allgemeinheit am leichtesten verständlich und geben das Gemeinte sprachlich am kürzesten wieder. Ich bitte aber, diese Begriffe hier in einem sehr weiten Sinne zu verstehen. Gesetzliche Regelungen, wer Psychotherapie betreiben und sich Psychotherapeut nennen darf, und die unterschiedlichen Rahmenbedingungen, unter denen Aufstellungen angeboten werden, bleiben dabei unberücksichtigt, auch wenn sie natürlich zumindest für die rechtliche Sicherheit der praktischen Arbeit von Bedeutung sind.

Noch ein persönliches Wort zu Beginn: Ich arbeite seit zwanzig Jahren mit dem Familienstellen. Nachdem ich die Aufstellung meiner eigenen Familie bei Bert Hellinger in der Anfangsphase dieser Methode miterlebt hatte, musste ich sie sofort selbst ausprobieren, damals noch innerhalb der Jugend- und Studentenarbeit.

Das Familienstellen ist sehr schnell zum unverzichtbaren Kern meiner Arbeit als Ehe- und Familienberater geworden. In freundschaftlicher und aufmerksam beobachtender Verbundenheit habe ich Bert Hellingers Art, mit Klienten zu arbeiten und zu lehren, miterlebt, nachvollzogen und meiner eigenen Person angepasst. Über das Familienstellen durfte ich viele Kollegen im In- und Ausland kennen lernen und bin immer wieder beeindruckt, mit welcher warmherzigen Hingabe, welchem tiefen Verständnis und mit welchen vielfältigen persönlichen Ausprägungen sie die Entwicklung des Familienstellens mitgetragen und in ihrem Umfeld vorangebracht haben. Ohne diese Begegnungen wäre dieses Buch nicht entstanden. Einen wesentlichen Anteil an ihm haben natürlich die vielen Klienten, an deren Schicksal und Bereitschaft zur Veränderung ich teilhaben durfte. Mit ihnen allen fühle ich mich dadurch sehr verbunden.

Danken möchte ich besonders meinen Freunden: Dr. Gunthard Weber, auf dessen Anregung dieses Buch zurückzuführen ist. Es ist für mich immer ein freudiges und spannendes Erlebnis, mich mit ihm über das Familienstellen auszutauschen. Dr. Norbert Linz und Harald Scheubner danke ich sehr für ihre Mühe des Korrekturlesens und ihre vielen wertvollen Hinweise. Einen besonderen Anteil am Schreiben dieses Buches hat meine Frau. Ihr Ohr war für meine vielen Fragen immer offen, ihre Ermutigungen haben nie nachgelassen und ihre profunde Sachkenntnis hat meine Ausführungen sehr bereichert.

Widmen möchte ich dieses Buch meinem Lehrer und Freund Bert Hellinger. Was er mir und so vielen anderen mit seinen Einsichten und seinem offenen und unermüdlichen Herzen eröffnet hat, halte ich für etwas Großes und Kostbares.

Ich hoffe, dass Ihnen, lieber Leser, diese zusammenfassende Darstellung einen Gewinn bringenden Überblick vermittelt, ob Sie nun das Familienstellen schon kennen oder erst einen Zugang dazu suchen.

Jakob Robert Schneider
Januar 2006

1 Einführung
Was ist das Neue und Anziehende an den Familienaufstellungen?

Die Person Bert Hellinger und die Konzentration auf das familiäre und kollektive Unbewusste

Zunächst fasziniert sicherlich die Person Bert Hellingers selbst. Viele Menschen haben ihn persönlich als hilfreich in ihren Nöten erfahren. Sie erleben in ihm Kraft und Weisheit, ein tiefes Gespür für Dynamiken und Gesetzmäßigkeiten in Beziehungen und für seelische Wirkungen des Handelns, Unerschrockenheit im Erforschen menschlicher Schicksale und den Mut, sich mit den Möglichkeiten und Grenzen seines Wirkens öffentlich zu zeigen.

Doch die Wirkung der Person Bert Hellingers reicht nicht aus, um die schnelle Verbreitung des Familienstellens zu erklären. Was über seine Person und seine Arbeit vermittelt wird, hat viele unmittelbar von innen heraus als stimmig und hilfreich angesprochen, als Klient in der Not oder als Therapeut in der Arbeit. Im Familienstellen, sei es in der Gruppe oder in der Einzeltherapie, fließen Entwicklungen vielfältiger Elemente von Psychotherapie zusammen in ein darstellendes Instrumentarium, das geeignet ist, seelische Prozesse sichtbar und erlebbar zu machen und auf Wesentliches zu konzentrieren, das Lösungen ermöglicht. Gleichzeitig führt dieses Instrumentarium zu tiefen menschlichen Erfahrungen und Entdeckungen, die über die manchmal engen Grenzen von Psychotherapie hinaus in umfassende kollektive und geistige Bereiche weisen. Die Lösung seelischer Probleme wird verknüpft mit dem Aufdecken seelischer Bindungen im Zusammenhang mit den Ereignissen und Schicksalen in der Familie und den sie umfassenden Gruppen und größeren Zusammenhängen.

Ein Beispiel: Die Vortragsangst

In einer Fortbildungsgruppe für Psychotherapeuten war, um die Arbeit mit dem Familienstellen zu demonstrieren, ein Klient eingeladen. Als ich den Mann nach seinem Problem fragte, gab er zur Antwort: »Ich bin im oberen Management einer Firma tätig und muss viele Vorträge vor großen Gruppen halten. Und obwohl ich in meiner Arbeit sehr anerkannt und erfolgreich bin, erleide ich während meines Vortragens große Ängste und Qualen. Von den Zuhörern merkt vermutlich niemand etwas davon. Aber ich schwitze. Manchmal wird die Angst so groß, dass ich versuche, den Vortragsverpflichtungen aus dem Wege zu gehen.« Als ich ihn bat, diese Ängste zu präzisieren, meinte er: »Ich kann es nicht genau sagen. Es ist wie eine dumpfe Angst, es könnte etwas Schlimmes passieren.«

Der gut aussehende Mann in mittlerem Alter konnte sich an keine persönlichen Erlebnisse erinnern, die Auslöser seiner Ängste hätten sein können. Er sei glücklich verheiratet und habe zwei kleine Kinder. Auch mit seinen Eltern – der Vater sei schon verstorben – habe er sich gut verstanden. Auf der Suche nach einer Befreiung von seinen Ängsten habe er schon einmal einen Therapeuten aufgesucht. Die monatelange Gesprächstherapie habe ihm zwar gut getan, aber keine Erleichterung gebracht. Jetzt sei er gekommen, um hier sein Problem vorzustellen.

Auf die Frage, ob es in seiner Herkunftsfamilie schlimme Ereignisse gegeben habe, konnte er zunächst keine bedeutsamen Informationen geben. Weil aber die Not des Mannes und der Ernst seines Anliegens offensichtlich waren, bat ich ihn, für seinen Vater, seine Mutter und für sich selbst Stellvertreter aus der Gruppe auszuwählen und vom Gefühl her zueinander in Beziehung zu stellen. Der Mann stellte zuerst seinen Vater auf, dann sich in einem gewissen Abstand dem Vater gegenüber und schließlich die Mutter etwas abseits, dem Vater zugewandt. Der Vater blickte, sobald er aufgestellt war, zum Boden und wirkte ganz abwesend und ohne Bezug zu seiner Frau und seinem Sohn. Wenn jemand in einer Aufstellung zum Boden schaut, ist das häufig ein Hinweis darauf, dass er in ein Grab oder zu einem Toten schaut. Ich fragte also: »Was war mit den Eltern Ihres Vaters?« Der Mann erwiderte: »Mein Großvater ist früh gestorben, da war mein Vater noch klein. Die Großmutter hat dann die Kinder alleine großgezogen.« Als ich ihn bat, einen Stellvertreter für den Großvater dazuzustellen, platzierte er diesen neben den Vater. Da ging der Vater, ohne den Blick zu heben, einige Schritte von den anderen weg und drehte sich zu einem Fenster um. Der Großvater stand zunächst unbeweglich da und sah zu seinem Enkel, der fröstelnd ganz im Bann seines Opas zu sein schien. Dann machte der Großvater ein paar Mal eine eigenartige Bewegung: Er strich sich mit den Händen über das Gesicht und warf den Kopf nach hinten. Gefragt, was er da mit seinen Händen tue, sagte er: »Ich weiß nicht, es ist, als wäre mir etwas in die Augen geflogen und reißt mir den Kopf ab.«

Als ich den Mann fragte, ob er mit dieser Reaktion etwas anfangen könne, sagte er betroffen: »Mein Vater hat nie von seinem Vater gesprochen. Meine Mutter hat mir aber einmal erzählt, dass mein Opa schon vor dem Krieg Ausbilder bei der Wehrmacht gewesen sei und dass eines Tages beim Demonstrieren, wie man eine Handgranate scharf macht, die Granate in seinen Händen explodiert und der Opa dabei umgekommen sei.« Kaum hatte der Mann dieses Schicksal seines Großvaters erzählt, warf sich in der Aufstellung der Vater in die Arme seines Vaters und weinte herzzerreißend. Wie eine angestaute Flut löste sich ein tiefer Schmerz, der angesichts des schrecklichen und blutigen Ereignisses und seiner Folgen vermutlich in der ganzen Familie des Vaters wie eingefroren gewesen war. Ich schaute zu dem Mann und sagte: »Dahin gehört vermutlich Ihre Angst, es könnte während Ihres Vortrags etwas Schlimmes passieren. Bei Ihrem Opa ist ja direkt vor seiner Truppe das Schreckliche passiert.« Ich bat ihn, selbst statt seines Stellvertreters in die Aufstellung zu gehen und sich seinem Vater und seinem Opa zuzuwenden. Innig nahmen sich die drei Männer in den Arm. Spürbar ging eine Erleichterung durch die ganze Fortbildungsgruppe, und der Mann wirkte anschließend sehr gelöst.

Das ist eines von inzwischen unzähligen Beispielen für die Art und Weise, wie in Aufstellungen mit den Anliegen von Rat und Hilfe Suchenden umgegangen wird und was die Arbeit mit Familienaufstellungen für viele so anziehend macht: Hier geschieht in kurzer Zeit etwas Sichtbares und unmittelbar (Nach-)Vollziehbares, das berührt und eine persönliche Not einsichtig und häufig auch lösend in einen wesentlichen Ereignis- und Beziehungszusammenhang stellt.

Die Methode des Familienstellens

Das Ungewöhnliche des Familienstellens ist zunächst die Methode selbst. Es ist schon eigenartig und faszinierend, dass jemand fremde Personen als Stellvertreter von Familienangehörigen in Beziehung zueinander stellt, die in der Aufstellung deren Gefühle erleben, Worte sprechen wie diese und gelegentlich gar deren Symptome zeigen, ohne vorherige Informationen erhalten zu haben. Aufgefordert, ihre Gefühle in äußeren Bewegungen auszudrücken, zeigen Stellvertreter oft eine seelische Dynamik, die verborgene Schicksale aufdeckt, die auch dem Klienten unbekannt waren. Dass die Stellvertreter stimmig gespürt haben, wird für den Klienten dann manchmal erst durch Nachfragen in der Familie deutlich. Auch wenn Stellvertreter gelegentlich nicht bei der Sache sind oder sich zu sehr mit eigenen Problemen beschäftigen oder ihre Gefühle in der Rolle aus Rücksicht nicht angemessen wiedergeben – man kann den Stellvertretern in der Regel vertrauen. Die Überraschung, das bejahende Nicken, das innere Wissen, die Erleichterung, die lösende Öffnung für Veränderungen, die Zustimmung und schließlich die Wirkungen beim Klienten und in seiner Familie sind letztlich die Kriterien dafür, wie »richtig« die Stellvertreter gefühlt haben.

Ich zitiere hier als ein Beispiel von vielen einen Ausschnitt aus einem Brief eines Dozenten, der an einer Aufstellungsgruppe teilgenommen hatte: »... Auch wenn mir die Weltsicht einer Verbindung der Seelen, die Notwendigkeit, hier versöhnlich einzuwirken, jedem Wesen seinen würdigen Platz zu gewähren, viel Wahres zu haben scheint, kommt es mir doch mysteriös vor, wie fremde Menschen auf Abruf und serienweise unter den Bann anderer wildfremder Menschen geraten können und entsprechend agieren. Dabei war meine Aufstellung insofern ein Beleg, als die Stellvertreter auch in einigen Details frappierend ›echt‹ agierten, was sie nicht unbedingt aus unserem Vorgespräch erspüren konnten, etwa die Reaktion meiner Tochter ...«

Die seelische Dimension

Die Familienaufstellungen berühren uns in der Seele.

> Ein Mann wird mit seinen Eltern aufgestellt. Die Mutter war Indianerin, der Vater mehrfach verheirateter brasilianischer Fabrikbesitzer. Als der Junge zwei Jahre alt war, hat der Vater die Mutter weggeschickt, und sie durfte den Jungen nie wieder sehen. Nach einiger Zeit ist sie gestorben. Vater und Sohn stehen in der Aufstellung völlig erstarrt da. Nur die Mutter schaut, abseits gestellt, auf ihren Sohn und fängt bitterlich in einem tiefen, klaren Schmerz zu weinen an.

Diese einfache Szene ist so berührend, dass ein großer Teil der in der Runde sitzenden Gruppenteilnehmer ebenfalls zu weinen anfängt. Alle können unmittelbar Schmerz und Sehnsucht einer Mutter spüren, der gegen ihren Willen das Kind weggenommen wurde. Und alle können mitfühlen, wie hier ein Kind völlig erstarrt, hin und her gerissen zwischen seiner Sehnsucht nach der Mutter, einem Gefühl von Abwehr und Trotz – wie soll der kleine Junge auch wissen, was da geschehen ist; er fühlt sich von der Mutter verlassen –, der Notwendigkeit, gegenüber dem Vater loyal zu bleiben, und dem Wunsch, ihn weiterhin zu lieben. Die anwesende Frau des Klienten wäre am liebsten aufgesprungen, um die Mutter ihres Mannes in den Arm zu nehmen. Unbewusst hat sie immer gefühlt, was ihrem Mann insbesondere als Kind gefehlt hat. Bei allen Schwierigkeiten in der Ehe hat sie immer in ihrer Liebe versucht, diese ihr unbekannte Schwiegermutter zu ersetzen.

In einfachen Szenen, mit wenigen oder auch gar keinen Worten kommen wir in Aufstellungen mit grundlegenden menschlichen Prozessen in Verbindung, die wir meistens aus einem tiefen inneren Wissen heraus sofort verstehen und nachvollziehen können. Es muss in den Aufstellungen selbst kaum etwas erklärt werden, es wird nichts erörtert oder gar diskutiert oder zerredet. Es wird kaum etwas analysiert. Man kommt so schnell wie möglich zu etwas Wesentlichem. Man muss dazu keinen psychologischen Fachjargon lernen. Die nötigen Informationen bleiben auf wenige wichtige begrenzt. Es zieht sich nichts in die Länge. Bedeutsame Ereignisse und Schicksale werden Zeit und Raum übergreifend ganz Gegenwart. Wir erleben unmittelbar das, was wir mit »menschlicher Seele« meinen. Vielleicht kann man sogar sagen: Mit dem Familienstellen sind Psychologie und Beratung wieder ganz bei der Seele angekommen. Das wirkt heilsam, verbindend, einleuchtend, lösend und erleichternd.

Die Seele und das Beziehungssystem

In der Seele sind wir in den Gruppen, in denen wir uns bewegen, auf eine Weise mit einander verbunden, die über bewusste Weitergabe von Information, über Kommunikation, individuelles Verhalten und Fühlen hinausreicht. Wir haben in der Seele Anteil an etwas Gemeinsamen, an dem, was eben eine Gruppe zu dieser Gruppe macht, eine Familie zur Familie, einen Betrieb zu diesem Betrieb, einen Freundeskreis zu diesem Freundeskreis. In Familienaufstellungen kann man die Seele, diese verbindende Kraft, wahrnehmen und »sehen«. Es ist für viele sehr überraschend, wenn sie in einer Aufstellung dieses Eingebundensein in den tieferen Zusammenhang einer Familie erleben.

Der Gedanke, dass sich in einer Familie über Generationen hinweg Ereignisses und Schicksale mitteilen, auch wenn uns nichts davon erzählt worden ist, wirkt in unserem sich aufgeklärt fühlenden Informationszeitalter zunächst fremd. Dass wir in unsere Familie und in Beziehungen eingebunden bleiben, auch wenn wir keine Kontakte mehr haben, auch wenn die Großfamilie keine Rolle mehr zu spielen scheint und wir vielleicht einen häufigen und schnellen Wechsel vieler Beziehungen erleben, das steht im Widerspruch zu unserer Sicht von Individualität und Autonomie.

Aber viele Menschen spüren fast instinktiv, dass ihre Beziehungen weiterwirken, auch wenn sie beendet sind, und dass sie in die wichtigen Ereignisse in ihrer Familie eingebunden bleiben, auch wenn sie manchmal schon lange zurückliegen, zum Beispiel in der Zeit des Krieges. Familienaufstellungen erlauben, uns als Beziehungswesen neu zu erfahren. Sie bringen die systemische und geschichtliche Dimension unserer Existenz in einer manchmal archaisch oder gar magisch anmutenden Form zur Geltung.

Das Schicksal

Mit »Schicksal« benennen wir die Kräfte, die uns von der Vergangenheit her mit Notwendigkeit in die guten oder schlimmen Wirkungen von Ereignissen einbinden. Diese Wirkung von Ereignissen wird uns »zugeschickt«, ob wir wollen oder nicht. Oder wir sind einem »Los« unterworfen, das heißt uns zufällig treffenden Ereignissen, denen wir nicht ausweichen können. Wir haben keine Möglichkeit, auf das, was uns zufällig oder notwendig von der Vergangenheit her trifft, rückwirkend einzuwirken. Nur nach vorne gesehen haben wir einen gewissen Spielraum, wie wir mit dem Schicksal umgehen und uns auf Veränderungen hin öffnen können.

In Aufstellungen kommen die Kräfte des Schicksals, wie sie uns in den aktuellen Meldungen der Zeitungen, in der Literatur und in Film und Fernsehen entgegenkommen, als persönliche Geschichte nahe. Wir erleben schmerzlich, wie wenig frei wir sind und wie wir, ohne es zu wissen und zu wollen, in einer Art Wiederholungszwang vergangene Schicksale, erschreckende Ereignisse und ungelöste existenzielle Probleme wieder aufgreifen. Die größte Wirksamkeit von Aufstellungen zeigt sich dort, wo wir wahrnehmen können, wie wir ohne eigene Not vergangene und nicht zur Ruhe gekommene Nöte anderer wiederbeleben, als könnte damit endlich etwas gut werden und in Frieden kommen.

Das Familienstellen gibt in der Psychotherapie der Dimension des Schicksals wieder mehr Raum. Die großen und weit über unseren Willen und unsere Meinungen hinausreichenden seelischen Kräfte, die auf unser Leben einwirken, können aus einer Art kollektiven Unbewussten auftauchen und angeschaut, gewürdigt und in einer Öffnung auf Neues hin zugänglich gemacht werden. Die im Kindsbett gestorbene Großmutter, die von der Mutter dem Vater untergeschobene

Tochter, der im Krieg gefallene erste Mann der Mutter, der vom Vater erschossene Deserteur, die Großmutter mit ihren vielen Abtreibungen, der Arzt mit seinem Kunstfehler, die Auswanderung des ersten Mannes der Großmutter, das eigene Leben in einer fremden Kultur ... – all das sind schicksalhafte Vorgänge mit großer Wirkung auch auf die folgenden Generationen. Angesichts großer politischer, sozialer und militärischer Kämpfe fühlen wir instinktiv, was beispielsweise ein belgischer Reporter angesichts des Kolonialkrieges im Kongo ausdrückte: »Wie viele Generationen wird es dauern, bis das heilt?«

»Verstrickung« ist eines der Zauberwörter, die Familienaufstellungen begleiten. Sie sind der Stoff für Tragödien und auch Komödien. Manchmal wirken Aufstellungen wie ein Theaterstück. Komprimiert kommen menschliche Dramen zur »Aufführung«, immer als besondere, auf einzelne Familienschicksale bezogene Geschichten. Im alten Griechenland waren die Theater dem Asklepios, dem Gott des Heilens, geweiht. Wer Bert Hellinger erlebt, wie er vor großem Publikum in Aufstellungen auch »große« Themen aufgreift, zum Beispiel jüdische Schicksale und NS-Schicksale oder europäische Kriegsschicksale oder Bürgerkriegssituationen in Südamerika, kann etwas von der kollektiven Dimension der Seele und der kollektiven Seite von Heilung wahrnehmen.

Die Ordnung

Das griechische Wort »therapeuein« bedeutet in seinem ursprünglichen Gebrauch »den Göttern dienen«, was verstanden wurde als »sich in die Ordnung der Götter einfügen«. Auch wenn wir heute Therapie profan und nicht mehr in einem religiösen Zusammenhang betrachten, bleibt für uns doch etwas von dem ursprünglichen Wortsinn erhalten. Wir suchen therapeutische Hilfe oder einen Rat, damit wir in unserer Seele oder in unseren Beziehungen wieder »in Ordnung kommen«.

Auch menschliche Beziehungen gestalten sich nach gewissen Bedingungen, Ordnungen oder Regeln, die wir nicht nach Gutdünken oder Belieben verändern können, ohne Schaden zu nehmen. In den Familienaufstellungen spielen die »Ordnungen der Liebe« eine große Rolle. Für viele ist das provozierend. Wer soll denn wissen oder gar bestimmen, was in Ordnung ist und was nicht? Gleichzeitig gehen wir davon aus, dass wir gewisse seelische Ordnungen brauchen, um wachsen zu können, wie auch unser Körper gewisse Bedingung braucht, um wachsen und überleben zu können. Im Familienstellen können wir solche Ordnungen wirken sehen, die eine Orientierung in der Unüberschaubarkeit komplexen Beziehungslebens erlauben. Wir haben für das Gelingen von Beziehungen vielfältige Handlungsmöglichkeiten, aber eben nicht beliebige. Wenn aus einer Aufstellung heraus sich ein Prozess entwickelt, der geeignet ist, Beziehungen in Ordnung zu bringen, oder wenn der Therapeut aufgrund seiner Erfahrung auf lösende Ordnungen hinweist, dann kann man es an den Wirkungen überprüfen. Aufstellungen ermöglichen, was Weisheit leistet, nämlich individuell immer einzigartige Situationen in Verbindung zu bringen mit allgemeinen »Gesetzmäßigkeiten« der Seele. So kann beides im Klient und seinem Beziehungssystem für einen klärenden und ordnenden Prozess zusammenwirken. Wir erleben dann die Ordnung, auch wenn sie uns etwas zumuten mag, als befreiend und etwas Schöpferisches in unserem Leben, das uns herausführen kann aus Kreisläufen hilflosen und erfolglosen Bemühens.

Die Versöhnung

Seelische Konflikte entstehen dort, wo uns entgegengesetzte Kräfte innerlich und in unseren Beziehungen spalten und in einen Kampf oder eine Verdrängung hineinzwingen. Wir erleben uns als gespalten, zerrissen, unentschieden, in Unfrieden, voller Anstrengung und manchmal wie verrückt. Psychotherapie oder Beratung leistet, wenn sie zu Hilfe gerufen wird, Versöhnungsarbeit. Das Familienstellen hat in seiner verbindenden und versöhnenden Kraft seine größte Wirksamkeit und Anziehungskraft. Es holt Ausgeklammerte in Familien wieder herein. Es hilft, der ebenbürtigen Verbundenheit aller, die zu einem Beziehungssystem gehören, ob lebend oder tot und welchem Schicksal auch immer unterworfen, zuzustimmen. Es versöhnt Opfer und Täter und ihre Angehörigen miteinander auch und gerade dort, wo es schwer ist, zum Beispiel nach einem Missbrauch, einer Vergewaltigung, einem Mord oder einem politischen Unrecht.

Es ist immer wieder erstaunlich zu erleben, wie offen in aller Welt eine von einem Deutschen kommende Methode und Seelenarbeit aufgenommen wird, die Opfer und Täter gleichermaßen auf Möglichkeiten der Versöhnung hin in den Blick nimmt. Wenn es um die Liebe geht, um Gerechtigkeit und um Leben und Tod, sind die seelischen

Prozesse und tiefen Empfindungen in allen Ländern gleich. Es gibt kaum ein Land, das nicht von Kriegen betroffen war, in dem es nicht schwere Schuld im Zusammenhang mit Vernichtung, Bürgerkriegen und sozialen Konflikten gibt. Überall prallen im Zusammenhang mit Auswanderungen, Vertreibungen und Völkerbewegungen unterschiedliche Kulturen aufeinander. Und überall spürt man eine tiefe Sehnsucht nach Versöhnung, Ruhe und Frieden zwischen den Lebenden und mit den Toten. Hier treffen die Familienaufstellungen auf offene Herzen.

Gleichzeitig bleibt die Versöhnungsarbeit in Aufstellungen an einzelne Schicksale gebunden. Es wird keine Idee einer friedvollen Welt verkündet. Wir bleiben begrenzt und in Gruppen gebunden. Gegensätze, Konflikte, Interessen und Parteien, Kampf und Krieg gehören zur Wirklichkeit. In Aufstellungen geht es vor allem um die Möglichkeiten, im Herzen auf friedvolle Weise mit Konflikten umzugehen. In jeweiliger Schuld und Unschuld sich selbst und andere, Lebende und Tote einer größeren Kraft (dem Tod, der großen Seele, der Evolution, Gott oder wie immer wir sie nennen wollen) anzuvertrauen, führt in den Aufstellungen oft über therapeutische Prozesse hinaus und betrifft uns auf einer umfassenden seelischen, geistigen oder spirituellen Ebene.

Das Helfen

Familienaufstellungen sind keine Psychotherapie im üblichen Sinne, auch wenn sie manchmal innerhalb einer Psychotherapie angeboten werden. Psychotherapie will heilen. Sie zielt auf die Auflösung von Persönlichkeitsstörungen und nach bestimmten Kriterien definierten psychischen, psychosomatischen, traumatischen und psychiatrischen Erkrankungen. Sie begleitet den Klienten oder Patienten so lange, bis ein Symptom sich aufgelöst hat, eine Besserung oder Heilung eintritt oder ihm auf psychotherapeutischem Weg nicht mehr weitergeholfen werden kann. All dies kann in Familienaufstellungen als indirekte Folge und je nach Vorbildung und rechtlicher Stellung des Therapeuten auch geschehen. Aber all das ist nicht ihr unmittelbares Ziel.

Man kann Familienaufstellungen beinahe mit einer »Weissagung« oder einem »Orakel« vergleichen. Sie bringen ganz einfach einen Schicksalszusammenhang mit seinen Wirkungen ans Licht. Sie helfen, die jeweilige Lebenswirklichkeit zu »sehen« und, wenn möglich, mit Liebe auszufüllen, ohne darauf Einfluss zu nehmen, was der Klient in seinem Leben damit macht. Aufsteller begleiten nicht oder nur wenig. Sie intervenieren nicht mit Aufgaben und deren Überprüfung (obwohl viele aufstellende Therapeuten natürlich auch das tun). Aufstellungen bieten eine befreiende Einsicht in das bisherige Schicksal, bringen auf eine heilsame und das Wachstum fördernde Weise Beziehungen in Ordnung und vermitteln Kraft, indem man das Leben der Eltern und der Vorfahren anzunehmen lernt. Sie vertrauen dabei den Fähigkeiten des Klienten, in eigener Verantwortung und Kompetenz mit dem »Gesehenen« gut umzugehen.

Das ist eine andere Sicht des Helfens als in vielen Formen der herkömmlichen Psychotherapie. Und obwohl es oft um schwere Schicksale geht, wirkt diese zurückgenommene Art des Helfens eher leicht. Sie hat nicht den »Geruch« von Psychotherapie, man kann sich mit seiner Familie und seinem Leben, so wie es ist, angenommen fühlen, man erlebt Liebe als einen tragenden Grund, und man muss sich nicht verändern, um Veränderungen im Leben herbeiführen zu können. Die eigene Verantwortlichkeit wird geachtet, und man muss sich für nichts rechtfertigen. Man bleibt frei von einer therapeutischen Beziehung und den Formalismen »regelgerechter« Psychotherapie. Das tut vielen Menschen in Not gut, und sie schätzen es.

Für den Helfer heißt diese andere Sicht des Helfens: Helfen kann nur, wer selbst seine Eltern und das Leben genommen hat. Helfen kann nur, wer darauf verzichtet, dem Hilfe Suchenden mehr zu geben, als er braucht und annehmen kann. Alles Helfen muss sich den Umständen im Leben des Klienten, seinem Schicksal, seiner persönlichen Bestimmung, seinen Fähigkeiten und seinen Entscheidungen fügen und darf nur dort unterstützend eingreifen, wo und wie es die Würde des Klienten erlaubt.

Der Helfer braucht natürlich ein Können, um dem gewachsen zu sein, was Not tut. Ungelöste eigene Bedürfnisse verleiten dazu, aus dem Mitgefühl für Schwache und Opfer Kraft für das eigene Leben zu ziehen. Das Muster, der »Große« und der »Retter« in der eigenen Familie zu sein, führt zur Illusion, man müsse allen Schicksalen der Klienten gewachsen sein und es für den Klienten besser machen als dessen Eltern. Das Helfen muss aber von der eigenen Person des Therapeuten äußerst zurückgenommen werden. Es wird ganz von den Kräften und dem Wissen der Familienseele des Klienten und darüber hinaus von übergeordneten Wirkkräften getragen, die wir so schwer benennen können. So tut das Familienstellen auch dem Helfer gut.

2 Der Vorgang des Familienstellens

Die Methode, seelische Vorgänge und Beziehungen eines Klienten räumlich über das Aufstellen von fremden Personen sichtbar zu machen, ist nicht neu. Der Arzt J. L. Moreno hat schon früh im Psychodrama Erfahrungen aus dem Stegreiftheater benützt, um seelische Konflikte und Beziehungskonflikte »dramatisch« über »Rollenverhalten« darzustellen. Rollenspiele sind schon lange eine beliebte Methode, um nicht nur in Worten, sondern auch in Positionen und Gesten soziale Prozesse auf Lösungen hin einzuüben. Virginia Satir mit ihrem ausgeprägten Sinn für Zusammenhänge familiärer Interaktionen und ihrer Wirkungen auf den Einzelnen hat in ihren Familienrekonstruktionen eindrucksvoll ganze Großfamilien über Generationen hinweg auf der Bühne in Szene gesetzt und über viele Dialoge beinahe detektivisch Familiengeschichten mit und für den Klienten geklärt. In »Skulpturen« hat sie auch innere Persönlichkeitsanteile modellieren und verändern lassen, um seelische Konflikte sichtbar zu machen und in eine hilfreiche Bewegung zu bringen.

Bert Hellingers Spürsinn für hilfreiche psychotherapeutische Methoden, familiäre Ordnungen und wesentliche, auf unmittelbare Erfahrung und Einsicht zielende Interventionen ließ ihn die Methode des Aufstellens von Personen aufgreifen und auf die ihm eigene Weise verdichten. Bert Hellinger erkannte schnell, dass Aufstellungen eine ausgezeichnete Möglichkeit sind, seelische Vorgänge und familiäre Bindungsprozesse darzustellen und über freie Bewegungen der Repräsentanten, ihre gezielte Umstellung, kurze Informationsfragen, das Hereinnehmen ausgeklammerter Personen und lösende kurze Dialoge hilfreiche Prozesse in einem Klienten hervorzurufen.

Die Aufstellung

Die Methode des Aufstellens ist in ihrem Grundvorgang ganz einfach. Der Therapeut bittet innerhalb einer psychotherapeutischen oder auf Selbsterfahrung bezogenen Gruppe den Klienten, Personen, die für sein Anliegen wichtig sind, in Beziehung zueinander aufzustellen. Das sind zum Beispiel Personen seiner unmittelbaren Herkunftsfamilie, das heißt er selbst, seine Geschwister und seine Eltern, manchmal nur die Eltern und er selbst oder er selbst und ein Symptom, das ihn belastet. Dazu wählt der Klient aus den in der Gruppe anwesenden Personen Stellvertreter aus und positioniert sie zueinander im Raum, ohne Kommentare dazu von sich zu geben. Er soll dies aus seinem Gefühl oder »Herzen« heraus tun, also ohne dafür Gründe zu suchen, ohne an eine bestimmte Zeit in seinem Leben zu denken, ohne sich bestimmten Vorstellungen von Szenen hinzugeben, die er in der Familie erlebt hat. Er lässt sich einfach von einer Art »generellem« inneren Impuls und einer offenen, liebevollen Haltung leiten. Normalerweise muss nur klar sein, wer von den Stellvertretern welche Person aus seiner Familie darstellt (oder welches Symptom, zum Beispiel »Angst«, oder welches Abstraktum, zum Beispiel »das Geheimnis« oder den »Tod«).

Es kann sein, dass der Therapeut vom Klienten vor Beginn der Aufstellung Informationen zur Geschichte der Familie erbittet, um ein Gefühl für ihr »seelisches Gewicht« zu erhalten und um zu wissen, mit welchen Personen er die Aufstellung beginnt. Je weniger die Stellvertreter wissen, desto überzeugender ist ihr gefühltes Wissen für den Klienten. Aber meist bekommt eine Aufstellung erst durch wesentliche Informationen den Impuls für ihre Durchführung. Erstaunlich ist die Erfahrung, dass das Gefühlte die Stellvertreter im Verlauf der Aufstellung mehr leitet als die vom Klienten gegebenen Informationen oder vom Therapeuten möglicherweise vorab geäußerten Vermutungen.

Sind die Stellvertreter aufgestellt, setzt sich der Klient hin, und nach einer kurzen Zeit der Sammlung bittet der Therapeut die Stellvertreter mitzuteilen, was sie fühlen und welche körperlichen Symptome sie unter Umständen bei sich wahrnehmen. Oder er bittet sie, ihre Gefühle nicht durch Worte, sondern durch ihre Bewegungsimpulse auszudrücken. Oder er kombiniert die Bewegung der Stellvertreter aufgrund ihrer inneren Impulse mit einer Befragung nach einer gewissen Zeit.

Auf diese Weise wird das seelische Wissen des Klienten von seiner Familie und den in ihr wirkenden Kräften sichtbar und erlebbar für ihn selbst, den Therapeuten und alle anderen Personen in der Gruppe. Entscheidend ist, dass die autonome oder auch vom Therapeuten angeleitete Bewegung der Stellvertreter über das Aufdecken der seelischen Dynamik einer Familie hinaus zu einem lösenden, erleichternden Ende führt, dem »Lösungsbild«. Stockt der aufdeckende und auf Lösung ausgerichtete Prozess, greift der Therapeut ein, indem er aufgrund der zuvor erhobenen Informationen weitere Personen aus der Familie, zum Beispiel die Großeltern des Klienten oder eine Verlobte des Vaters, dazustellen lässt oder indem er weitere Informationen vom Klienten erfragt und entsprechend die Aufstellung durch weitere Stellvertreter, zum Beispiel eine in der Psychiatrie einsam verstorbene Tante, erweitert.

Die Aufstellung kommt zur Ruhe, wenn die jeweiligen Familienmitglieder über die Schicksalsdynamik hinaus mit Achtung und Liebe wieder zusammenfinden, ausgeklammerte Personen integriert sind und jeder den ihm gemäßen Platz einnehmen kann.

Sind so die Dynamik und der Lösungsweg klar, wird häufig der Klient selbst in die Aufstellung gestellt, um an seinem Platz das versöhnte oder neu geordnete System zu spüren. Häufig benötigen Lösungen über die zukunftsweisende Bewegung der Stellvertreter hinaus auch ein Ritual, zum Beispiel eine Verneigung und kurze gesprochene Sätze zwischen einzelnen Personen oder dem Klienten und einzelnen Personen, vor allem seinen Eltern, damit die seelische Bewegung im Ganzen zu einem guten Ziel führen kann und dem Klienten auch über die Sätze klar wird, was ihn im System bindet und was ihn löst.

»Ich möchte endlich eine gute Beziehung zu einer Frau!« – Beispiel einer Aufstellung

Ein junger Mann sucht Hilfe dafür, dass ihm endlich einmal eine Beziehung zu einer Frau gelingt. Außerdem sucht er mehr Lebensfreude. Der Therapeut fragt ihn kurz nach seinen bisherigen Frauenbeziehungen, seiner beruflichen Situation und nach den Personen, die zu seiner Herkunftsfamilie gehören. Dann gibt er kurz eine Wahrnehmung wieder, indem er sagt: »Du strengst dich sehr an in deinem Leben.« Der Klient nickt, und der Therapeut bittet ihn, Stellvertreter für seine Familie auszuwählen und sie in Beziehung zueinander aufzustellen.

Der Klient stellt seinen Stellvertreter rechts neben seine Mutter, den Vater mit etwas Abstand auf die andere Seite und seine jüngere Schwester in gleicher Blickrichtung vor den Vater.

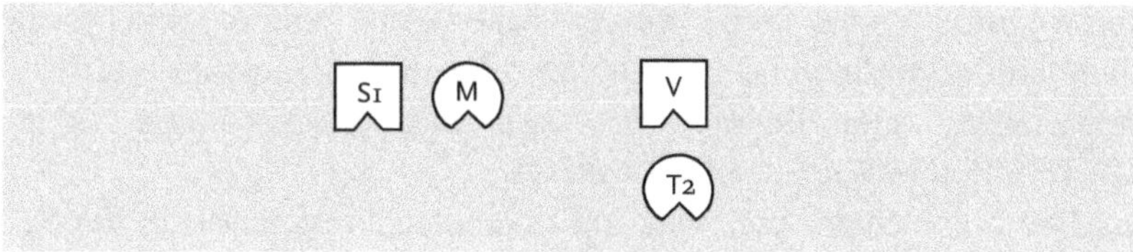

V = Vater
M = Mutter
S1 = ältester Sohn (Klient)
T2 = jüngere Tochter

Skizze 1

Nach einer Weile geben die Stellvertreter auf Befragung folgende Antworten:

Vater: »Meine Tochter nimmt mir den Blick. Ich nehme überhaupt nichts wahr, und ich habe kein Gefühl für meine Frau. Ich bin wie abgeschnitten, und am liebsten würde ich weggehen.«

Mutter: »Der Sohn an meiner Seite tut mir gut. Er wärmt mich. Den Mann und die Tochter spüre ich nicht. Allein mit meinem Sohn wäre es mir gerade recht.«

Sohn: »Mir geht es gar nicht gut, mir ist fast übel, und ich fühle Zorn und würde am liebsten losschreien. Ich halte es hier nicht aus, ich muss weg.« *(Er bewegt sich spontan zwei Schritte nach rechts, von der Mutter weg.)*

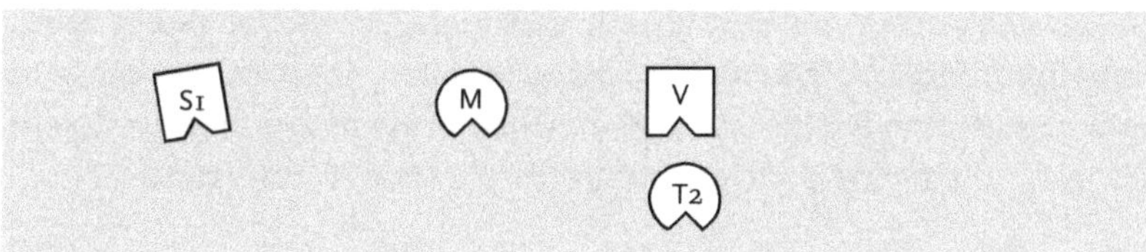

Skizze 2

Tochter: »Der Vater hinter mir tut mir gut und fühlt sich warm an. Am liebsten würde ich mich zurücklehnen, so, dass er mich in den Arm nimmt, und die Augen schließen.« *(Sie tut es; der Vater hält sie von hinten.)*

Nun weist der Therapeut den neben ihm in der Runde sitzenden Klienten darauf hin, dass alle Personen in der Aufstellung in eine Richtung blicken und dass das meist bedeute, dass sie auf fehlende und häufig auch früh gestorbene oder sonst von schwerem Schicksal betroffene Personen schauten. Er fragt ihn, was denn in seiner Familie und in den Familien seiner Eltern passiert sei.

Der junge Mann berichtet von folgenden Ereignissen in der Familie:

Der Vater der Mutter hat sich von der Großmutter getrennt, als die Mutter sieben Jahre alt war. Die Mutter hatte als Kind noch ein paar Mal Kontakt mit ihrem Vater, doch dann hat dieser wieder geheiratet, und der Kontakt ist abgerissen. Als die Mutter sechzehn Jahre alt war, ist der Vater gestorben. Weder die Mutter der Mutter noch die Mutter selbst waren auf der Beerdigung, da ihnen der Todesfall erst später mitgeteilt worden ist.

Die Mutter des Vaters ist gestorben, als der Vater, als einziges Kind seiner Eltern, fünf Jahre alt war. Eine Zeit lang hat der Vater (der Großvater des Klienten) seinen Jungen versorgt, dann musste er ihn zu einer Schwester seiner verstorbenen Frau geben. Diese Tante, selbst kinderlos, hat dann zusammen mit ihrem Mann den Jungen adoptiert, und der Kontakt des Jungen zu seinem Vater ist abgebrochen. Dessen weiteres Leben ist unbekannt.

Aufgrund dieser Informationen nimmt der Therapeut folgende Veränderungen in der Aufstellung vor:

Er stellt neben die Mutter auf den Platz, den anfangs der Sohn eingenommen hat, einen selbst ausgewählten Stellvertreter für den Vater der Mutter. Dann nimmt er die Tochter etwas zur Seite und stellt auf ihren Platz eine Stellvertreterin für die Mutter des Vaters.

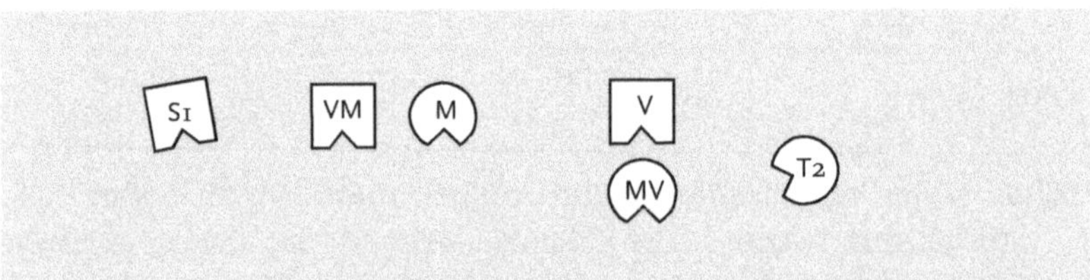

V = Vater	S1 = ältester Sohn (Klient)	MV = Mutter des Vaters
M = Mutter	T2 = jüngere Tochter	VM = Vater der Mutter

Skizze 3

Spontan dreht sich die Mutter zu ihrem Vater um, kuschelt sich wie ein kleines Mädchen an ihn, gibt einen tiefen Seufzer von sich und lächelt dann glücklich. Die Mutter des Vaters aber geht traumwandlerisch nach vorne weg, bis sie an ein Gruppenmitglied im Stuhlkreis stößt. Die Tochter schaut der Großmutter nach und setzt einen Fuß nach vorne, bleibt aber unruhig stehen. Der Vater schließt die Augen und wird ganz starr. Da nimmt der Therapeut wortlos den Vater an der Schulter und führt ihn seiner Mutter hinterher. Nach einer Weile greift der Vater mit seinen Armen von hinten nach seiner Mutter und legt den Kopf, immer noch mit geschlossenen Augen, an ihren Rücken. Der Therapeut dreht die Großmutter um. Sie schaut nun auf ihren Sohn, drückt ihn an ihre Brust, und der Vater fängt an fürchterlich zu weinen, und nach einem innerem Kampf von Sichwehren und Sichfallenlassen schmiegt er sich schließlich ganz eng an seine Mutter und wird langsam ruhig. Die Tochter bekommt feuchte Augen, geht dem Vater nach, und wie eine Große legt sie ihre Hand tröstend auf den Rücken des Vaters.

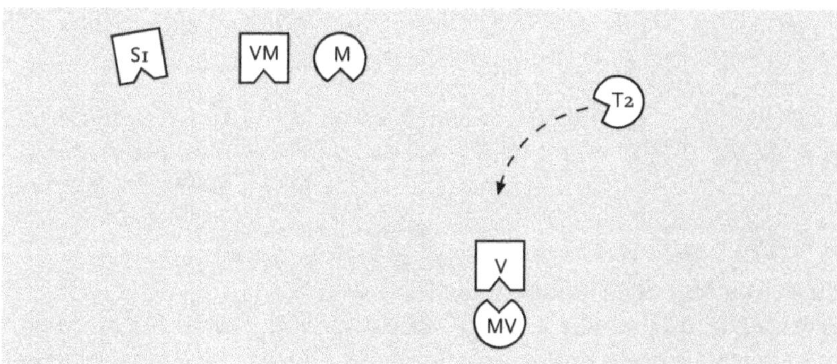

Skizze 4

Der Sohn wirkt eher unbeteiligt und sagt auf Befragen: »Der Vater meiner Mutter tut mir gut. Es erleichtert mich, dass er da ist, und es geht mir besser. Das mit meinem Vater bleibt für mich irgendwie weit weg.« Die Mutter stellt sich nun aufrecht neben ihren Vater und sagt: »Jetzt bekomme ich zum ersten Mal ein Gefühl für meinen Mann und merke, dass er mir an meiner Seite fehlt. Ich hätte gerne, dass er zurückkommt. Mit meinem Vater an meiner Seite, das fühlt sich sehr gut und geborgen an.«

Der Therapeut führt daraufhin den Vater zurück, stellt ihn neben seine Frau und führt seine Mutter nahe hinter ihn, aber so, dass sie über dessen Schulter auf ihre Enkelkinder schauen kann. Die beiden Kinder stellt er nun vor die Eltern, den älteren Sohn dem Vater gegenüber, die jüngere Tochter der Mutter gegenüber. Den Vater der Mutter stellt er etwas zur Seite und eine neue Stellvertreterin für die Mutter der Mutter hinter diese. Er nimmt also eine gewisse Ordnung vor, so dass der früh verstorbene Vater der Mutter im Blick ist und, etwas getrennt von seiner Tochter und ersten Frau, einen Platz bekommt. Die Mutter der Mutter stärkt ihre Tochter, und die Mutter des Vaters steht wie eine gute Kraft hinter ihrem Sohn.

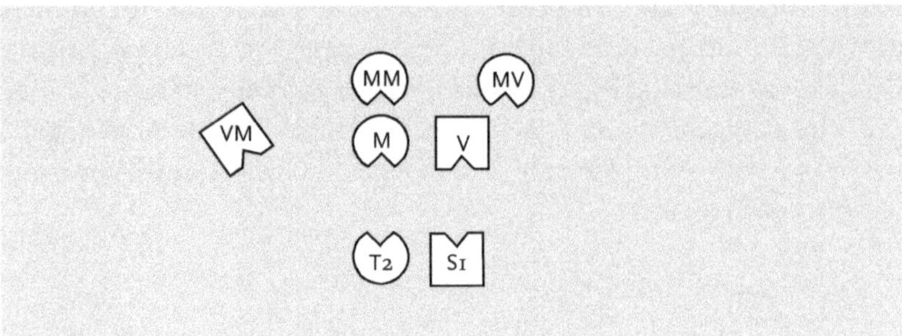

V = Vater	S1 = ältester Sohn (Klient)	MV = Mutter des Vaters
M = Mutter	T2 = jüngere Tochter	VM = Vater der Mutter
		MM = Mutter der Mutter

Skizze 5

Erneut befragt der Therapeut die Stellvertreter:

Vater: »Die Wärme, die anfangs von vorne von meiner Tochter kam, kommt jetzt von hinten von meiner Mutter, das ist sehr wohltuend. Jetzt spüre ich auch meine Frau und sehe zum ersten Mal meine Kinder richtig, vor allem meinen Sohn. Irgendwie bin ich jetzt ein bisschen stolz. Dennoch sind meine Beine noch etwas schwach.«

Mutter: »Meine Mutter im Rücken tut mir ganz gut, aber der Vater ist mir zu weit weg. Ich bin nicht zufrieden. Irgendwie sind wir zwar jetzt eine Familie, aber ich spüre eine ungestillte Sehnsucht, und mein Sohn ist mir zu weit weg. Irgendetwas ist da auch noch zwischen meinem Mann und mir, als würde uns da noch etwas trennen.«

Sohn: »Mir geht es hier viel besser. Jetzt habe ich einen Vater, und der liebevolle Blick der Großmutter geht mir richtig ins Herz. Wenn meine Mutter so sehnsüchtig zu mir schaut, dann fühle ich eine Schwäche. Überhaupt könnte ich noch Kraft gebrauchen. Vielleicht noch einen Mann bei meinem Vater; den Großvater?« *(Der Therapeut stellt einen neuen Stellvertreter für den Vater des Vaters mit etwas Abstand neben den Vater.)*

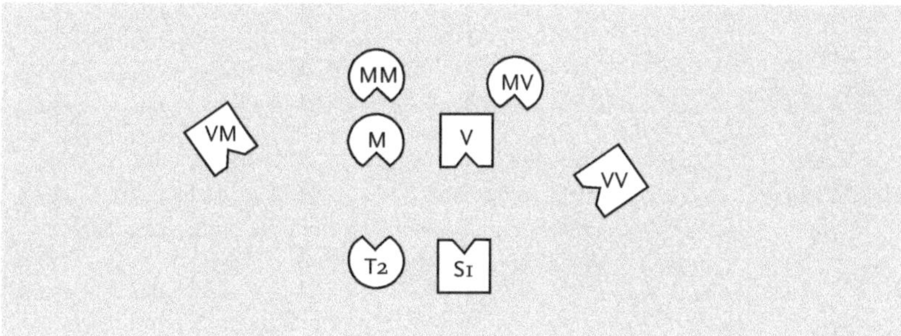

V = Vater	S1 = ältester Sohn (Klient)	VM = Vater der Mutter
M = Mutter	T2 = jüngere Tochter	MM = Mutter der Mutter
	MV = Mutter des Vaters	VV = Vater des Vaters

Skizze 6

Sohn: »Ja, das ist sehr gut, sehr gut. *(Er strahlt den Großvater an, und der lacht zurück.)* Jetzt ist auch so ein Gleichgewicht da.«

Tochter: »Mir geht es sehr viel besser. Die beiden Großmütter tun mir gut. Jetzt ist Papa wie versorgt, und ich muss keine Angst mehr um ihn haben. Jetzt lebe ich erst richtig. Meine Mama fehlt mir noch etwas.«

Der Therapeut fragt nochmals beim Klienten nach, ob es bei Vater oder Mutter vor ihrer Ehe schon Beziehungen gab und ob ihm noch etwas Wichtiges einfalle. Da sagt der junge Mann: »Beim Vater gab es vorher keine Beziehung. Er ist auch etwas jünger als meine Mutter. Bei meiner Mutter habe ich so dumpf etwas in Erinnerung, als hätte sie einmal von einem Verlobten gesprochen, der sie verlassen hat. Sonst fällt mir nichts ein. Vielleicht noch, wenn das wichtig ist: Nach der Geburt meiner Schwester hat meine Mutter ein Kind abgetrieben. Sie hat mir das erst vor kurzem erzählt, nach einem schweren Streit mit meinem Vater. Ich hatte den Eindruck, als fühle sie sich für die Abtreibung schuldig.« Der Therapeut holt daraufhin einen Stellvertreter für den Verlobten der Mutter und stellt ihn dicht neben sie.

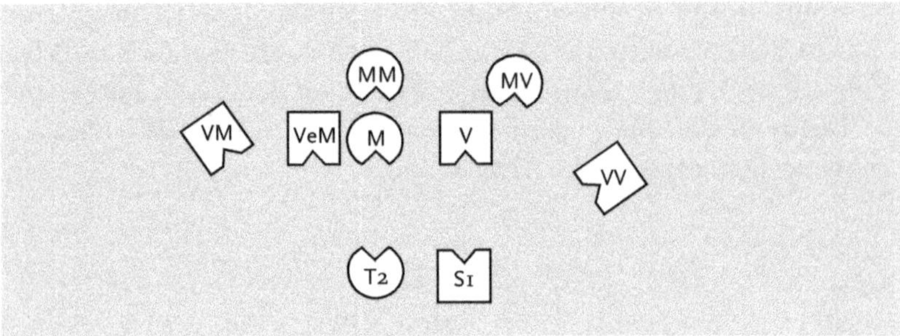

V = Vater	S1 = ältester Sohn (Klient)	VM = Vater der Mutter
M = Mutter	T2 = jüngere Tochter	MM = Mutter der Mutter
	MV = Mutter des Vaters	VV = Vater des Vaters
	VeM = Verlobter der Mutter	

Skizze 7

Da legt die Mutter den Kopf an die Brust dieses Mannes, in der gleichen Bewegung wie anfangs bei ihrem Vater, und bekommt feuchte Augen. Der Therapeut bittet sie, den Mann anzuschauen und zu ihm zu sagen: »Du fehlst mir sehr. Ich habe dich sehr geliebt. Und trotz des Schmerzes darüber, dass du gegangen bist – ich hatte immer Sehnsucht nach dir. Jetzt wird es Zeit, dass ich dich wirklich gehen lasse. Ich behalte dich in guter Erinnerung.« Der Therapeut führt den Verlobten auf die Seite, aber so, dass er zugewandt ist und von allen gesehen werden kann, und stellt den Vater der Mutter etwas näher zu dieser und zur Mutter der Mutter.

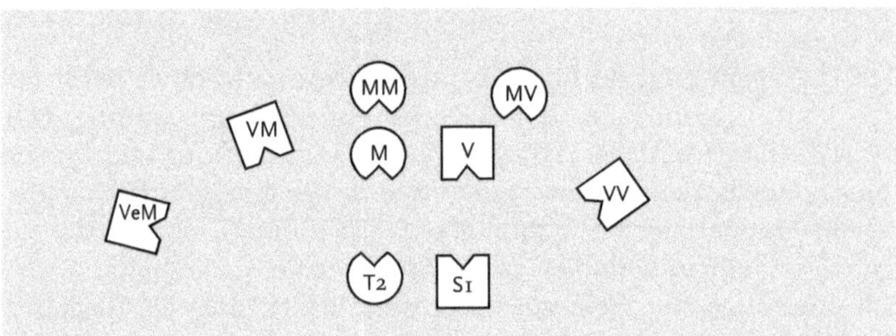

Skizze 8

Dann bittet er die Mutter, zum Sohn zu schauen und ihm zu sagen: »Lieber Junge, du warst mein Trost. Wenn ich dich angeschaut habe, spürte ich immer etwas von meiner Liebe und meiner Sehnsucht nach meinem Vater und meinem Verlobten. Deine Gegenwart war für mich immer erleichternd. Jetzt aber gebe ich dich frei. Mit meinem Papa im Herzen und meiner Mama ganz nahe bei mir geht es mir gut. Meinen Verlobten lasse ich jetzt ziehen und meinen alten Schmerz und meine alte Sehnsucht auch. Dich lasse ich bei deinem Papa.«

Der Klient, der noch in der Runde sitzt, atmet sichtlich auf.

Schließlich setzt der Therapeut noch einen Stellvertreter für das abgetriebene Kind vor die Eltern auf den Boden, so dass dieses sich an sie anlehnen kann. Sowohl der Vater als auch die Mutter legen spontan eine Hand auf den Kopf des abgetriebenen Kindes und schauen sich zum ersten Mal direkt und sehr warmherzig an.

Der junge Mann wird nun gebeten, selbst seinen Platz in der Aufstellung einzunehmen. Er steht eine Weile da, legt dann den Arm um seine Schwester, lässt sie aber wieder los und geht auf den väterlichen Großvater zu, nimmt diesen an der Hand und führt ihn zu seinem Vater. Dann umarmt er stumm die beiden. Der Therapeut nimmt sachte die Arme des Klienten, zieht sie zurück und bittet den Vater und den Großvater, den Sohn und Enkel zu umarmen. Sie tun das kraftvoll und schauen sich dabei zum ersten Mal direkt und offen an. Der junge Mann aber bricht in den Armen der Männer in ein tiefes Schluchzen aus. Eine große Anspannung scheint sich zu lösen und etwas zum Vater hin zu »schmelzen«. Der Klient hat in seiner eigenen Wahrnehmung immer eine sehr ferne und gleichgültige Beziehung zu seinem Vater gehabt. Jetzt wird ihm plötzlich sein Vater nahe, und er kann auch seine Liebe zum Vater spüren. Der Therapeut bittet den Klienten, das heftige Schluchzen zu unterbinden und stattdessen tief zu atmen, bis er den Vater wirklich körperlich spüre. Nach einer Weile löst der Therapeut den Mann von seinem Vater und Großvater und stellt ihn umgedreht vor sie, so dass er sie in seinem Rücken spüren kann. Der Klient richtet sich deutlich auf, das Gesicht erhellt sich, und er nickt kraftvoll zum Therapeuten hin.

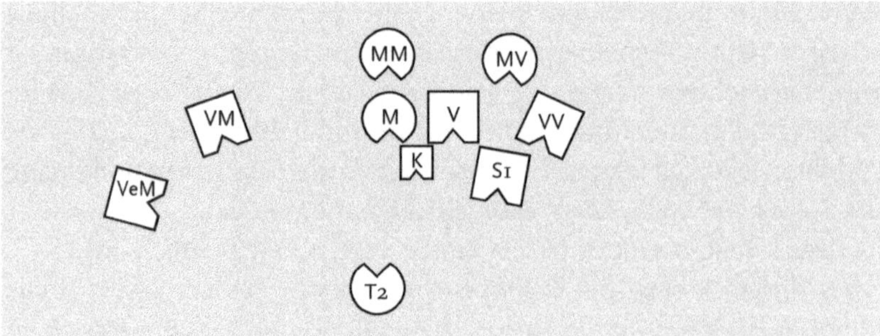

V = Vater	S1 = ältester Sohn (Klient)	VM = Vater der Mutter
M = Mutter	T1 = jüngere Tochter	MM = Mutter der Mutter
V = Vater	MV = Mutter des Vaters	VV = Vater des Vaters
	VeM = Verlobter der Mutter	K = abgetriebenes Kind

Skizze 9

Damit löst der Therapeut die Aufstellung auf.

In dieser eine gute halbe Stunde dauernden Aufstellung war für den Klienten und auch für die Gruppe sichtbar eine Fülle an Informationen und Prozessen in dieser Familie klar geworden. Viele der Teilnehmer hatten immer wieder wie wissend genickt, und einige hatten zeitweise Tränen in den Augen. Sie waren berührt. Der Therapeut musste nichts erklären. Die Informationen und die Bewegungen und Sätze in der Aufstellung brachten genügend Klarheit über das, was den Sohn in seiner Familie gebunden hatte und was ihn freier und kraftvoller werden ließ. Er hatte als Problem geäußert, dass es bei ihm mit keiner Frauenbeziehung klappen würde. Er habe zwar viele Freundinnen gehabt, aber ihn habe es immer wieder weggezogen, und sie seien ihm immer böse geworden, weil er nicht zu fassen gewesen sei und keine Verantwortung übernehmen wollte. Im Beruf sei er zwar sehr erfolgreich, aber das bereite ihm keine Sicherheit und Freude. Jetzt konnte er die Zusammenhänge zumindest ahnen und vor allem, was noch bedeutungsvoller war, seinen richtigen Platz und mit diesem Platz und dem angeschauten Schicksal in der Familie seine liebende Verbundenheit mit seinen Eltern und neue Lebendigkeit und Zuversicht ins Leben fühlen.

Die Analyse

Wir können natürlich nachträglich diese Aufstellung analysieren. Was war in dieser Familie passiert?

Die Mutter des Klienten hatte ihren Vater früh durch die Trennung der Eltern verloren, zunächst schrittweise, dann durch völligen Kontaktabbruch und seinen Tod. Sie hatte aber immer eine kindliche Liebe und Sehnsucht zu ihm bewahrt. In der Beziehung zum Verlobten ist davon wieder etwas aufgeflammt. Doch auch mit ihm erlebte sie ihre kindliche Situation auf dieselbe Weise. Er verließ sie. Dennoch behielt sie in ihrem Herzen die Liebe und Sehnsucht zu ihm, wie auch zum Vater, aufrecht – bis der Sohn kam und nun für die Mutter an die Stelle ihres Vaters und des Verlobten trat. Im Sohn liebte sie die beiden weiter. Für den Sohn ergab das zwar eine große Nähe zur Mutter, aber er fühlte dies als eine Last, zumal er seinen Vater als nicht kraftvoll und ihn lösend von seiner zu großen Nähe zur Mutter und zu sehr mit sich selbst beschäftigt erlebt hatte.

Der Vater des Klienten war mit dem Tod seiner Mutter in einer Art blinden Starre und Gefühllosigkeit geblieben, wie wir es häufig bei Personen vorfinden, bei denen die Mutter sehr früh stirbt. Er hatte es zwar später gut bei seinen Adoptiveltern, aber die Adoption hat ihn im Laufe der Zeit zusätzlich zum Verlust der Mutter auch völlig von seinem Vater getrennt. So fühlte er sich verlassen und allein und verschloss sich mit seinen Gefühlen. Wenn er seine Liebe fließen ließ, dann spürte er den Schmerz und die Sehnsucht vor allem zu seiner Mutter und den Sog, ihr in den Tod nachzufolgen – das war seine tiefe und berechtigte Angst.

Die Tochter spürte hinter den versteckten Gefühlen des Vaters diesen Sog in den Tod. Sie stemmte sich mit ihrer ganzen Kraft gegen diesen Sog, versuchte, den Vater mit ihrer Nähe im Leben zu halten und ihm gleichzeitig das zu geben, was er von seiner Mutter nicht mehr bekommen konnte. Sie verlor dabei ein Stück unbefangener Kindheit und die Nähe zu ihrer Mutter. In ihren späten Jugendjahren musste sie wegen Depressionen behandelt werden und hatte eine kurze Phase von Magersucht zu überstehen, die sie aber in den Griff bekommen hat. Sie war zum Zeitpunkt der Aufstellung des Klienten zwei Jahre verheiratet und kränkelte häufig.

Die jeweilige Bindung an das Schicksal der Eltern trennte auch die Geschwister. Jedes hatte seine »Aufgabe«, aber das Gefühl, gemeinsam einfach Kinder ihrer Eltern zu sein, war verloren gegangen. Die reale Beziehung zwischen den Geschwistern war unproblematisch, aber eher fern gewesen. Die Lösungen, die sich in der Aufstellung für die Eltern ergaben, erleichterten die Kinder sehr. Sie konnten nun rückwirkend in ihrem seelischen Bild ihre Plätze als Kinder einnehmen. Auch die Großeltern bekamen einen Platz, und irgendwie konnte jetzt die Liebe in der Familie angesichts der Schicksale in geordneten Bahnen fließen.

Diese Erklärungen der Familiendynamik geben natürlich kein vollständiges Bild von der Realität der Familie. Sie wirken auch bezogen auf das Erleben der Aufstellung selbst eher dürftig. Es ist auch nicht nötig, im Nachhinein einem Klienten die Dynamik in der Aufstellung auf diese Weise auszuformulieren. Die Erklärungen wirken auf viel lebendigere Weise, wenn sie indirekt durch die Bewegungen der Stellvertreter und durch die ausgesprochenen Sätze erfahrbar werden. In diesem Vollzug der Aufstellung kann man auch sofort spüren, was stimmt oder nicht, kann seine Vermutungen als Therapeut anhand der Reaktionen der Stellvertreter und des Klienten korrigieren. Man braucht auch nicht auf mehr Aspekte in der Familiendynamik einzugehen als auf die, die sichtbar erleichtern. Diese Konzentration auf Wesentliches und das Erlebbare ist eben der große Gewinn durch die Methode des Familienstellens. Das Erfahrbare und die Einsicht erübrigen Reflexionen, die sich nur im Kopf abspielen würden.

Wenn man so eine Aufstellung innerlich nachvollzieht, kann man sich vermutlich vorstellen, dass diese Aufstellung die Beziehungen des Klienten zu Frauen, zu seinem beruflichen Erfolg und natürlich zu seinen noch lebenden Eltern verändern wird. Vielleicht kommen einem aber auch viele Fragen. In Gruppen werden sie häufig von Teilnehmern geäußert: Hilft das dem Klienten über die Aufstellung hinaus wirklich? Geben die Stellvertreter verlässlich wieder, was in der Familie des Klienten vor sich gegangen ist? Und wenn ja, wie ist das möglich? Was ist, wenn ich keine relevanten Informationen aus meiner Familiengeschichte habe? Sind diese grundlegenden Familienereignisse in ihren Folgen wirklich bedeutsamer als das, was wir als Kinder unmittelbar über das erzieherische Verhalten der Eltern erleben? – Ich werde später auf solche und andere Fragen eingehen.

Von der klassischen Aufstellung zu den »Bewegungen der Seele«

Die geschilderte Aufstellung kann man als »klassische« Aufstellung bezeichnen. In der Entwicklung der Aufstellungsarbeit haben sich viele Facetten herausgebildet, die im Wesentlichen darauf hinauslaufen, die Aufstellung immer mehr auf einen »Ereignishorizont« zu reduzieren, der in Bezug auf das Anliegen oder die Lebenssituation eines Klienten wesentlich ist. Die Aufstellung wird mehr der freien Bewegung der Stellvertreter überlassen, auch in Bezug auf neue Ordnungen und Lösungen. Manchmal werden nur noch ganz wenige Informationen oder nur eine einzige vor, während oder nach einer Aufstellung eingeholt. Manche Aufstellung verläuft völlig wortlos, im Vertrauen darauf, dass das körperlich-bildhafte Geschehen bei den Stellvertretern zu genügend Klarheit für den Klienten führt. Die Deutungen und Interventionen des Therapeuten werden dadurch oft entscheidend zurückgenommen.

Als Beispiel dafür möchte ich kurz eine Aufstellung erwähnen, die, obwohl sehr einfach und kurz, zu den bewegendsten Aufstellungen gehört, die ich bisher geleitet habe.

> Ein Mann, selbst Psychotherapeut, fühlte seit dem Selbstmord seiner Schwester mit 21 Jahren und dem kurz darauf folgenden Tod seines Vaters nach einer plötzlich auftretenden schweren Erkrankung eine große Todessehnsucht. Er wurde gebeten, seine Mutter, seinen Vater, seine Schwester und sich selbst aufzustellen. Weitere Informationen wurden nicht erfragt.
>
> Der Mann stellte den Vater und die Schwester ganz nahe einander gegenüber, sich selbst etwas entfernt mit Blick auf die beiden und seine Mutter nahe hinter sich. Nach einer kleinen Weile schaute seine Schwester unglaublich innig zu ihrem Vater, schmiegte sich lange an ihn, küsste ihn und legte sich dann mit geschlossenen Augen vor ihm auf den Boden. Der Vater schaute auf seine jetzt vor ihm liegende Tochter und begann ganz still, aber so tief zu weinen, dass kaum ein Auge bei den Teilnehmern in der Gruppe trocken blieb.
>
> So stand er weinend vielleicht fünf Minuten lang da, dann legte er sich neben die Tochter auf den Boden, und die beiden umarmten sich innig. Da ging der Stellvertreter des Mannes zu den beiden und legte sich auf die andere Seite seiner Schwester. Obwohl diese ihn gar nicht wahrnahm, lag er hier ganz gelöst, bis ich ihn nach einer Weile bat, aufzustehen und sich neben seine Mutter zu stellen. Da stand er nun, nickte mit dem Kopf, und nach einer Zeit völliger Stille beendete ich die Aufstellung.

Was war hier vorgegangen? Wieso waren alle so tief berührt? Es gab keine Frage vom Klienten oder aus der Gruppe. Der Klient wirkte sehr gelöst. Auch er hatte in der Runde sitzend mit offenem Blick mitgeweint. Doch die traurige Ausstrahlung, die sein Gesicht vorher so verschlossen und bedrückt wirken ließ, war am Ende ganz verschwunden. Er schien völlig zu verstehen, obwohl er nicht wusste, was da wirklich in der Familie vor sich gegangen war und was seinen Vater und seine Schwester bis in den Tod so verbunden hatte. Spätere Rückmeldungen zeigten, dass er seine Todessehnsucht verloren und einen großen Energieschub gewonnen hatte.

Wie geht also eine Aufstellung vor sich?

- Es gibt das Anliegen oder die Not oder die dringende Lösungssuche eines Klienten. Das »Gewicht« des Anliegens trägt die ganze Aufstellung. Die Formulierung und die sie begleitenden Gesten des Klienten geben erste wichtige Informationen, und ein erstes treffendes Feedback des Therapeuten zur »Ausstrahlung« des Klienten schafft häufig Vertrauen in den folgenden Prozess.
- Wenige und kurze Fragen umreißen das »Feld« für die Aufstellung, also die Personen, die aufgestellt werden, und die seelische Beziehungsdynamik, um die es zu gehen scheint.
- Mindestens eine Person wird in dieses »Feld« gestellt, meistens aber zwei oder mehrere, so viele eben als Ausgangspunkt für den kommenden Prozess nötig erscheinen. Es können auch Stellvertreter für Symptome, Gefühle, ein Geheimnis, den Tod, den Krieg, ein Land und Ähnliches aufgestellt werden.
- Die aufgestellten Repräsentanten öffnen sich den Kräften, die in diesem Aufstellungsfeld wirken, und geben sie durch ihre körperliche Bewegung, den Ausdruck ihrer Gefühle oder durch Worte oder im langsamen Wechsel von freier, manchmal auch vom Therapeuten gelenkter Bewegung und Worten wieder.
- Diese Bewegung führt vielleicht von sich aus zu einer anstehenden Lösung, zum Beispiel der Umarmung von Mutter und Tochter nach einer langen Zeit gegenseitiger Abwehr. Oder der Therapeut führt nach seinem inneren Bild und Gefühl der Stimmigkeit die Stellvertreter in eine Bewegung oder auf andere Positionen und überprüft daraufhin ihre Reaktionen und die des Klienten.
- Oder der Therapeut interveniert durch weitere Informationsfragen an den Klienten. Er lässt Personen sich umstellen oder neue Personen hinzustellen. Er bittet, im System bindende

oder lösende Worte zu sprechen oder ein Ritual zu vollziehen, zum Beispiel sich zu verneigen. Und vielleicht ordnet er die Aufstellung in einem lösenden Schlussbild, das es ermöglicht, sich neu zu orientieren und einen eigenen Platz im jeweiligen Beziehungssystem einzunehmen.

- Manchmal muss eine Aufstellung abgebrochen werden, wenn sich Stellvertreter nicht einfühlen können oder sehr verwirrt sind, wenn die Bewegung stockt und keine weiterführenden Informationen gegeben werden können oder wenn der Klient in keiner Weise mit der Aufstellung mitgehen und mitfühlen kann.
- Wenn es nötig und klärend für den Klienten und die Gruppe ist, werden im Nachhinein noch einige wenige Nachträge von Stellvertretern erbeten oder Erklärungen durch den Therapeuten gegeben.
- Der Therapeut überprüft über seine Wahrnehmung oder manchmal auch durch direktes Nachfragen die Wirkung der Aufstellung für den Klienten. Wenn es erforderlich ist, rundet der Therapeut die Aufstellung auch noch durch eine zusätzliche kurze Intervention ab, zum Beispiel eine Imagination, die in der Aufstellung verdeckt Gebliebenes auf möglichst lösende Weise aufgreift: »Schließ bitte deine Augen, schau deine Mutter an und sage ihr ...« oder: »Stell dir vor, dein Vater ...«
- Bringt die Aufstellung dem Klienten nichts Neues, kann man sie in ihrer Wirkung in der Regel vergessen.
- Im Wesentlichen ist damit das »Hilfsangebot« für den Klienten beendet – mit vielen Ausnahmen (spätere Einzelsitzung oder nochmalige Aufstellungen in der Gruppe, Briefe, Telefonate). Der wirkliche Lösungsprozess zeigt sich in dem Handeln des Klienten, das auf die Aufstellung folgt, und in den realen Veränderungen, die sich in seinen Beziehungssystemen und seiner Befindlichkeit ergeben.

Im Kapitel 4 des Buches werde ich ausführlichere Hinweise zur Methode geben. Um das methodische Vorgehen in seinen vielen Facetten genauer zu verstehen, ist für den Lernenden natürlich häufigeres Erleben von Aufstellungen zum Beispiel in einer Fortbildungsgruppe hilfreich. Auch die im Anhang des Buches angegebene Literatur gibt weitere Auskunft. Hier möge nur deutlich werden, wie die Form des

Aufstellens mit Hilfe von Repräsentanten möglichst verdichtet und einfach vor sich geht, also ohne Vorgaben an die Repräsentanten, zum Beispiel sich an den Händen zu fassen oder sich hinzuknien oder auf einen Stuhl zu steigen. Diese Bewegungen kommen zwar alle in Aufstellungen vor, sollen sich aber gegebenenfalls aus den Stellvertretern heraus entwickeln können. Dann haben sie die größere Aussage- und Überzeugungskraft, weil sie unbeeinflusst etwas von dem wiedergeben, was im Beziehungssystem des Klienten oder in seiner Person vor sich geht. Und es soll hier nur deutlich werden, dass sich die Aufstellung anhand der faktischen Ereignisse und Schicksale in Familien aus sich selbst heraus und mit Hilfe möglichst sparsamer Interventionen des Therapeuten strukturiert.

Entscheidend ist, dass sie auf neue, am besten überraschende und überzeugende Weise zeigen kann, wie die Schicksale anderer in unseren lebenswichtigen Beziehungsnetzen auf uns und unsere Probleme einwirken, und dass durch die Einsicht in vorher meist unbewusst gebliebene Prozesse verändernde Kräfte wach werden können. Der Therapeut kann nichts planen. Therapeut, Stellvertreter und Klient setzen sich möglichst ohne Vorstellungen, Absichten, Erwartungen, Furcht oder liebevolle Rücksicht einem Prozess mit ungewissem Ausgang aus – aber ausgerichtet auf eine Lösung, die man vorher noch nicht kennt. Sowohl in der freien Bewegung der Stellvertreter als auch dort, wo der Therapeut aufgrund aufkommender eigener innerer Bilder oder Hypothesen eingreift, achtet er auf die Wirkung und geht mit dieser Wirkung. Welche der methodischen Schritte zwischen deutlicher Führung durch den Therapeuten und der völlig freien Bewegung der Stellvertreter jeweils gemäß sind, entscheidet sich letztlich an der wahrnehmbaren und einsichtigen Wirkung auf den Klienten. Wirkungen allerdings bleiben nicht stehen. Sie tauchen sofort wieder ein in die vielfältigen Prozesse von Bestimmen und Bestimmtwerden im Leben des Klienten und in seinen Beziehungen – aber sie führen doch, wenn die Aufstellung geholfen hat, zu einer Weichenstellung für eine lösende Veränderung.

3 Bindung und Lösung

Es sind im Grunde zwei Fragen, auf die das Familienstellen eine Antwort sucht:

»Was verstrickt in Familien die einen in das Schicksal der anderen und was löst aus dieser Verstrickung?« Und: »Wie kann die Liebe gelingen?«

Diese Fragen entfalten sich in der Aufstellungsarbeit in vielfältiger Weise. Wir sind in unseren Beziehungen und damit in unserer Seele mit anderen Personen tief verbunden, vor allem in unseren Familien und überall dort, wo es zu einem existenziell bedeutsamen Austausch im Geben und Nehmen kommt. Was als Geschehen in Raum und Zeit vorbei ist, wirkt doch bewusst und unbewusst in unserer Seele, in unserem Erleben und Fühlen, Denken und Handeln nach und weiter. Wir wissen das alle, und dieses Wissen begleitet die Menschen, zumindest seit wir ihre schriftlichen Zeugnisse kennen.

Was bindet uns aneinander? Was geschieht, wenn wir uns aus Bindungen lösen wollen? Geht das überhaupt? Auf welche Weise lenken uns Bindungen, wie helfen sie uns und wie schaden sie uns? Und können wir uns überhaupt aus Bindungen lösen, auch wenn sie uns schaden? Wenn ja, auf welche Weise? Was verbindet uns mit den Toten und löst uns von ihnen? Was bindet uns an alten Schmerz, alte Schuld, alten Schrecken, nicht nur an das selbst Erlebte, sondern auch an das Erlebte derer, die wir lieben und zu denen wir gehören? Wie können wir frei werden von alter Not und zwanghaften Wiederholungen des Leidvollen, die in unsere neue Lebenssituation mit ihren eigenen zu bewältigenden Geschehnissen hineinragen?

In den Familienaufstellungen geht es über die Bewältigung persönlich erlittener Traumata hinaus vor allem um die Traumata anderer, mit denen wir im Mitgefühl, in oft blinder Liebe und in einer Art blindem Ausgleich über Raum und Zeit hinweg verbunden sind. Die Liebe und ihre Folgen sind das Thema, das Mannsein und Frausein, die Beziehung von Eltern und Kindern, der Fluss des Lebens und der Liebe über die Generationen hinweg und was ihn behindert. Wir schauen auf Leben und Tod, auf das Schlimme und Schreckliche, das über uns hereinbricht, auf Gerechtigkeit, Schuld und Sühne, Opfer und Täter, Gut und Böse, Wahrheit und Lüge, Geheimnis und rücksichtslos Ausgesprochenes, Hass und Versöhnung, schlimmen und guten Ausgleich. Es geht um Alleinsein und Eingebundensein, Zurückschauen und Nach-vorne-Schauen, Zufriedenheit und Glück, Angst, Depression und Verzweiflung. Wir betrachten all das, was unser »Seelenleben« angesichts der gewichtigen Ereignisse in unserem Leben ausmacht. Wir richten den Blick auf das, was uns gefährdet und irgendwie von einem einigermaßen erfüllten Leben abschneidet. Und wir halten Ausschau nach dem, was uns nach vorne etwas freier von Problemen werden lässt. Die Aufstellungsarbeit ist geprägt von dem, was uns als Schicksal und zufälliges Los bindet und was aus unserer Verantwortung, wie frei wir auch immer sein mögen, erwächst.

Was ist uns bestimmt im Leben? Und wie kann Vergangenes, das sich zwischen uns und unsere Zukunft schiebt, wieder hinter uns zurückwandern, damit der Blick nach vorne nicht mehr vom Vergangenen verstellt, sondern von ihm getragen wird? Welche »Gesetzmäßigkeiten« wirken im Schicksal und welche »Ordnungen« helfen der Liebe, dass sie gelingen kann? Wie kommen wir zurecht zwischen den bindenden und lösenden Kräften unserer Seele und unseres Geistes?

All diese Fragen sind in den Aufstellungen eingebettet in systemische Zusammenhänge. Die Antworten werden nicht auf persönlicher, gar autonomer Ebene des Individuums gesucht, sondern im Geflecht familiärer, sozialer und gesellschaftlicher Beziehungen und der sie beeinflussenden Ereignisse. Natürlich geht es immer um die Liebe. Sie ist bei aller Funktionalität von Fortpflanzung, Wachsen, biologischen Bedingungen, physikalischen und anderen systemimmanenten Gesetzmäßigkeiten, bei allem, was unserem Körper und unserem Gehirn das Überleben und die Weitergabe der Gene ermöglicht, die Grundqualität menschlichen Lebens und der »Seele«.

Welche Erfahrungen sich in den Aufstellungen zu den »Gesetzmäßigkeiten« von Bindung und Lösung in Beziehungen und damit in unserer Seele angesammelt haben, möchte ich im Folgenden beschreiben. Davor aber nochmals einige Worte zum Begriff der »Seele«.

Die Seele

Die gängige wissenschaftliche Psychologie und Psychotherapie spricht auffällig wenig von der Seele. Während Gehirnfunktionen und bis zu einem gewissen Grad auch Verhalten und Gefühle operabel sind, ist es der Begriff »Seele« nicht. Zudem verbinden viele mit dem Wort

»Seele« einen unsterblichen Kern des Menschen und halten mit dem Tod Gottes auch die Seele für gestorben. Umso mehr bin ich überrascht, wie häufig und in welchen Zusammenhängen dieses Wort in der Tagespresse benützt wird: nicht so sehr für individuelle Gefühle oder einen persönlichen unsterblichen »Kern«, sondern für Identitätsprozesse in Gruppen. Da ist von der »verletzten Seele Kambodschas« die Rede oder von »Europa eine Seele geben« oder auch von der Seele eines Fußballspieles.

Ähnlich erfahren wir im Familienstellen die »Seele« – ob wir das Wort dabei benützen oder nicht – in einer systemischen Sichtweise. »Seele« können wir die unsichtbare Kraft nennen, die erlebbar Teile auf eine Weise zu einem Ganzen zusammenfasst, dass das Ganze mehr ist als die Summe seiner Teile und ihrer Funktionen. Sie ist nicht identisch mit unserem Bewusstsein, sie schließt das Unbewusste mit ein. Sie ist nicht identisch mit den physiologischen und physikalischen Vorgängen in unserem Körper und unserem Gehirn, obwohl sie untrennbar damit verbunden ist. Sie ist nicht gleichzusetzen mit unserem Fühlen, obwohl das Fühlen die erfahrbare Ausdrucksweise der Seele ist. Sie ist nicht der »Kern« oder die »Substanz« eines Ganzen, sondern eher wie der Raum, der eine lebende Ganzheit umhüllt, oder wie ein »Feld«, das alles, was eine Person oder eine Gruppe ausmacht, in einer Raum und Zeit übergreifenden Weise verbindet und Identität schafft.

Man könnte, so gesehen, von einer individuellen Seele als dem sprechen, was einen individuellen Menschen zu eben diesem Menschen macht und alles zusammenfasst, was zu ihm gehört: seinen Körper, sein Gehirn, seinen Geist, sein Denken, sein Fühlen und Handeln, seine Erlebnisse, seine Geschichte – alles, was seinem »Ich«-Sagen zugrunde liegt.

Wir können aber auch von einer Familienseele sprechen – und in dieser Seele bewegt sich vor allem das Familienstellen – als dem, was eine Familie über Raum und Zeit hinweg zu eben dieser Familie macht, mit den dazugehörenden Personen, den Ereignissen, Erlebnissen, Erinnerungen, Entscheidungen und so weiter.

In ähnlicher Weise können wir von der Seele einer Sippe oder eines Clans sprechen, von der Seele eines Betriebes oder eines Landes oder einer Sprachgemeinschaft. In allen Bezügen, die unser Leben ausmachen, im »Ich«, »Du«, »Er«, »Sie«, »Es«, im »Wir«, »Ihr«, »Sie«, sind wir bis hin zu unserer Beziehung zur Natur oder dem Kosmos als Ganzes (dem »Es« in seiner umfassenden Form) auf vielfältigste

Weise in »seelische Felder« eingebunden. Das Große und Ganze unseres Eingebundenseins nennt Bert Hellinger häufig die »Große Seele«. Er meint damit nichts Mystisch-Jenseitiges, sondern das uns unbegreiflich und gerade durch die Vermehrung unseres Wissens eher immer geheimnisvoller erscheinende Ganze individueller, kollektiver und kosmischer Existenz, das uns belebt, trägt, einbindet und vielleicht sogar führt. In der so verstandenen Seele wirkt ein verbindendes Wissen – ein »Gewissen« –, das uns über bewusst vermittelte, aufgenommene und gedeutete Information hinaus wissenden Anteil oder ein teilhabendes Wissen an allem gibt, womit wir verbunden sind. Albrecht Mahr spricht in diesem Zusammenhang von einem »wissenden Feld«.

Vom methodischen Ansatz einer Naturwissenschaft, die nach dem »Nichts-anderes-als«, nach den Teilen und Teilchen und ihren funktionalen Verknüpfungen sucht, kann sich keine Seele finden lassen. Unsere alltägliche Erfahrung ist aber auf das »Mehr-als« angewiesen. Kein Gespräch, keine Kunst, keine Politik, kein Beziehungsleben kommt ohne seelische Erfahrung aus. Weil seelische Erfahrung nicht auf Dingliches oder Quantifizierbares reduziert werden kann, hat die Sprache »Seelenworte« entwickelt, wie »Freiheit«, »Geduld«, »Geist«, »Mut«, »Liebe« usw. Was wir mit Liebe meinen, lässt sich über Gene oder Gehirnfunktionen nicht adäquat erfassen. Wir wissen, dass wir in den seelischen Bereichen auf Bilder, Metaphern, bildhafte Sprache, Erlebnisse, Erfahrungen, fühlende Einsichten und fühlendes Bewerten angewiesen sind, wenn wir uns mitteilen und verständigen wollen. So sehr die Naturwissenschaft uns mit ihren Erkenntnissen weiterhilft und uns zwingt, über geistige Prozesse, zum Beispiel die Entscheidungsfreiheit, immer wieder neu nachzudenken, ist die Beschäftigung mit der Seele in Verbindung mit menschlicher Lebenspraxis eher eine Angelegenheit einer Psychologie als Geisteswissenschaft und systematischer Auswertung von Lebenserfahrung. Das Familienstellen bezieht sich im Orchester heutiger psychologischer Praxis und Theorie vielleicht am entschiedensten (wieder) auf die Seele und die in ihr wirkenden geistig-körperlichen Kräfte.

Bindungsliebe und Verstrickung

Wir sind über Zeugung und Geburt und die Notwendigkeit, nur in Gruppen überleben und wachsen zu können, in diesen Gruppen auf tiefe und meist unbewusste Weise miteinander verbunden. Die seelische Kraft, die Gruppen vor aller persönlichen Liebe zusammenhält, um Leben zu zeugen, zu erhalten und zu entfalten, ist die Bindungsliebe. Sie ist eine dem Bewusstsein vorgegebene Kraft, die dem Überleben der Gruppe und der Weitergabe und Entwicklung des Lebens dient, bevor wir darüber nachdenken und etwas Entsprechendes planen.

Die Energie und Wirkung dieser Bindungsliebe kann man – auf oft beeindruckende Weise – in Familienaufstellungen in den Prozessen der Verstrickung erleben. Verstrickt ist, wer, ohne dass er es will oder auch nur weiß, das Schicksal anderer in seiner Familie und Gruppe noch einmal wie in einem Wiederholungszwang lebt, oder wer in wesentlichen Bereichen seines Lebens sein eigenes Leben blind an den Schicksalen anderer ausrichtet.

Die Bindungsliebe, die auf den Einzelnen nur schaut in seiner Funktion für das Überleben der Gruppe, kommt auf zweifache Weise in Konflikt: einmal mit dem individuellen Selbsterhaltungstrieb, über den sich eine Gruppe, um den Preis des Egoismus des Einzelnen, erhält und weiterzeugt, und zum anderen mit dem Mitgefühl, in dem die einzelnen Gruppenmitglieder sich als liebende Personen wahrnehmen und fühlen und zueinander verhalten. Die unbewussten und bewussten Bindungskräfte wirken über unser Gewissen. Das Wissen um die schicksalhafte Wirkungsweise der Bindungskräfte ist für das Verständnis des Familienstellens und seine Praxis unerlässlich. Die (neuerliche und zeitgemäße) Entdeckung und Beschreibung dieser Vorgänge seelischer Bindung und Verstrickung über das Gewissen sind zusammen mit den versöhnenden und integrierenden Lösungswegen vielleicht das wesentliche Verdienst Bert Hellingers.

Das Gewissen

Am weitestgehenden hat Bert Hellinger seine Einsichten in Zusammenhang mit dem Familienstellen in seinem Konzept vom »Gewissen« verallgemeinert. Das Gewissen wird verstanden als »seelisches Gleichgewichtsorgan« in Beziehungen. So sehr wir vielleicht von unserem genetischen Code getrieben werden, der keine andere Funktion zu haben scheint, als sich selbst zu erhalten und weiterzugeben, sind wir dabei immer eingebunden in Beziehungen, in ein soziales Feld, in dem wir uns verhalten müssen. Das Gewissen wird allgemein als das

Vermögen bezeichnet, sein Verhalten sittlich einzuschätzen. Es ist vom Wortursprung her das »gemeinsame Wissen«, das »Mitwissen« (s. a. das lateinische »conscientia« und das griechische »syneidesis«). Der Begriff des Gewissens ist im alten Griechenland aus der Vorstellung entstanden, dass es für all unsere Handlungen anderen Menschen und den Göttern gegenüber einen inneren »Mitwisser« gibt. Daraus hat sich das christliche Verständnis vom Gewissen als einer absoluten göttlichen Norm für das Empfinden von Gut und Böse entwickelt.

Wenn wir aber auf das Verhalten von Menschen schauen, können wir sehen, dass wir oft mit bestem Gewissen schlimme Dinge tun und uns ein schlechtes Gewissen oft daran hindert, etwas Gutes zu tun. Mit dieser Wahrnehmung in therapeutischen Prozessen begann Bert Hellinger, das Gewissen neu zu beschreiben: Das Gewissen sagt mir nur, was ich tun muss, um zu einer Gruppe dazugehören zu dürfen, und was ich vermeiden muss, um nicht bestraft oder ausgeschlossen zu werden. Das richtige Verhalten misst sich im Gewissen also allein an den Notwendigkeiten und Möglichkeiten der Zugehörigkeit in der jeweiligen Gruppe. In der Beschreibung der Vorgänge in unserem Gewissen können wir von diesem Ansatz her drei Ebenen und drei Arten des Gewissens unterscheiden und zusätzlich jeweils eine bewusste und eine unbewusste Wirkungsweise.

Die drei Ebenen des Gewissens: Zugehörigkeit, Ausgleich, Ordnung

Bezogen auf die Ebene der Zugehörigkeit zu einer Gruppe haben wir ein gutes Gewissen, wenn wir etwas tun, was uns erlaubt, dazuzugehören und anderen nahe, bei ihnen aufgehoben und als Ebenbürtige geachtet zu sein. Ein schlechtes Gewissen haben wir, wenn wir uns so verhalten, dass wir ausgeschlossen oder gar geächtet werden, die Nähe und Sicherheit der Gruppe verlieren oder uns auf Bewährung damit gedroht wird.

In Bezug auf die Ebene des Ausgleichs, also des Gleichgewichts in Gruppen, bezüglich der Gerechtigkeit, dem ausgewogenen Geben und Nehmen und dem Wahrnehmen von Rechten und Pflichten haben wir ein gutes Gewissen, wenn wir gegeben und dadurch Anspruch haben, wieder etwas zu bekommen, und wenn wir dazu beitragen, Ungleichgewichte einzuebnen und ein gerechtes Miteinander zu ermöglichen. Ein schlechtes Gewissen haben wir, wenn wir genommen haben und nun verpflichtet sind, unsererseits zu geben, und wenn wir Ungleichgewichte und Ungerechtigkeiten schaffen, die den Zusammenhalt und den Frieden der Gruppe gefährden.

In Bezug auf die Ordnung in Beziehungssystemen, also die Hierarchie oder den Rang, den wir einnehmen, und das verlässliche Zusammenleben haben wir ein gutes Gewissen, wenn wir uns an die geltenden Regeln und Normen halten und »gewissenhaft« sind, und ein schlechtes Gewissen, wenn wir uns den geltenden Hierarchien, Ordnungen, Wahrheiten, Tabus und Regeln widersetzen, so dass wir Strafe befürchten müssen.

Die drei Arten des Gewissens: Gruppengewissen, persönliches Gewissen, universales Gewissen

Die drei Ebenen des Gewissens finden sich in allen drei Arten des Gewissens: dem persönlichen Gewissen, dem kollektiven oder dem Gruppengewissen und dem universalen Gewissen. In welcher Weise sich diese drei Arten in der Evolution des Menschen ausgebildet haben, wissen wir nicht genau. Es ist zu vermuten, dass das Gewissen sich zunächst in der Gruppe als eine Art allen gemeinsames Steuerungsorgan ausgebildet hat, das wie instinktiv wirkt. Dann hat es sich über die persönlichen Beziehungen in der Gruppe zwischen Einzelnen über das »Ich« und »Du« und »Wir« und »Ihr« ausdifferenziert und wurde bewusst. Schließlich hat es sich über die Wanderungen der Gruppen, ihre Begegnungen und Vermischungen bis hin zum religiösen Erlebnis der einen Erde und des ganzen Kosmos zu einem universalen Gewissen ausgeweitet.

Das Gruppengewissen schaut nicht auf den Einzelnen als Person, sondern auf die Gruppe als Ganzes und auf die Einzelnen nur in ihrer Funktion für die Gruppe. Es wirkt als eine gemeinsame Bewegung für alle, bildhaft vielleicht wie die Steuerung des Fisch- oder des Vogelschwarms. Es schaut auf den Bestand und das Überleben der Gruppe. Der Einzelne blickt auf die Erfordernisse der Gruppe, aber die Gruppe nimmt nicht Rücksicht auf den Einzelnen. Dieses archaisch wirkende Gewissen wird von uns heute meist nicht mehr gefühlt. Es ist, als wäre es auf innerste Bereiche unseres Daseins abgesunken oder als verbliebe es in Bereichen überindividueller biologischer Feldphänomene, die als überlebenswichtige, übergeordnete Funktionen für uns handeln, ohne dass es uns immer bewusst wird. Viele der seelischen Prozesse, die sich in Aufstellungen zeigen, haben mit den Vorgängen in diesem Gruppen- oder Kollektiv-, Horden-, Clan-, Sippen-, Familiengewissen zu tun. Weil wir dieses Gewissen meist nicht fühlen, können wir es nur in seiner Wirkung auf Gruppen wahrnehmen. Und in der Weise, wie wir es wahrnehmen können, gibt das uns die bewusste Möglichkeit, steuernd zu guten Lösungen beizutragen, die diesem Gruppengewissen sowohl gerecht werden, als auch über seine Einengungen hinausführen.

Mit der zunehmenden Differenzierung der Gruppen in unterschiedliche Aufgaben, Fähigkeiten und interne Beziehungen, mit dem Gewicht, das Einzelne durch ihre Leistung bekommen, mit der Entwicklung dessen, was wir »Person« nennen, und mit der Entfaltung des Mitgefühls und persönlicher Liebe entwickelt sich das Gewissen von einem allgemeinen Steuerungsorgan zu einer individuellen und im Einzelnen »sprechenden« Instanz. Dieses Gewissen fühlen wir meist als eine Kraft, die uns über Lust und Unlust steuert. Der Einzelne bekommt persönliches Gewicht, einzelne Beziehungen innerhalb der Gruppe werden bedeutender, und die entstehenden unterschiedlichen Bedürfnisse der Einzelnen und Untergruppen müssen in Übereinstimmung mit den Erfordernissen der ganzen Gruppe gebracht werden. Es braucht eine Moral, die die Einzelnen an die Gruppe bindet und das nun differenzierte Gewebe von Beziehungen zusammen- und in Ordnung hält.

»Gut« und »Böse« werden nun sowohl zu einem Unterscheidungsmerkmal für das richtige Verhalten in der Gruppe als auch zum einigenden Band einer Gruppe in der Abgrenzung zu anderen Gruppen. Gut ist, was der eigenen Gruppe dient, böse, was der um Platz und Ressourcen konkurrierenden Gruppe dient. Gut ist, was den Einzelnen für seine Gruppe oder Untergruppe in Dienst nimmt und am Leben hält, und böse ist, womit der Einzelne die geltenden Normen zum Schaden der eigenen Gruppe, Einzelner in der Gruppe und für sich selbst gefährdet. So tun wir oft im Blick auf den Bestand und die Moral der eigenen Gruppe mit gutem Gewissen anderen Gruppen und ihren einzelnen Mitgliedern, aber auch Mitgliedern der eigenen Gruppe Schlimmes an.

Dieses Gewissen humanisiert über das Mitgefühl die menschlichen Beziehungen, aber eben nur innerhalb der eigenen Gruppe und auch hier oft nur zwischen Einzelnen in der Gruppe. In Bezug auf das kollektive Gewissen ist das persönliche Gewissen ein »Fortschritt«, weil es die Einzelnen als Personen differenziert und persönliche Liebe zulässt. Gleichzeitig schafft es große Konfliktpotenziale zwischen persönlichen Beziehungen, Gruppeninteressen und archaisch wirkenden Grundordnungen.

Das universale, zum »Einen« hin gewendete Gewissen wird notwendig, wenn unterschiedliche Gruppen in Austausch miteinander kommen, sich zu größeren Einheiten zusammenschließen (zum Beispiel Staaten), die wiederum miteinander in Austausch treten, bis hin zu der Erfahrung, dass wir alle eine Erde teilen und kosmischen Ursprungs sind. Dieses Gewissen ist sowohl zum Einzelnen als »Menschen« hingewendet, der in sich trägt, was allen als Menschen gemeinsam ist, als auch zum »Großen und Ganzen«, in das wir als seine »Teile« eingebunden sind. Sowohl der Wert der Person als auch Zugehörigkeit, Mitgefühl und Mitwissen dehnen sich über die ganze Erde aus. Die Einzelnen werden zu Grenzgängern und Brückenbauern über Ich-Du-Beziehungen, Familienbeziehungen, Gruppenbeziehungen, staatliche, sprachliche und kulturelle Bindungen hinaus. Das Gewissen orientiert sich an der Teilhabe an einem allen gemeinsamen Ethos. (Dieses Gewissen hat vielleicht der Apostel Paulus mit dem allen Menschen eingeschriebenen Gesetz gemeint.) Wenn Bert Hellinger von den »Bewegungen der Seele« spricht und dabei nicht den methodischen Vorgang der freien Bewegung der Stellvertreter bezeichnet, sondern die sich darin zeigende Bewegung der Stellvertreter auf Lösungen hin, welche die Grenzen von Einzelnen, Paaren, kleinen und großen Gruppen übersteigen, dann meint er diese Art von Gewissen, das wir wie etwas ganz Leichtes, ohne Pathos, wie etwas im Besonderen wirkendes allgemein »Richtiges« fühlen. Das Gruppengewissen und das persönliche Gewissen wirken in den Bewegungen der Seele auf das alle Menschen Umfassende hin wie »aufgehoben« (im Sinne von »aufgelöst«, »bewahrt« und »emporgehoben«).

Die drei Arten des Gewissens behalten aber alle eine eigenständige Notwendigkeit für unser Leben in Beziehungen. Sie wirken, steuern und fließen zwar zusammen und ergänzen sich. Aber sie widersprechen sich auch. Auch innerhalb der einzelnen Ebenen des Gewissens treten Widersprüche auf, zwischen dem, was zum Beispiel die Zugehörigkeit erfordert, und dem, was die Verlässlichkeit gebietet. In der therapeutischen Arbeit stellt sich die Frage, welcher Gewissenskonflikt steckt bewusst oder unbewusst hinter einem Problem. Welche Bindungen, Ereignisse und Verhaltensweisen von Einzelnen und Gruppen wirken sich wie aus und auf welcher Ebene bietet welche Art des Gewissens Hinweise für die Lösung.

Ein Kind, das von seinem Vater getrennt lebt und das fühlt, wie verletzt die Mutter durch den Vater ist und wie wenig sie vom Vater hält, hat gegenüber der Mutter ein gutes Gewissen, wenn es möglichst auf den Kontakt zum Vater verzichtet. Der Preis ist ein schlechtes Gewissen im Blick auf den Vater. Will das Kind zum Vater, hat es ihm gegenüber ein gutes Gewissen, der Mutter gegenüber ein schlechtes. Das persönliche Gewissen hilft hier allein zur Lösung nicht weiter und muss ergänzt werden durch das Bewusstsein von den Wirkungsweisen des Gruppengewissens, das auf die Zugehörigkeit und Verbundenheit aller in der Gruppe schaut, unabhängig davon, was die Einzelnen voneinander halten.

Dem Recht eines unterschobenen Kindes zu wissen, wer der wirkliche Vater ist, und zu ihm und seiner Familie Kontakt zu haben, kommt vielleicht das Tabuprinzip einer Familie oder auch die gute Absicht einer Mutter, die liebenden Beziehungen in der Familie nicht zu stören, in die Quere. Die Notwendigkeit, auf der Flucht ein gestorbenes Kind unbeerdigt einfach liegen zu lassen, um die anderen Kinder und sich selbst in Sicherheit zu bringen, kommt in Konflikt sowohl mit dem Drang, alle, auch die Toten, zusammenzuhalten, indem man sie würdig bei den Ahnen bestattet, als auch mit der ganz persönlichen Liebe der Mutter zu diesem Kind. Die Notwendigkeit, sich am Arbeitsplatz oder im politischen Raum den dort geltenden Normen zu unterwerfen, kann in Konflikt kommen mit den moralischen Impulsen in der Familie.

Die Lösung lässt sich meist darin finden, dass ein zu enges Gewissen auf einen größeren Kontext oder Beziehungsrahmen hin überschritten werden muss. Manchmal besteht die Lösung aber auch darin, dass ein zu weites Gewissen vom zu großen Rahmen wieder zurückkehren muss, um enge und nahe Bindungen in Ordnung zu bringen. Die Aufstellungen eröffnen Möglichkeiten, die vielfältigen Gewissenskonflikte sichtbar, bewusst und einer Lösung zugänglich zu machen. Aus einem tiefen menschlichen Wissen heraus, das wir als Menschen alle teilen, finden die Stellvertreter in ihren freien Bewegungen und mit genügend Zeit, um über die engen Bindungen im aufgestellten System hinauswachsen zu können, oft diese übergreifenden Lösungen. Oder der Therapeut hilft mit seinem Wissen um die Bindungsprozesse und die lösenden seelischen und geistigen Prozesse mit sparsamen Interventionen den Stellvertretern und damit dem Klienten, die jeweils gemäße Lösung zu finden.

Die Wirkungsweise der schicksalhaften Bindungskräfte

Dass Bindungen in Familien sich nicht nur über die prägenden Erlebnisse des Kindes mit den unmittelbaren Bezugspersonen aufbauen, wurde für Bert Hellinger durch Erfahrungen in der Primärtherapie klar. Unterstützt man durch bestimmte Atemtechniken das Wiederaufleben bedeutsamer, meist kindlicher Gefühle, werden diese oft auf eine Weise ausagiert, dass sie im Blick auf die kindlichen Erlebnisse für den Außenstehenden nicht mehr einfühlbar sind. Diese Gefühle werden aber sofort verständlich, wenn wir sie im entsprechenden Schicksal anderer in der Familie wahrnehmen. Wir tragen in unseren Gefühlen die Erlebnisse anderer mit. Und kommen die Schicksale dieser anderen, manchmal uns ganz fremden Personen ans Licht, fällt auch unser dazugehöriges Gefühl als Ausdruck von selbst Erlebtem in sich zusammen. »Fremdgefühle« lassen sich nicht durch Regression lösen. Herkömmliche Psychotherapie hat häufig dort keinen Erfolg, wo sie die Bindungen an die Schicksale anderer nicht mit einbezieht.

Der Personenkreis der Bindungsliebe

Wer gehört zu dem Kreis der Personen, auf den die schicksalhaften Bindungskräfte wirken? Die Antwort ergibt sich, wenn wir auf die Wirkung von Ausklammerungen in Beziehungssystemen schauen. Wer als Ausgeklammerter das Schicksal anderer prägt, gehört zum Familiensystem. In der Erfahrung der Familienaufstellung ergibt sich dann folgender Personenkreis, den wir hier als Familie und zugehörig zu einer Familie bezeichnen: die Kinder, auch die Halbgeschwister, die Eltern und ihre Geschwister und Halbgeschwister, die Großeltern und manchmal auch noch deren Geschwister, häufig auch noch Urgroßeltern und hin und wieder auch noch frühere Familienmitglieder.

Der Kreis der Familie als eine gemeinsame Seele beschränkt sich aber nicht nur auf die unmittelbare Linie der Blutsverwandten, ob lebend oder tot, sondern auch auf all die Personen, die im Sinne von Verlust und Gewinn und existenzieller Verbundenheit dazugehören. Das sind die früheren Partner der Eltern und Großeltern, soweit sie für die Späteren Platz gemacht haben. Dazu gehören zum Beispiel Adoptiveltern, aber unter Umständen auch der Kriegskamerad, der in Stalingrad verbleiben und sterben musste, während der Vater noch ausgeflogen werden konnte. Verursacht ein junger Mann, ob schuldhaft oder schicksalhaft, einen schweren Verkehrsunfall, bei dem eine fremde Person stirbt, gehört diese Person im Sinne der Schicksalsbindung mit zur Familie. Das ist sehr bedeutsam in Bezug auf die oft weit zurückreichende Wirkung von Täter- und Opferschicksalen auf die Angehörigen.

Die Fragen für die Zugehörigkeit zum Wirkungskreis der Bindungsliebe sind also: Wem verdankt jemand sein Leben und Überleben oder durch wen erleidet jemand eine schwere Verletzung oder auch den Tod? Wem gibt jemand das Leben und zum Überleben Notwendige oder an wem verursacht jemand ein existenzielles Trauma oder den Tod?

Die Ausgeklammerten und ihre Vertretung

Wird in einem Familiensystem eine Person ausgeklammert und ihr die ebenbürtige Zugehörigkeit verweigert oder die Existenzberechtigung abgesprochen oder ihr Schicksal, zum Beispiel der Selbstmord, verheimlicht, »ergreift« das »Gruppengewissen« einen anderen, meist einen Spätergeborenen, damit er den Ausgeklammerten im System repräsentiert und vertritt, ohne dass er darum weiß, geschweige, dass er es will.

Dieses archaisch wirkende Gruppengewissen gibt den Früheren Vorrang vor den Späteren. Die Vertretung des Ausgeklammerten durch einen anderen soll die Vollständigkeit der Gruppe wiederherstellen. Und die Ebenbürtigkeit im jeweiligen Schicksal und die Gleichwertigkeit aller Dazugehörigen dienen der überlebenssichernden Einheit der Gruppe.

Dieser Prozess macht nur als seelischer, das heißt Raum und Zeit übergreifender, Prozess Sinn.

Aber warum muss der Spätergeborene den Ausgeklammerten offensichtlich auf eine Weise vertreten, dass er wie dieser fühlt und irgendwie sein Schicksal teilt?

Es ist, als könnte nur dadurch das Schicksal des Ausgeklammerten wahrgenommen, mitgefühlt, gewürdigt und so in die Gemeinschaft der Gruppe zurückgeführt werden. Die im Gruppengewissen blind wirkende Zugehörigkeit wird nämlich im persönlichen Gewissen verdrängt, um von Schmerz- oder Schuldgefühlen entlastet zu werden. Die Aufstellungen dienen nun dazu, der blind wirkenden Vollständigkeit der Gruppe in der Seele auf eine Weise Rechnung zu tragen, dass auch im persönlichen Gewissen die ausgeklammerte, in seiner Existenz und in seinem Schicksal verdrängte Person wieder bewusst in die Zugehörigkeit und den Fluss der Liebe aufgenommen wird.

Ausgeklammert werden häufig ledig geborene Kinder bei ihren Vätern und in deren Familie und umgekehrt die Väter von ledig geborenen Kindern dort, wo das Kind aufwächst.

Eine Frau, die an Krebs erkrankt war und nach ihren Aussagen seit ihrer Kindheit mit dem Gefühl lebte, sie gehöre nicht zu ihrer Familie und habe keinen Platz im Leben, stellte ihre Herkunftsfamilie in einer Weise auf, dass die Stellvertreterin ihrer Mutter spontan sagte: »Da fehlt jemand bei meinem Mann.« Auf Verdacht stellte der Therapeut eine andere Frau neben den Vater. Daraufhin meinte die Mutter: »Es fehlt noch jemand.« Auf Verdacht wurde auch noch ein Kind dazugestellt, und die Mutter stellte fest: »Jetzt sind sie alle da.« Die Klientin wusste aber nichts von einem unbekannten Geschwister, so dass der Therapeut die Aufstellung unterbrach.

Die Aufstellung ließ die Frau aber nicht ruhen, und sie fragte abends ihren Vater. Da erfuhr sie, dass er mit achtzehn Jahren eine Beziehung zu einer verheirateten Frau eingegangen war, die ihn »in das Mannsein eingeführt habe«. Dann musste er in den Krieg und vergaß diese Beziehung. Als er nach dem Ende des Krieges schon mit der Mutter der Klientin verheiratet war, kam ein Brief von dieser Frau mit der Nachricht, dass aus ihrer Beziehung damals ein Kind entstanden sei und dass sie den Jungen vielleicht einmal bei ihm vorbeibringen werde. Sie hatte aber keine Anschrift angegeben und sich auch nie mehr gemeldet, so dass der Vater die Sache auf sich beruhen ließ. In einer nochmaligen Aufstellung wurde nun dieser Junge dazugestellt. Es zeigte sich über seinen Schmerz hinaus eine herzliche Verbundenheit der Geschwister, und die Klientin wirkte sehr erleichtert. Ob sie in der Realität diesen Bruder gesucht und gefunden hat, ist mir unbekannt. Auch ein möglicher Zusammenhang von Ausklammerung und Erkrankung – manchmal wirken Krankheiten in Aufstellungen wie eine Sühne für eigene oder fremde Schuld – muss offen bleiben.

Eine andere junge bildhübsche Frau nannte in einer Gruppe als ihr Lieblingsmärchen »Das hässliche junge Entlein«. Sie habe sich auch als Kind immer so gefühlt. Dieses Märchen bezieht sich auf ein untergeschobenes Kind. In der Aufstellung fand ihre Stellvertreterin keinen Bezug zum Vater, dafür aber zu einem auf Verdacht dazugestellten anderen Mann der Mutter. Gefragt, ob es sein könne, dass ihr Vater nicht ihr Vater sei, antwortete sie: »Ich weiß es nicht. Eigentlich schaue ich meinem Vater ähnlich. Aber der Gedanke, dass ich einen anderen Vater habe, erleichtert mich sehr. Ich werde meine Mutter fragen.« Sie sprach ihre Mutter daraufhin an und erfuhr, dass sie tatsächlich einen anderen Vater hat, einen Mann, der eine Zeit lang als Untermieter im

Nachbarappartement gewohnt, auch nach seinem Auszug häufig die Eltern besucht und mit ihr als kleines Kind gespielt hatte. Bei einem späteren Anruf erzählte die Frau, dass sie ihren richtigen Vater aufgesucht habe und dass es ihr sehr gut mit ihm gehe.

Eine deutsche Psychologin erzählte am Rande eines Seminars in Spanien, was sich vor kurzem in ihrer Familie zugetragen hatte. Sie hatte schon als Kind das Bedürfnis verspürt, einmal ins Ausland zu gehen. Nach der Schulzeit schrieb sie sich als Psychologiestudentin an einer spanischen Universität ein und baute nach dem Studium in der gleichen Stadt ihre psychologische Praxis auf. Nun erzählte sie am Mittagstisch, dass vor kurzer Zeit eine junge Schwedin, ziemlich genau in ihrem Alter, bei ihrem Vater in Deutschland mit der Bemerkung aufgetaucht sei, er sei vermutlich ihr Vater. Diese Schwedin war ganz normal in einer schwedischen Familie aufgewachsen. Aber als Dreizehnjährige ging sie einmal zu ihrer Mutter und sagte ihr: »Mama, ich mag den Papa, aber irgendwie kann ich ihn nicht fühlen wie meinen Vater.«

In diesem Gespräch gab die Mutter die Möglichkeit preis, dass sie auch einen anderen Vater haben könnte, und nannte dem Mädchen den Namen und die Adresse eines Amerikaners. Als die junge Schwedin neunzehn Jahre alt war, flog sie in die USA, suchte den möglichen Vater, fand ihn auch mit seiner Familie und zeigte sich ihm als vermutliche Tochter. Der konnte sich an die Beziehung zu ihrer Mutter erinnern, und auch der Zeitpunkt dieser Beziehung und das Alter des Mädchens schienen zusammenzupassen. Im Gegensatz zu seiner Familie war der Mann erfreut darüber, noch eine schwedische Tochter zu haben. Als aber die junge Frau nach Hause flog, kamen ihr schon im Flugzeug Zweifel. Sie besprach das mit ihrer Mutter, und die sagte dann: »Ich habe nachgedacht: Ein anderer könnte auch noch dein Vater sein.« Sie nannte ihrer Tochter den Namen eines Deutschen, mit dem sie nur eine Affäre für eine Nacht gehabt hatte, während der deutsche Mann beruflich für ein Wochenende in Stockholm war. Nach einigen Jahren des Wartens fasste sich die junge Schwedin ein Herz, fuhr nach Deutschland und fand diesen deutschen Mann. Sie ließen einen Test machen, und er war ihr Vater.

Die deutsche Therapeutin aber lachte, als sie das erzählte, und sagte: »Wir haben uns alle sehr über unsere neue Schwester gefreut. Meine Mutter hat es freilich nicht mehr mitbekommen. Sie ist schon vor Jahren gestorben. Aber eines ist seltsam: Seit diese Schwester aufgetaucht ist, habe ich zum ersten Mal das Gefühl, ich könnte auch wieder in Deutschland leben.«

Manchmal ist auch eine Mutter ausgeklammert.

Eine junge Frau hatte erst, als sie die Unterlagen für ihre Heirat auf dem Standesamt abholte, mitbekommen, dass die Mutter, mit der sie aufgewachsen war, die Schwester ihrer leiblichen Mutter war. Diese war bei ihrer Geburt gestorben. Der Vater hat dann die Schwester der Mutter geheiratet, und obwohl die ganze Familie die Ereignisse kannte, hatte niemand dem Kind gesagt, was geschehen und wer die richtige Mutter war. Vielleicht wollte man das Kind schützen, denn die Aufstellung zeigte einen großen Sog der Frau zu ihrer gestorbenen Mutter. Die Wirkung der Wahrheit war zunächst verheerend. Die Frau lud ihre ganze Familie von der Hochzeit wieder aus, was zu schweren Streitereien führte. Das Geschehen in der Aufstellung erleichterte dann die Frau sehr. Es bestand im Wesentlichen nur in der Begegnung, dem liebenden Sichfinden und wieder Verabschieden von ihr und ihrer Mutter. Die junge Frau meinte daraufhin sehr berührt: »Jetzt will ich schwanger werden.« Sie wurde bald darauf schwanger und nahm auch die Beziehung zu ihrer Familie wieder auf.

Ausgeklammert sind häufig auch frühere Partner der Eltern. Weil sie für die Späteren Platz machen, gehören sie dazu und müssen erwähnt werden, sonst werden sie vertreten.

Eine allein stehende Frau, die in allen Beziehungen von den Männern wieder verlassen wurde, weil sie so aggressiv sei, hatte auf Nachfrage erfahren, dass ihr Vater eine Verlobte verlassen hatte, um die Mutter zu heiraten. Diese Verlobte war ein Leben lang allein und dem Vater immer böse geblieben.

Ein junger Mann kam zu einem Einzelgespräch. Seine Frau, welche die Aufstellungsarbeit kannte, hatte ihn geschickt, weil er an einem Gehirntumor litt, der zwar gutartig war, aber immer wieder nachwuchs, so dass die wiederholten Operationen für den Mann ein hohes Risiko darstellten. Auf die Frage nach seinem eigenen Anliegen kam keine richtige Antwort. Der junge Mann war sehr liebenswürdig, wirkte aber ohne Saft und Kraft. Er sprach ganz leise, fast heimlich, und es schien eher so, als hätte er sich mit seiner gesundheitlichen Lage abgefunden. Der Therapeut ließ ihn nach einigem Geplauder seine Herkunftsfamilie mit Figuren aufstellen, seinen Vater, seine Mutter und sich als einziges Kind. Die Aufstellung wirkte selbst über die Figuren eigenartig »dünn«, und der Therapeut fragte nach möglichen früheren Bindungen bei den Eltern. Aber mit leisem Nachdruck meinte der Mann: »Da gibt es niemanden. Meine Mutter hat zwar einmal erzählt, sie habe vor dem Vater einen Freund gehabt. Er soll ein ›Schlappi‹ gewesen sein. Ich bin mir aber sicher, da war nichts zwischen den beiden.« Auch sonst wusste er von keinem besonderen Schicksal in seiner Familie zu berichten, und es machte den Eindruck, dass ihm der Sinn der Fragen wenig einleuchtete. Es wurde noch eine kleine Weile über dies und das gesprochen. Da aber bei allen Gesprächsversuchen nirgends eine Kraft spürbar wurde, mit der man hätte arbeiten können, beendete der Therapeut die Stunde bald. Beim Verabschieden sagte er zu dem Mann, wenn er wolle, könne er ja die Eltern einmal nach früheren Partnern fragen. Denn seine Eltern seien ja schon gut über die Dreißig gewesen, als sie geheiratet hätten.

Vierzehn Tage später rief er an und sagte: »Ich habe nachgefragt. Meine Mutter war schon einmal verheiratet und mein Vater auch.« Der Therapeut fragte zurück: »Und gab es in diesen Ehen auch Kinder?« Er meinte: »Das habe ich nicht gefragt.« Der Therapeut meinte, wenn er das eine gefragt habe, könne er das andere ja auch noch fragen. Wieder etwa vierzehn Tage später meldete sich der Mann erneut, und da war etwas verändert. Seine Stimme klang am Telefon sehr fest und kraftvoll, und er sagte: »Aus der ersten Ehe meines Vaters habe ich auch noch einen Bruder. Ich habe ihn auch schon aufgrund einiger Überlegungen, ohne meinen Vater zu fragen, gefunden und mit ihm telefoniert. Er war zwar über meinen Anruf nicht sehr begeistert, aber ist bereit, sich mit mir zu treffen. Wir haben Termin und Ort schon verabredet.«

Nun wissen wir nicht, ob die ihm unbekannten vorherigen Beziehungen seiner Eltern und der ihm verborgene Bruder in irgendeiner Weise mit seinem Gehirntumor zu tun hatten. Das einzig Auffällige war die Veränderung der Stimme des Klienten, als hätte er mit den aufgetauchten Personen eine größere Fülle und Lebenskraft bekommen.

Ausgeklammert werden häufig auch früh verstorbene Geschwister, vor allem Totgeburten und Fehlgeburten. Systemisch relevant zeigen sie sich ungefähr ab dem fünften Monat. (Man kann das in Aufstellungen überprüfen.) Sie werden manchmal den lebenden Kindern gegenüber überhaupt nicht erwähnt oder auf eine Weise, dass mitschwingt: »Rühre nicht daran!«, sei es aus Schmerz oder Scham oder einem Schuldgefühl heraus. Vielleicht wird das so früh verstorbene Kind auch nicht für bedeutend erachtet. Geschwister, vor allem das unmittelbar danach geborene, fühlen aber, dass da ein Kind fehlt, vertreten es mit einem Gefühl des Nicht-beachtet-Werdens oder Fehl-am-Platze-Seins oder auch mit einer unerklärlichen Todessehnsucht, einer Innigkeit ins »Nichts« hinein oder auch in einer lebenslangen inneren Ausrichtung auf das fehlende Geschwister. Es wird dann sehr oft in den späteren Mann-Frau-Beziehungen gesucht. Manchmal erhält ein späteres Geschwister den Namen des so früh verstorbenen Kindes, das auch häufig in der Geschwisterreihe nicht mitgezählt wird. Immer wieder ist es in Aufstellungen berührend zu sehen, wie in den Stellvertretern diese Totgeborenen nicht an ihrem Tod leiden, sondern daran, dass sie nicht gesehen werden und keinen Platz haben. Es ist, als wollten sie von den Eltern noch einmal liebevoll in den Arm genommen, von den Geschwistern wahrgenommen und mit ihrem Schicksal gleichberechtigt anerkannt werden, damit sie ihren Frieden finden.

Ein junger, homosexueller Mann stellte seine Herkunftsfamilie auf. Sein Stellvertreter sagte in der Aufstellung trotz einiger Umstellungen der Familie und dem Hereinnehmen seiner beiden relativ jung gestorbenen Großväter: »Es fehlt etwas an meiner rechten Seite, etwas ganz Nahes.« Der junge Mann rief seine Mutter an und erfuhr, dass vor ihm, dem scheinbar einzigen Kind, eine Schwester tot geboren worden war. Es wurde nochmals aufgestellt, nur die Eltern und er mit diesem tot geborenen Mädchen, und unter Tränen und Strahlen gleichzeitig nahm er diese Schwester mit so großer Innigkeit in den Arm, dass die ganze Gruppe von dieser Liebe sehr berührt wurde. Vielleicht hatten diese unbewusst schon immer gespürte Innigkeit und Identifizierung mit diesem tot geborenen Mädchen auch zu seiner Homosexualität geführt. Jedenfalls erzählte der junge Mann bei einer zufälligen späteren Begegnung, dass er nun verheiratet sei, trotz der in der Gruppe vom Therapeuten geäußerten Prognose, dass bei Männern Homosexualität meistens nicht rückgängig zu machen sei, wie er lachend bemerkte.

Ein anderer Mann hatte schon mehrmals, auch mit seiner Frau, seine Gegenwarts- und Herkunftsfamilie aufgestellt, ohne eine Lösung dafür zu finden, dass er immer wieder fremdging, obwohl er seine Frau und die beiden Kinder liebte. Eines Tages, seine Frau hatte sich inzwischen von ihm getrennt, rief er mit der Frage an, ob er nochmals aufstellen könne. Seine Mutter habe bei einem Familienfest zu ihm ganz nebenbei gesagt: »Eigentlich bist du ja ein Zwilling.« Er war so perplex, dass er gar nicht weiter nachgefragt hatte. In der Aufstellung stellte er das Zwillingsgeschwister, seiner Vermutung nach eine Schwester, auf eine Weise in die Familie, dass niemand außer seinem Stellvertreter dieses Kind ansah, und auch das Mädchen nur auf ihren Zwillingsbruder schaute. Sie flogen aufeinander zu und umarmten sich unter Tränen lange Zeit, bis der Aufstellungsprozess in einer Weise zu Ende geführt wurde, dass dieses Kind in der Familie einen guten Platz bekam. Als der Mann, sehr erleichtert, eine Weile nach dieser Aufstellung seine Mutter nochmals auf das mögliche Zwillingsgeschwister ansprach, sagte sie zu ihm, sie könne sich an nichts mehr erinnern.

In einer Gruppe bei Bert Hellinger hatte ich einmal einen Mann erlebt, der äußerst aggressiv sagte: »Heute bringe ich meine Mutter um«, und ein anderes Mal: »Heute bringe ich meinen Vater um.« Bert fragte ihn, ob in seiner Familie einmal jemand umgebracht worden sei. Der Klient wusste zunächst nichts dergleichen, bis er sich ganz dunkel erinnerte, es könnte einmal ein Kind umgebracht worden sein. Durch einen Anruf bei seinem alten Vater erfuhr er folgende Geschichte: Seine Mutter sei, als er ein Jahr alt war, im sechsten Monat wieder schwanger gewesen. Der Arzt habe aber den Eltern mitgeteilt, es gäbe Komplikationen, und er könne nur das Leben der Mutter oder das des Kindes, eines Jungen, retten. Nach schwerem Ringen hätten sich die Eltern dafür entschieden, das Leben der Mutter auf Kosten des kleinen Jungen zu sichern. Nachdem er dies erzählt hatte, sagte dieser Mann, ein Architekt von beeindruckender Körperfülle: »Und ich esse für zwei, ich habe zwei Familien. Mit meiner Ehefrau habe ich zwei Kinder und mit einer anderen Frau auch. Mal lebe ich bei der einen, mal bei der anderen. Für meine erste Familie habe ich vor vielen Jahren ein Doppelhaus gebaut. In einer Hälfte wohnt meine Familie, die zweite Hälfte steht seit Beginn leer. In meinem Büro habe ich schon lange einen zweiten Schreibtisch für einen weiteren Mitarbeiter stehen. Auch diesen Schreibtisch habe ich niemals besetzt. Es ist, als hätte ich in meinem Leben bisher einen Platz für meinen Bruder freigehalten.«

Immer wieder kommt es auch vor, dass Personen in ihrer Familie nicht mit ihrer Existenz, sondern mit ihrem Schicksal ausgeklammert werden.

Ein Mann, der als Pfleger in einer psychiatrischen Klinik tätig und sehr unglücklich mit seiner Arbeit war, hat erst beim Einholen von Informationen vor einem Kurs erfahren, dass eine Tante von ihm, von der es immer geheißen hatte, man wisse nicht, was aus der geworden sei, im Dritten Reich in der Psychiatrie der Euthanasie zum Opfer gefallen war. Durch die Aufstellung wurde ihm ganz klar, wen er in der Psychiatrie eigentlich zu pflegen versuchte und an wem er etwas gut machen wollte. Kurze Zeit darauf wechselte er in ein normales Krankenhaus.

Ein Mann kam in die Beratung, weil sein achtzehn Jahre alter Sohn die Familie verlassen und bei einem alten Trödler Unterschlupf gefunden hatte. Sein Sohn sei in seiner Schullaufbahn immer wieder vor allem deshalb gescheitert, weil er auf äußert aggressive Weise für ungerecht behandelte Mitschüler eingetreten sei. Jetzt hatte der Vater große Angst, dass er sich umbringe. Auf Nachfragen erzählte der Mann vom Schicksal seines Vaters, der immer wieder aufgrund von Ungerechtigkeiten viel Besitz verloren hatte und nach dem Krieg wegen eines kleinen Diebstahls von den Amerikanern für ein halbes Jahr eingesperrt worden war.

In dieser Zeit habe seine Mutter, die schon länger des Lebens mit ihrem schwierigen Mann überdrüssig war, einen anderen, sehr liebevollen Mann kennen gelernt. Als der Vater wieder nach Hause durfte, hängte er sich einige Tage später auf dem Dachboden auf. Er selbst habe ihn als Zwölfjähriger gefunden.

Auf die Frage, ob er das seinen Söhnen denn erzählt habe, sagte er: »Nein, und das sollen sie auch nie erfahren. Ich habe ihnen erzählt, dass mein Vater am Herzinfarkt verstorben ist.« Als der Therapeut ihn darauf hinwies, dass sein Sohn vielleicht gerade deshalb einen Sog in den Selbstmord verspüre, erschrak der Mann sehr und sagte nach einer Weile, der andere, jüngere Sohn habe ihn nach einem Streit am Esstisch angeschrien: »Wann verschwindest du endlich und machst hier Platz?« Plötzlich fühlte er einen Zusammenhang zwischen dem Verhalten seiner Eltern und dem seiner Söhne. Einige Wochen nach diesem Gespräch erzählte er seinen Söhnen die wahre Geschichte von seinem Vater, worauf sich der ältere Sohn zu einer Gruppe anmeldete. Dort wurde in der Aufstellung seine enge Verbundenheit mit dem Großvater deutlich.

Verschwiegenes Schicksal drängt Spätere dazu, dieses Schicksal zu wiederholen, als könnten sie damit etwas in das Familiengedächtnis bringen und rückwirkend etwas aufhalten oder wieder gutmachen. Verschweigen hilft also in diesen Dingen nichts. Unabhängig von bewusst gegebener Information scheinen wir ein tieferes Wissen um die Schicksale der anderen zu haben. Weil dieses innere Wissen aber auseinander fällt mit unserer bewussten Wahrnehmung, führt das zu Verwirrungen und zu einer auf andere Lebenssituationen verschobenen Suche nach Klarheit, die dann aufgrund verborgener Ahnungen zu Wiederholungen im Schicksal, fremden Gefühlen und manchmal auch zu Krankheits- oder Verhaltenssymptomen führen.

Eine Frau erzählte von ihrer ältesten, neunjährigen Tochter, die anstelle eines bei der Geburt gestorbenen eigenen Kindes adoptiert worden war. Auf die Frage des Therapeuten, ob das Kind wisse, dass es adoptiert sei, bejahte sie dies. Auf die weitere Frage, was denn mit der leiblichen Mutter des Mädchens geschehen sei, antwortete sie: »Die hat sich nach dem Gebären des Kindes unsere Familie ausgesucht, um das Kind zur Adoption freizugeben. Dann ist sie auf eine hohe Brücke gegangen und hat sich zu Tode gestürzt.« Als der Therapeut sie daraufhin fragte: »Hast du das dem Kind denn erzählt?«, sagte sie ganz entsetzt: »Aber nein, das kann man doch dem Kind noch nicht erzählen!« Der Therapeut aber meinte: »Wieso nicht? Sie weiß es doch ohnehin.« Da erschrak die Frau und sagte: »Da muss ich jetzt etwas erzählen. Wir waren vor einigen Wochen mit befreundeten Familien auf einer Bergtour. Oben am Gipfel ist unsere Adoptivtochter abseits an den Steilabsturz des Berges gegangen. Ich bekam ein ungutes Gefühl und ging zu ihr hin. Als ich neben sie trat, stand sie mit geschlossenen Augen da, breitete die Arme aus und sagte: ›Und jetzt da hinunterfliegen, das muss schön sein.‘«

Die Nachahmung

Eine erste Frage, wenn es um Probleme und ihren möglichen Zusammenhang mit einer Schicksalsbindung geht, ist die nach früheren Vorbildern: Wer in der Familie hat früher schon einmal ähnlich gefühlt? Hat schon einmal jemand seinen ganzen Besitz verloren? Ist schon einmal jemand alleine geblieben? Wir neigen als Kinder dazu, unseren Eltern und anderen nahe stehenden Personen, die wir lieben, ähnlich zu werden, als würde eine Stimme in uns sagen: »Ich möchte sein wie du.« Das bedeutet nicht nur eine passive Anpassung oder einen automatischen Lernvorgang, sondern kommt auch aus dem aktiven Bemühen des Kindes, seinen Verwandten, vor allem natürlich seinen Eltern, ganz nahe zu sein. Das Kind hat aber die Vorstellung, dass es nur nahe sein kann, wenn es das Verhalten und das Schicksal der Eltern nachahmt und teilt. Ein Kind lernt an den Eltern und will sein dürfen wie die Eltern. Das gibt im Sicherheit und Nähe, auch wenn es ihm vielleicht schadet. Diese Art von Nähe und dieses Gefühl der Zugehörigkeit über die Nachahmung der wichtigsten Bezugspersonen wirken für das Kind prägend.

Manchmal beklagt eine Mutter zum Beispiel das ständig trotzige Verhalten ihrer Tochter. Auf die Frage, wie denn das bei ihr in dem Alter gewesen sei, sagt sie dann vielleicht lachend: »Ja, ich war genau so.« Oder ein Vater leidet unter den schlechten Schulleistungen seines Sohnes und daran, dass er sich immer absondere, und muss dann sehen, dass sein Sohn sich genau so verhält wie er in diesem Alter. So hat ein Junge eine Zeit lang immer die Kleider seiner Mutter angezogen. Der Vater sagte, darauf angesprochen: »Ja, das stimmt, ich habe es als Kind auch gemacht.« Seine Mutter war gestorben, als er drei Jahre alt war, und zwischen fünf und acht Jahren hat er heimlich immer die Kleider seiner Stiefmutter angezogen. (Hier zeigt sich auch der tiefere Zusammenhang mit der vergessenen leiblichen Mutter des Vaters.) Es entlastet ein Kind, wenn es weiß, dass ein Elternteil als Kind ähnliche Schwierigkeiten hatte, vor allem wenn es weiß, dass es für Vater oder Mutter im späteren Verlauf gut weitergegangen ist.

Die Nachfolge

In Aufstellungen kann man häufig folgendes Phänomen beobachten: Dreht man eine aufgestellte Person als Zeichen für ihren Tod mit dem Rücken zum System und führt sie einige Schritte weg oder bittet man eine Person, sich als Zeichen für ihren Tod auf den Boden zu legen (sofern sie das nicht schon von sich aus gemacht hat), dann folgt ihr häufig eine andere aufgestellte Person nach, tritt hinter oder neben sie oder legt sich daneben, manchmal ohne jede Regung, manchmal mit Tränen in den Augen oder auch freudig strahlend. Es zeigt sich, dass wir dazu neigen, anderen in den Tod zu folgen, vor allem Kinder ihren Eltern und vor allem dann, wenn diese früh sterben. Was wir von alten Menschen kennen und was uns bei ihnen eher natürlich vorkommt, dass nach dem Tod des einen Partners der andere sagt: »Jetzt will ich auch sterben« oder »Ich will zu meinem Mann (meiner Frau)«, das wirkt mehr oder weniger bewusst in vielen Menschen, wenn eine geliebte oder eng verbundene Person früher stirbt, als wir es als gemäß empfinden.

Wenn Mutter oder Vater (manchmal auch andere nahe Personen) früh sterben, dann ist es so, als würde in der Seele des Kindes etwas sagen: »Liebe Mama (lieber Papa), ich will zu dir.« Das Kind weiß instinktiv, dass die Mutter oder der Vater nicht mehr ins Leben zurückkommt. Aber selbst zu sterben, das ist möglich. Will das Kind also die Nähe zur gestorbenen Person nicht aufgeben, sagt eine Stimme in ihm: »Liebe Mama (lieber Papa , ich folge dir nach, dann bin ich nicht allein, und du bist nicht allein. Ich will auch sterben.« Manchmal stirbt dann das Kind oder wird schwer krank, oder es spricht vielleicht ganz offen von seiner Todessehnsucht. Vielleicht will es sich später umbringen, vielleicht wird es im Erwachsenenalter durch eine todbringende Krankheit oder einen Unfall »erlöst«, vielleicht wird es ganz normal alt mit seiner Todessehnsucht. Aber die Menschen, die einem so erwachsen gewordenen Kind im späteren Leben nahe sind, spüren dessen Todessehnsucht, sind verunsichert und bekommen Angst.

Eine Frau mittleren Alters stellte ihre Herkunftsfamilie auf. Dabei wurde über die Stellvertreter deutlich, wie sehr es die Frau zu ihrem Vater in den Tod zog, der an einer plötzlichen schweren Krankheit gestorben war, kurz nach ihrem dritten Geburtstag. Nach einer in der Aufstellung nachgeholten liebevollen und lösenden Begegnung mit dem sterbenden Vater wirkte die Frau sehr gelöst und heiter. Sie erzählte anschließend: »Vor einigen Monaten hatte ich einen schweren Verkehrsunfall. Auf der

Autobahn ist ein anderes Auto mit hoher Geschwindigkeit von hinten kommend auf mein Auto aufgefahren. Gott sei Dank ist der Unfall für alle Beteiligten glimpflich abgelaufen. Als es mich aber mit meinem Auto schleuderte, kam in mir ganz laut das Wort hoch: ›Endlich!‘«

Eine andere Frau, die laut ihrer Aussage unheilbar an Krebs erkrankt war, zog es in der Aufstellung über ihre Stellvertreterin sichtbar hin zu ihrem Vater in den Tod. Er war als junger Mann bei der SS gewesen und hatte nach dem Krieg sehr unter dem gelitten, was er als Angehöriger der Totenkopfdivision an Verbrechen mit anschauen und selbst tun musste. Als die Frau im jugendlichen Alter war, nahm er sich das Leben. Auch hier versuchte der Therapeut, eine lebensstärkende Lösung vom Vater und seinen Opfern ausgehend zu finden, was über die Stellvertreterin zu gelingen schien. Als aber die Frau selbst in die Aufstellung auf den »lösenden« Platz neben ihrem Mann und den Kindern gestellt wurde, sah sie flehentlich zum Therapeuten und sagte: »Bitte, bitte, lass mich zu meinem Vater.« Auf ein Nicken des Therapeuten hin legte sie sich weinend und lachend neben den Stellvertreter ihres Vaters auf den Boden und umarmte ihn innig, bis sie ganz entspannt zur Ruhe kam. Anschließend stellte sie viele konkrete Fragen, wie man sinnvollerweise das Erbe und andere familiäre Dinge regle, und man spürte, dass sie sich auf ihren Tod vorbereitete.

Die Stellvertretung

Spüren Kinder in einer Familie, dass es ihnen liebe und nahe Personen in den Tod oder ein schweres Schicksal zieht, kommt eine weitere Bewegung in der Seele zum Tragen: »Liebe Mama (lieber Papa), ich tu es für dich, ich trage es für dich, ich sterbe für dich.« Es ist immer wieder erstaunlich zu sehen, wie stark in der Seele die Kraft wirkt, mit der wir versuchen, anderen ihr Schicksal dadurch abzunehmen, dass wir es auf uns nehmen. Als könnten wir damit andere von dem Sog ins Schlimme befreien. Wie stark diese Tendenz in unserer Seele wirkt, zeigt sich bis in die Religionen hinein, wenn es heißt: »Einer trage des anderen Last«, oder wenn religiöse Bilder und Mythen nahe legen, man könne mit dem eigenen Tod anderen das (ewige) Leben geben. Sich für andere zu opfern, ist eine gewaltige Triebkraft in der Seele. Wir können das auf vielfältige Weise um uns herum, nicht nur in den Aufstellungen beobachten.

In der Aufstellung der Herkunftsfamilie eines an Krebs erkrankten Mannes zeigte sich, wie sehr es seine Mutter zu ihrer früh verstorbenen Mutter zog. Sie war häufig depressiv gewesen und hatte sich während seiner Kindheit immer wieder vertrauensvoll an ihn gewandt mit der

Aussage, dass sie am liebsten sterben wolle. Als der Stellvertreter des Mannes anstelle der Mutter zur verstorbenen Großmutter gestellt wurde, sagte die Mutter: »Jetzt kann ich in meiner Familie bleiben« und stellte sich neben ihren Mann. Als der kranke Klient dieses Geschehen in der Runde sitzend verfolgte, sagte er spontan: »Aber wieso, wenn eine Mutter drei Kinder hat, ist es doch besser, ein Kind stirbt, als dass die Mutter stirbt.«

Eine Frau, die an Multipler Sklerose erkrankt war, zog es mit Macht zu dem verstorbenen Bruder ihres Vaters. Dieser Onkel war nach dem Krieg als fünfjähriges Kind beim gemeinsamen Spiel mit dem Vater durch die Explosion einer gefundenen Handgranate ums Leben gekommen. Die Großmutter – der Großvater war noch in Gefangenschaft – hatte damals den Vater der Frau als den älteren Bruder für den Tod ihres geliebten jüngeren Kindes verantwortlich gemacht und zu ihm in ihrem ohnmächtigen Schmerz wütend einmal gesagt: »Wenn es wenigstens dich erwischt hätte und nicht meinen lieben, kleinen Paul!« Nachdem die Klientin vor den Bruder ihres Vaters, ihren Onkel, gestellt wurde, ließ der Therapeut sie den Satz sagen: »Lieber, kleiner Onkel, ich komme zu dir, damit Papa leben kann.« Sie sagte diesen Satz mit großer Liebe und strahlend. Sie wurde etwa zehnmal gebeten, diesen Satz zu wiederholen, und immer wieder sagte sie diesen Satz mit großer Innigkeit, bis sie erschrak und erst merkte, was sie da eigentlich tat. Als sie gebeten wurde zu sagen: »Lieber Onkel, sei bitte freundlich, wenn ich lebe, auch wenn Papa vor seiner Zeit zu dir in den Tod kommt«, sagte sie diesen Satz nur ganz leise und ohne Kraft. Zurückgestellt in die Reihe ihrer Geschwister, zog es ihren Vater mit Macht zu seinem Bruder. Da kamen ihr die Tränen, sie konnte nicht mehr stehen, setzte sich auf den Boden und vergrub ihr Gesicht in ihren Händen. Daraufhin nahm der Vater sie in den Arm und sagte: »Ich will nicht, dass es dir schlecht geht.«

Eine andere Frau war in ihrer Jugend von ihrem älteren Bruder in die Psychiatrie gesteckt und dort als psychotisch diagnostiziert worden. Sie erholte sich, doch ihr Leben blieb schwer, Beziehungen klappten nicht, und beruflich, obwohl sie zunächst Erfolg hatte, lief sehr vieles schief. Man spürte, dass diese Frau an der Kippe seelischer Erkrankung lebte. In der Aufstellung reagierte eigentlich der Vater »verrückt«. Er hatte auf der Flucht mit sechzehn Jahren einen Mann erschossen, der seine Mutter vergewaltigen wollte. In der Aufstellung seinem Opfer und seiner Mutter gegenübergestellt, drehte er fast durch, und es war schwer, ihn in eine Bewegung zu führen, die das schlimme Ereignis für ihn zu einem friedlichen Ende brachte. Als es schließlich »gelang«, stellte sich die Stellvertreterin der Frau, die es wie eine Klette zu ihrem Vater gezogen hatte, sehr erlöst zu ihren Geschwistern. Aber da sagte plötzlich die Stellvertreterin einer jüngeren Schwester: »Jetzt werde ich verrückt!« Als die Klientin, die das Geschehen noch von außen verfolgte, das hörte, schrie sie fast: »Nein, dann werde lieber ich wieder verrückt!«

Das Helfen, Gutmachen und Erfüllen

Kinder können selbst erlittene Not häufig erstaunlich gut bewältigen. Es ist immer wieder beeindruckend zu erleben, was Klienten in ihrer Kindheit alles verkraften mussten und auch verkraftet haben. Was Kindern aber ganz schwer fällt, ist mit der Not derer umzugehen, die sie lieben. Wenn ein Kind etwa drei Jahre alt wird, beginnt es, auf alle Personen zu schauen, die zu seiner Familie gehören. »Wer ist das?« Nicht nur alle zugehörigen Personen der Familie kommen bewusst in den Blick, sondern auch die Not, die sie erleiden. Nun kommt in der Seele des Kindes etwas zum Tragen, was über die Transaktionsanalyse hinaus als das »Lebensskript« (Eric Berne) bekannt geworden ist. Dieses Lebensskript wirkt so, als würde eine Stimme im Kind sagen: »Liebe Mama (lieber Papa, liebe große Schwester, liebe Oma ...), sei nicht traurig, ich helfe dir aus deiner Not. Jetzt bin ich zwar noch zu klein. Aber warte nur, bis ich groß bin, dann helfe ich dir.« So »entwirft« das Kind eine Rolle für sein Leben, einen Plan, mit dessen Hilfe es die geliebte Person aus der Not befreien will. Für das Kind ist diese Entscheidung äußerst entlastend, für den Erwachsenen, der von diesem heimlichen inneren Plan geprägt bleibt, wird dieses Muster zur einschränkenden Illusion. Bei vielen Lebensentwürfen haben wir es mit dieser seelischen Dynamik zu tun. Manche Menschen erinnern sich beispielsweise, dass sie schon als Kind gesagt haben: »Ich heirate einmal nie« oder »Ich gehe einmal ins Ausland«.

Der Geiger Menuhin erzählte in einem Interview, wie sehr es ihn als kleines Kind geschmerzt hatte, als seine Mutter mit ihm an der Hand in New York auf Wohnungssuche gegangen war und ihnen als arme Juden immer wieder die Türe vor der Nase zugeschlagen wurde. Er erinnerte sich daran, dass er sich angesichts der Verzweiflung seiner Mutter entschloss, etwas so Berühmtes zu tun, dass nie mehr jemand vor seiner Familie die Türe verschließen würde.

Ein Kinderarzt, Besitzer und Chef einer Kinderklinik, kam voller Hektik in eine Gruppe. Er arbeitete fast Tag und Nacht, war sehr erfolgreich, aber seine Kinder und seine Frau hatten sich von ihm abgewandt, und seine Gesundheit drohte den Stress nicht mehr auszuhalten.

Während einer Phantasiereise kam ihm die Erinnerung hoch, wie er als fünfjähriger Junge die Beine seiner Mutter umklammert und geschrien hatte: »Mama, Mama, ich mach es wieder gut!« Er hatte beim gemeinsamen Spiel seinen ein Jahr jüngeren Bruder versehentlich gestoßen, so dass der von einer Brücke in den Tod stürzte.

Die seelische Dynamik: »Ich helfe dir aus deiner Not«, geboren aus dem kindlichen Mitgefühl und der oft unerträglichen kindlichen Ohnmacht im Blick auf die Ereignisse in der Familie, ist eine mächtige Antriebskraft in unserem Leben, aus der heraus wir viel leisten und erreichen können, wenn sie im Laufe der Zeit das Illusionäre verliert. Wir scheitern aber damit, wenn sich unser Bestreben nicht von der früheren, meist schon überstandenen oder vergangenen Not der anderen lösen kann.

Wir finden die Familienthemen, um die es im »geheimen Lebensplan« geht, in den Märchen, in literarischen Geschichten, in Filmen, Theaterstücken, Opern usw., die uns im Verlauf unseres Lebens sehr berühren. In Aufstellungen können wir die Dynamik sehen, wenn sich Kinder voller Kraft und Größe liebevoll über ihre Eltern oder andere Personen stellen, sie in den Arm nehmen, sie trösten, als wären sie groß und »allmächtig« (s. Schneider u. Gross 2000).

Ähnlich ist die Dynamik, wenn wir angesichts des frühen Todes eines geliebten Menschen innerlich zu ihm sagen: »Ich führe dein Leben zu einem guten Ende; ich lebe für dich mit!« Wir arbeiten manchmal »für zwei«, wir führen manchmal ein »Doppelleben«, wir ergreifen aus uns selbst unerfindlichen Gründen manchmal mehrere Berufe, ohne zu wissen, dass es die Berufe aus der Familie Ausgeklammerter sind. Es ist nicht nur schwer, in Familien den Verlust von geliebten Personen zu ertragen. Wir können es auch kaum ertragen, dass ein Leben sich durch den frühen Tod oder ein anderes schweres Schicksal, zum Beispiel eine Behinderung, nicht mehr wie gewünscht verwirklichen kann. So springen wir mit der Liebe und Anstrengung unserer Kinderseele in die Bresche und füllen mit unserem Engagement zusätzlich zum eigenen Leben noch ein anderes abgebrochenes Leben aus, als könnten wir es auf diese Weise vollenden.

Das Erschrecken und das Grauen

Täglich werden wir über die Medien mit den Schrecknissen und dem Grauenhaften des Lebens konfrontiert. Obwohl uns das Leiden in der sinnlichen Wahrnehmung eigenartig fasziniert, bleibt es uns gewöhnlich doch fern, es sei denn, wir sind unmittelbar Zeugen eines schrecklichen Geschehens.

Was passiert aber, wenn sich die schlimmen Dinge auf sinnlich wahrnehmbare Weise in unserer Familie ereignen? Ein Kind, das nach dem Krieg spielend über eine Wiese läuft, auf eine Mine tritt, und dem das Bein abgerissen wird, erlebt ein schlimmes persönliches Trauma. Sein Körper wird mit allen Mitteln einen Weg für die Bewältigung des Schmerzes und für das Überleben bereitstellen, und wenn das Kind zusätzlich die nötige Hilfe erhält, wird es seinen Weg mit dem einen gesunden Bein weitergehen, so wie es ihm möglich ist. Was aber passiert, wenn das Kind hinter seiner Mutter hergeht und die Mutter tritt auf die Mine, und ihr wird das Bein abgerissen? Was geschieht jetzt mit dem Kind? Wie kann es mit dem Anblick der schreienden Mutter, des Blutes und des abgerissenen Beines, seinem Erschrecken, seinem Mitleiden und seiner Ohnmacht umgehen?

Die schrecklichen Eindrücke werden es über die Situation hinaus verfolgen, und es wird enorm viel Energie aufbringen müssen, die Bilder und Geräusche wegzudrücken. Um aber die in der Erinnerung weiter wirkenden und die Seele überfordernden schrecklichen Eindrücke loszuwerden, müssen wir häufig auch die Liebe zu der verunglückten oder grausam umgekommenen Person verdrängen. Denn mit der Liebe kommen die schrecklichen Bilder und der Schmerz wieder hoch. Deshalb werden bei den Angehörigen die Familienmitglieder, die schreckliche Unfälle hatten oder auf schlimme Weise sterben mussten, häufig zwar nicht mit ihrer Existenz, aber aus der Erinnerung und dem Fluss der Liebe ausgeklammert, und zwar über Generationen hinweg. Wenn von ihnen berichtet wird, geschieht es oft nur auf eine kalte und unbeteiligte Art. Nicht selten bekommen dann Spätergeborene seelische oder körperliche Symptome, die überraschend genau auf die verunglückte Person verweisen. Jedenfalls ist das eine immer wiederkehrende Erfahrung in den Aufstellungen.

> Eine Frau hatte große Probleme mit ihrer fünfjährigen Tochter. Wenn dem kleinen Mädchen etwas gegen seinen Willen ging, warf es sich auf den Boden. Es schrie und strampelte wie wild und war nicht zu bändigen. Die Mutter wusste sich oft nur dadurch zu helfen, dass sie auch schrie und das Kind ohrfeigte, um es zur Besinnung zu bringen. Aber sie litt sehr unter diesen Kämpfen mit dem Kind. In der Aufstellung wurden die Stellvertreterinnen für sie und ihre Tochter sich gegenüber aufgestellt. Die Mutter wirkte völlig kalt und unbeteiligt. Der Stellver-

treterin der Tochter weiteten sich die Augen. Sie begann zu schwanken, ging zu Boden und fing wie wild zu strampeln an. Sie schrie, robbte über den Boden, die Hände an den Ohren und verkroch sich unter einem Stuhl. Man musste sie aus der Rolle nehmen und ihr helfen, sich zu beruhigen, so stark war sie in dem Geschehen gefangen.

Als die Mutter gefragt wurde, an was sie diese schreckliche Szene erinnere, erzählte sie von ihrem Vater. Er gehörte im Krieg zu einem Kommando, das vor den nachrückenden russischen Soldaten Minen legen musste. Er habe immer Angst gehabt, dass ihm dabei etwas passieren könnte. Und tatsächlich trat er versehentlich auf eine schon gelegte Mine, und beide Beine wurden ihm abgerissen. Mit Hilfe von Prothesen konnte er später wieder gehen, heiratete, bekam sechs Kinder und konnte alle mit seinem Beruf gut versorgen.

Die Frau war die Jüngste der Kinder und Vaters Liebling gewesen. Aber sie erinnerte sich noch, dass etwa mit sechs Jahren ihre Liebe zum Vater plötzlich wie weggeblasen war. Der Vater hatte ihr zum ersten Mal seine Prothesen genau gezeigt und ihr erklärt, was passiert war. In der Pubertät hatte sie sehr viel Streit mit ihrem Vater. In ihrem späteren Leben machte sie alles anders, als der Vater es für sie wollte, und als er starb, war sie im Ausland und konnte sich nicht mehr mit ihm aussprechen.

Jetzt hatte sie diese Probleme mit ihrer Tochter, und die Stellvertreterin des Kindes zeigte in der Aufstellung ein Verhalten, das an den Unfall ihres Vaters erinnerte (zufällig hatte die Frau, ohne es zu wissen, eine Stellvertreterin gewählt, die bei einem Autounfall ein Bein verloren hatte und unter ihrem langen weiten Rock eine Beinprothese trug). Was ging hier vor? Wir wissen es nicht genau. Es scheint so, dass der Frau als kleines Kind die Versehrtheit ihres Vaters plötzlich voll ins Bewusstsein kam (unterstützt von der Art und Weise seiner Erzählungen) und dies zu schrecklichen Phantasien von dem Kriegsereignis führte. Das Kind wurde vermutlich nur damit fertig, indem es sich von der Liebe zu ihrem Vater abschnitt. Und nun führte die Tochter mit ihrem Verhalten die Frau wieder an das Schicksal ihres Vaters heran und konfrontierte sie wieder mit ihrer kindlichen Ohnmacht.

Die Frau wurde später, in der Aufstellung ihrem Vater gegenübergestellt, und in einem Dialog, der rückwirkend das Erschrecken des kleinen Mädchens auf dem Schoß des Vaters milderte und in dem sie als Erwachsene bezüglich ihrer späteren Entscheidungen mit ihrem Vater wieder ins Reine kam, nahm sie jetzt liebevoll und erleichtert von ihm Abschied.

Erschwert wird die Erinnerung an auf schreckliche Weise umgekommene Familienangehörige oft dadurch, dass sie mit einem Vorwurf an den Toten verbunden ist. Wir neigen dazu, denen, die wir eigentlich lieben, für ihr Unglück Vorwürfe zu machen. Wir halten die Ohnmacht nicht aus, und der Vorwurf suggeriert, dass, wenn der Verunglückte aufgepasst hätte, das Schlimme nicht passiert wäre. Außerdem haben Unglücksfälle häufig auch für die Angehörigen schwere Folgen.

> In einer Supervisionsgruppe wollte eine Therapeutin an einem persönlichen Problem arbeiten. Ihr linkes Bein war in Gips, und sie sagte, sie habe nun zum dritten Mal innerhalb kurzer Zeit mit dem linken Bein einen Unfall und sie könne ihrer therapeutischen Arbeit nicht mehr weiter nachgehen, wenn sie nicht wisse, was das zu bedeuten hat. Der Therapeut wollte zuerst gar nicht auf dieses Anliegen eingehen, bis er spürte, wie ernst es der Frau war. Zwei Personen wurden aufgestellt: die Frau und das verletzte Bein. Die Frau wollte von dem Bein weg, aber das Bein hing sich an sie, liebevoll, aber hartnäckig. Die Eltern der Frau wurden dazugestellt. Da ging das Bein zur Mutter der Frau und hängte sich an sie. Auch diese wollte davor fliehen, aber das Bein blieb ihr auf den Fersen. Nun wurden die Eltern der Mutter dazugeholt. Da ging das Bein zum Großvater, der es liebevoll in den Arm nahm. Daraufhin gingen die Frau und ihre Mutter auf den Großvater zu und umarmten ihn unter Tränen. Nur die Großmutter drehte sich weg. Die Therapeutin schaute stumm und mit feuchten Augen auf die sich wortlos vollziehende Szene. Dann sagte sie: »Ja natürlich, jetzt fällt es mir wieder ein. Mein Opa hatte, als meine Mutter drei Jahre alt war, einen schweren Motorradunfall. Sein linkes Bein wurde sehr schwer verletzt, so dass die Ärzte es ihm amputieren wollten. Er hat sich aber geweigert. Das Bein heilte nicht. Der Opa wurde auf Dauer bettlägerig, bekam schließlich Krebs in dem Bein und starb zehn Jahre nach dem Unfall. Meiner Mutter blieb ihr Vater in der Kindheit fern und unheimlich. Nach dem Unfall vom Opa ist die Oma depressiv geworden, und meine Mutter ging, so bald sie konnte, von zu Hause weg.«

Sind Familienangehörige in größere schreckliche Ereignisse eingebunden wie bei Katastrophen oder im Krieg, packt die Überlebenden oft das Grauen. Die Wirklichkeit, die da in die Sinne drängt, ist nicht mehr auszuhalten. Filme, welche die Verfolgung der Juden und die schrecklichen Ereignisse in den Konzentrationslagern zeigen, verwirren oft durch die Unberührtheit der jüdischen Opfer gegenüber dem Leiden der eigenen Leute. Aber wie wäre auch in solch einer Situation persönlichen Überlebenskampfes zusätzlich ein Mitgefühl auszuhalten? Und wer überlebt und davonkommt, kann später meist nicht zurückschauen. Er würde erstarren wie Lots Töchter. Doch auch das Wegsehen um des Überleben willen kann schlimme Folgen haben. Die Traumatisierung engt das Fühlen und Verhalten und den Fluss der Liebe ein. Nicht nur das persönlich Erlittene drängt ins Bewusstsein und verlangt Heilung und wirkliche Beendigung. Auch die auf schreckliche Weise Umgekommenen drängen in die Erinnerung zurück. Die Späteren, so scheint es, müssen die ausgeblendeten »Geister« zurückholen, damit irgendetwas geschieht, was ihnen wieder einen Platz im Herzen der Überlebenden und ihrer Nachkommen gibt und ihnen die Erlösung von ihrem Unheil und den Frieden des Todes endgültig bringt.

Eine Brasilianerin suchte in einer Einzelsitzung eine Lösung für die Probleme mit ihrem Mann und den Kindern. Die Aufstellung mit Figuren zeigte sehr schnell, dass es um viel Tieferes ging. Die aus Europa ausgewanderten jüdischen Eltern waren beide als Jugendliche mit ihren Familien im Konzentrationslager. Beide haben überlebt, haben später geheiratet und sind über Umwege nach Brasilien gelangt. Dort wurden die Kinder geboren. Aus der Familie des Vaters ist niemand im KZ umgekommen. Aus der Familie der Mutter sind ausnahmslos alle im KZ umgebracht worden.

Der Therapeut stellte viele Figuren für die Familienmitglieder der Mutter nebeneinander auf den kleinen Tisch und zwei Figuren für die Frau und ihre Mutter ihnen gegenüber. Auf die Frage des Therapeuten, welche Bewegung wohl ihre Mutter jetzt machen möchte, stellte die Frau die Figur der Mutter zu den Figuren ihrer Familie und bekam Tränen in die Augen. Zum ersten Mal sah sie bewusst auf all die Ermordeten, und zum ersten Mal hatte sie ein tiefes Mitgefühl für ihre Mutter und spürte, dass es ihre Mutter immer schon in den Tod zu ihrer umgebrachten Familie zog. Die Mutter hatte nie über ihre Erlebnisse im KZ oder sonst über ihre Familie auch nur ein Wort gesprochen. Man kann sich vorstellen, dass die Mutter wie abwesend war und kaum liebende Gefühle zu den Kindern zulassen konnte. Der ganze unerhörte Schmerz wäre aufgebrochen. Die Kinder aber waren der Mutter dafür böse.

Als die Frau, selbst Therapeutin, einige Zeit nach der Einzelsitzung ihre Mutter in Israel besuchte, erzählte diese von sich aus ihrer Tochter zum ersten Mal von ihren Erlebnissen im Holocaust. Und die Tochter erfuhr, dass zufällig am gleichen Nachmittag, als sie in der Einzelsitzung auf die ganze im KZ umgekommene Familie der Mutter schaute, diese dem Regisseur Spielberg als Erstem überhaupt von ihren Erlebnissen berichtet hatte. – Es ist seltsam, wie manchmal Geschehnisse zusammentreffen. Als diese Mutter im Sterben lag, begleiteten sie die in der ganzen Welt verstreut wohnenden Kinder gemeinsam in den Tod.

Der gerechte Ausgleich, der Preis und der Gewinn

In der Seele wirkt ein tiefes Bedürfnis nach Ausgleich und Gerechtigkeit. Wir kennen das auf bewusster Ebene in den verschiedensten Formen des ausgleichenden Gebens und Nehmens in Beziehungen, als Schulden und als Schuld und als Tilgung und Wiedergutmachung. Wir erfahren es als Bedürfnis nach Rache und Sühne. Wir spüren Ungleichgewichte und Ungerechtigkeiten über unser Gewissen und wünschen, dass über ausgleichendes und gerechtes Handeln Beziehungen wieder ins Lot kommen möchten. Und wir scheuen ein Gefälle des Glücks und Wohlbefindens in engen Beziehungen. Wenn zum Beispiel ein Partner am Morgen sagt: »Ich habe sehr schlecht geschlafen«, erwidert dann der andere häufig: »Mein Schlaf war auch nicht besonders«, auch wenn er vielleicht gut geschlafen hat.

Universale menschliche Erfahrungen legen nahe, dass wir blind und sehend in schicksalhafte Ausgleichsbewegungen eingespannt sind: Es scheint, als würde es den Zusammenhalt von Gruppen gefährden, wenn der eine ein gutes und der andere ein schlimmes Schicksal hat, als gäbe es eine Art Entropiegesetz der Seele, das Leben und Ordnung hinzieht zu Tod und Zerstörung, oder als gäbe es auch eine Art Ordnung zum Scheitern und zum Tod hin, die an den Ordnungen des Lebens und Gelingens zerrt. Jemanden vom Tod ins Leben zurückzuholen, ist uns unmöglich, aber in den Tod gehen können wir.

Hat jemand mit seinem Leben und Schicksal den Gewinn davon, dass ein anderer mit seinem Leben und Schicksal einen hohen Preis bezahlt hat, will er dies häufig dadurch ausgleichen, dass er den Preis nochmals bezahlt. Diesen Druck verspüren beispielsweise das Kind, dessen Mutter bei seiner Geburt gestorben ist; die zweite Frau, die ihren Mann hat, weil seine erste Frau sich umgebracht hat; die Erben eines großen Besitzes, der durch Unrecht und Ausbeutung anderer zur Familie gekommen ist; der neue Chef, der seinen Posten bekommen hat, weil der Vorgänger gemobbt wurde. Diese Art Ausgleichsbewegungen erstreckt sich oft über Generationen hinweg.

> Bei einem Kurs in Mexiko wollte ein junger Mexikaner eine Aufstellung machen. Er war dem Therapeuten schon aufgefallen, da er oft als Stellvertreter geholt worden war und in jeder Aufstellung immer gleich mit strahlendem Gesicht zu Boden fiel. In der Grunddynamik der Aufstellungen hatte das seine Stimmigkeit. Aber es wirkte viel zu dramatisch. Die Aufstellungen fanden auf einer Bühne statt, so dass die Leute eine kleine Treppe hochgehen mussten. Als nun der junge Mexikaner die

Treppe hochsprang, stolperte er und fiel der Länge nach hin. Aber er strahlte über das ganze Gesicht, stand auf und setzte sich neben den Therapeuten. Der schaute ihn an und sagte: »Du bist ja ein Kamikaze!« Da zuckte der junge Mann etwas zusammen. »Und du lebst gefährlich!« Er schüttelte den Kopf und meinte: »Nein, überhaupt nicht.« Aber seine Freundin schaltete sich vom Publikum her ein und rief: »Natürlich lebst du gefährlich. Du rast so mit dem Auto, dass ich mich schon ein paar Mal geweigert habe mitzufahren.« Auf Nachfragen hin wurde deutlich, dass der junge Mann Gleitschirmflieger ist und schon zweimal abgestürzt war, ohne jedoch größeren Schaden zu nehmen. Der Therapeut schaute den Mann an und sagte zu ihm: »Und außerdem schaust du aus wie ein Japaner, nicht wie ein Mexikaner.«

Da erzählte der junge Mann folgende Geschichte: Sein Großvater war Japaner. Als er während des Krieges sechzehn Jahre alt war, meldete er sich freiwillig zu den Kamikazefliegern, also den Selbstmordkommandos, die als Piloten mit den Maschinen ins Ziel flogen, um es punktgenau mit ihrer Sprengladung zu treffen. Als der Urgroßvater das mitbekommen hatte, nahm er seinen Sohn und verfrachtete ihn kurzerhand nach Mexiko, um ihn in Sicherheit zu bringen. Dort heiratete der Großvater dann später eine Japanerin, und die Mutter des jungen Mannes wurde geboren. Ob diese Frau auch einen Japaner geheiratet hat oder einen Mexikaner, kam nicht zur Sprache. Der junge Mann jedenfalls sah aus wie ein Japaner.

Der Therapeut bat einen Stellvertreter für einen der Kamikazeflieger, die ihr Leben für ihr Land geopfert hatten, sich auf den Boden zu legen und stellte jeweils einen Stellvertreter für den Urgroßvater, den Großvater und dessen Enkel vor ihn. Dann ereignete sich folgende Bewegung: Der Kamikazeflieger bebte vor Wut. Es warf ihn buchstäblich auf den Boden. Der Großvater drehte sich um und ging einige Schritte weg. Der Urgroßvater bemühte sich um den Kamikazeflieger. Aber das steigerte nur dessen Wut, so dass er sich hilflos umsah und dann einige Schritte zurücktrat. Der Stellvertreter des jungen Mexikaners aber lachte über das ganze Gesicht und legte sich neben den Flieger. Das zeigte die seelische Dynamik. Es wirkte so, als könnte der junge Mexikaner sein Leben durch die Rettung des Großvaters auf Kosten des Landes und durch »Verrat« an den anderen Fliegern nur annehmen, wenn er selbst auch zu Tode kommt (womöglich mit dem Gleitschirm).

Der Therapeut fragte den jungen Mann, ob er schon einmal in Japan war. »Noch nie«, antwortete dieser. Darauf sagte der Therapeut: »Am besten, du fliegst einmal in das Land deiner Vorfahren. Da gibt es sicher irgendein Denkmal für diese Kamikazeflieger. Lege dort einen Blumenstrauß nieder und sag zu ihnen innerlich, dass du ihr Opfer achten und dass du angesichts ihres Opfers dein Leben besonders wertschätzen wirst. Und vielleicht tust du irgendetwas kleines Gutes für

Japan.« In der Aufstellung hatte der Kamikazeflieger erst im Arm von »Japan« und nach einer Verneigung der drei Männer vor »Japan« und ihm stellvertretend für all die anderen Flieger etwas Ruhe gefunden. Da wurde der junge Mann sehr ernst, und bedächtig ging er zurück auf seinen Platz.

In der Einleitung habe ich kurz das bewegende Beispiel des Brasilianers erwähnt, dessen indianische Mutter von seinem Vater weggeschickt wurde, als der Junge zwei Jahre alt war. In der Aufstellung hatte sich auf äußerst berührende Weise der tiefe Schmerz dieser Mutter um das verlorene Kind gezeigt, das sie nie mehr sehen durfte. Sie starb, als der Junge ungefähr acht Jahre alt war.

Der Brasilianer war mit seiner Frau zur Gruppe gekommen, weil die Folgen schwerer beruflicher Einbrüche des Mannes die Beziehung sehr belasteten. Der Brasilianer hatte von seinem Vater, einem erfolgreichen Unternehmer, eine seiner beiden Firmen übertragen bekommen. Der Sohn führte sie erfolgreich weiter, aber eines Tages brannte die Firma aufgrund eines Kurzschlusses ab. Die Firma war nicht genügend versichert, so dass die Existenz des Mannes ruiniert war. Da übertrug ihm sein Vater die andere Firma und setzte sich zur Ruhe. Auch diese Firma führte der Sohn erfolgreich weiter. Aber als würde ein Fluch auf ihm lasten, brannte auch diese Firma ab, ohne dass die Ursache festgestellt werden konnte. So ging zum zweiten Mal die Existenz des Mannes zugrunde. Das restliche Erbe seines inzwischen verstorbenen Vaters war in diese zweite Firma geflossen. Jetzt führte der Mann mit großer Mühe und der Unterstützung seiner Frau ein kleines Geschäft, das ihnen und ihren Kindern nur das Nötigste zum Leben einbrachte.

In der Aufstellung, die mit ihm und seiner Frau begann und in die dann sein Vater und seine Mutter mit hinzugenommen wurden, stellte der Therapeut auch jeweils einen Stellvertreter für die beiden Firmen auf. In die vorher durch die Reaktion der Mutter tief berührende, aber sonst sehr starre Aufstellung kam durch das Dazustellen der Firmen eine überraschende Bewegung. Der Stellvertreter für die erste abgebrannte Firma legte sich spontan zur Mutter des Mannes und kuschelte sich an sie wie ein kleines Kind.

Auf die Frage des Therapeuten, ob es beim Vater eine frühere Bindung gegeben habe, erwähnte der Mann, dass sein Vater eine erste Familie mit zwei Söhnen hatte. Was da geschehen sei, wisse er nicht. Seine Brüder kenne er nicht, und er habe nie mit ihnen Kontakt gehabt. Die erste Frau des Vaters und die zwei Brüder wurden dazugestellt. Da ging der Stellvertreter der zweiten Firma spontan auf die erste Familie des Vaters zu, stellte sich hinter sie und legte die Arme um diese drei Personen.

Seltsam und unheimlich wirken solche Vorgänge. Es ist, als würden Zufall und systemische Notwendigkeit zusammenspielen, um etwas zu einem Ausgleich zu bringen, unabhängig von den realen Folgen für die beteiligten Personen. Der Vater des Brasilianers hatte zweimal Unrecht getan. Er hatte die Mutter seines Sohnes verstoßen und den Kontakt von Mutter und Kind verhindert. Und er hat die Söhne aus der ersten Ehe ausgeklammert und sie enterbt. Sein jüngster Sohn, sein Lieblingskind, bekam alles, was der Vater aufgebaut hatte. Aber es blieb ihm nicht. Der Preis für seine Mutter und für seine Brüder war zu groß. So verflüchtigte sich der »Gewinn«, die beiden Firmen, im Abbrennen wieder, und der Mann wurde denen gleich, die vorher verloren hatten. Als der Brasilianer zu seiner Mutter geführt und wie ein kleines Kind in ihre Arme gelegt wurde, kamen der so lange angestaute Schmerz und die angestaute Liebe zur Mutter ins Fließen. Seine Tränen flossen beinahe unaufhörlich, während die Mutter strahlte und ihr Kind tröstete. Die Frau des Mannes weinte mit, aber mit offenen Augen und voller Liebe zu ihrem Mann und seiner Mutter. Auch seinen Brüdern wurde der Mann zum Schluss der Aufstellung gegenübergestellt, und die nahmen ihren kleinen Bruder voller Mitgefühl in die Arme. Beide Firmen aber zogen sich an den Rand der Aufstellung zurück. Auch der Vater hatte feuchte Augen bekommen. Sein vorher erhobener Kopf neigte sich. Er ging auf seinen Sohn zu, nahm ihn in den Arm und stellte sich dann zu seinen beiden Firmen.

Kommt also jemand in eine Beratung oder in eine Gruppe mit einem Anliegen, das zeigt, dass auf unerklärliche und nicht einfühlbare Weise etwas im Leben verloren geht oder nicht gelingt oder immer wieder scheitert, ist es sinnvoll, im Familiensystem nach Personen zu suchen, die mit ihrem Schicksal einen hohen Preis bezahlt haben, so dass im Blick darauf andere ihr Leben und ihr Glück nur schwer annehmen können.

Da ist die Verlobte des Vaters, die sich umbringt, nachdem der Vater sich von ihr getrennt hat. Wie geht es seiner späteren Frau und den Kindern aus dieser Ehe? Unabhängig davon, ob sie vom Selbstmord der Verlobten wissen und was der eigentliche Hintergrund für den Selbstmord ist, verdanken sie die Ehe beziehungsweise ihr Leben der Trennung des Vaters von dieser Frau. Hat die Trennung für niemand schmerzliche Folgen, hat auch das »Verdanken« der Späteren kein so großes Gewicht. Aber was ist, wenn die Folgen der Trennung so gravierend sind? Unabhängig von Ursache und Wirkung verknüpft die Seele die Schicksale auf eine Weise, dass der Selbstmord der Verlobten als »Preis« den »Gewinn« der späteren Familie schwer belastet. Um dem Druck des Ungleichgewichts zwischen Preis und Gewinn auszuweichen, suchen spätere Familienangehörige nach einem Ausgleich. Die Verlobte kann aber nicht ins Leben zurückgebracht werden. Durch eigenen Verlust den Gewinn zu schmälern oder wieder wegzugeben, das geht jedoch. So lässt vielleicht die Ehefrau im Blick auf die Verlobte die Beziehung zu ihrem Mann scheitern und trennt sich wieder. Oder eine Tochter sucht sich später Männer, die sie verlassen, und bleibt schließlich alleine, oder sie fühlt auch einen starken Drang, sich umzubringen. Vielleicht tut sie es auch. Niemand wird dann vermutlich an einen Zusammenhang mit der Verlobten des Vaters denken. Denn diese Ausgleichsbewegungen zum Schlimmen laufen weitgehend unbewusst und »unpersönlich« ab.

Ein deutscher Mann war in eine Gruppe gekommen. Als Künstler lebte er in Italien ganz abgeschieden in einer kleinen Hütte im Wald. Er konnte sich nur durch ein wenig Sozialhilfe über Wasser halten. Er wirkte gehetzt und schaute gezeichnet aus wie jemand auf der Flucht. Sein Vater hatte ihm vor seinem Tod erzählt, dass ihm am Ende des Krieges in Italien in der gleichen italienischen Provinz, in der jetzt der Sohn lebte, von seinem Vorgesetzten befohlen worden war, Deserteure zu verfolgen und sofort zu erschießen. In einer Drei-Personen-Aufstellung von Vater, Sohn und Deserteur versuchte der Deserteur verzweifelt, sich vor dem Vater zu verstecken. Doch es half nichts. Der Sohn aber legte sich dann zum tiefen Entsetzen des Vaters neben den Deserteur. Wie der Deserteur »versteckte« sich der Sohn in der Realität in seiner italienischen Waldhütte. Seine Kunst blieb erfolglos und brotlos. Bis in sein Äußeres hinein machte sich der Mann einem Deserteur auf der Flucht gleich.

Ein anderer Mann kränkelte dauernd, konnte nie eine wirkliche Beziehung zu einer Frau eingehen, übte nie einen Beruf aus und wollte sich schon mehrmals das Leben nehmen. Erst kurz vor einem Aufstellungskurs hatte er durch Recherchen in seiner Familie erfahren, dass er eigentlich Jude war. Die Eltern seiner Mutter waren Juden, verstanden es aber so geschickt, die Ahnenpässe zu fälschen, dass sie überlebten. Auch nach überstandener Gefahr blieb in der Familie das Jüdische versteckt. Aber es half nichts. Der Mann fühlte sich auf für ihn unerklärliche Weise immer zum Judentum hingezogen, und in der Aufstellung konnte er schmerzhaft und zugleich befreiend erleben, wie sehr er mit den umgebrachten Juden verbunden war.

Die Seele schaut auf einer bestimmten Ebene blind und unpersönlich auf die ausgleichende Gerechtigkeit. Besonders deutlich wird das, wenn es um Opfer- und Täterschicksale geht. Ich habe schon angedeutet, dass sowohl in den Familien der Opfer als auch in den Familien der Täter sowohl die Opfer als auch die Täter von Späteren – meist erst in der Enkel- und Urenkelgeneration – vertreten werden. Wenn es um Leben und Tod, den Platz zum Leben und die materiellen Grundlagen geht, werden Opfer und Täter im Unrechtsgeschehen miteinander verbunden, ob sie das wollen und sehen können oder nicht. Diese Verbindung geschieht durch die Ereignisse selbst und unabhängig von persönlicher Schuld oder Verantwortung. Wird diese Verbindung nicht anerkannt – und den betroffenen Opfern und Tätern und ihren unmittelbaren Nachkommen fällt das natürlich schwer –, zwingt das kollektive Unbewusste spätere Familienmitglieder, die abgespaltenen und aus der bewussten Erinnerung verdrängten Opfer oder Täter zu vertreten und ihr Schicksal auf irgendeine Weise nochmals mit dem eigenen Leben aufzugreifen, als wäre dies der einzige Weg, dass es wieder zu einer der Verbundenheit zustimmenden Versöhnung zwischen den jeweiligen Opfern und Tätern kommt.

Eigenartig ist, dass in den Aufstellungen die Ausgleichsbewegung zwischen den Opfern und ihren unmittelbaren Tätern am stärksten ist. So genannte Schreibtischtäter oder auch Politiker, die im Hintergrund arbeiten und die nicht unmittelbar in körperlichem Kontakt mit den Opfern stehen, haben in den Familiensystemen häufig nicht die gleiche Wirkung auf die Opfer wie die Täter, die, oft auf Befehl, unmittelbar und in einem sinnlich grausam erfahrenen Geschehen ihre Opfer verletzen, schädigen, entwürdigen und zu Tode bringen. Die direkte mörderische, hassende oder auch kaltblütige Energie scheint die größte seelische Wirkung auf individuelle und familiäre Ausgleichsbewegungen zu haben, unabhängig vom politischen und gesellschaftlichen Kontext und »objektiv« gesehen gerechten und ungerechten politischen Hintergründen.

Auch bei Verkehrsunfällen sind der Tod und die schlimmen Unfallfolgen das Entscheidende. Sie binden bereits die Unfallbeteiligten aneinander. Eine persönliche Schuld verschärft diese Dynamik, ist aber für die Bindung nicht notwendig. Der menschliche Fortschritt mit seinen technischen und medizinischen Möglichkeiten erweitert die Bereiche von Gewinn und Verlust, zum Beispiel durch Organtransplantationen. Das Schicksal ist immer mehr ein von Menschen gemachtes Schicksal geworden. Je mehr wir einzelne Menschen und Gruppen für unser Schicksal verantwortlich machen können oder je mehr wir durch die gesellschaftlichen Verflechtungen untereinander über Gewinn und Verlust verbunden werden, desto ausgedehnter werden die Bereiche seelischer Ausgleichsbewegungen.

Das Anhaften der Toten

In den meisten Aufstellungen geht es in irgendeiner Weise um Leben und Tod. Es gibt kaum eine Familie, in der nicht der Tod einen Angehörigen früher, als wir es als gemäß empfinden, aus dem Leben reißt. Für unsere seelische Gesundheit scheint ein würdiger und bewusster Abschied von den Toten äußerst bedeutsam zu sein. Man kann das daran sehen, wie viel Kraft und Mühen im Krieg darauf verwandt werden, die Toten zu bergen und würdig zu bestatten. (Die später errichteten Kriegsgräber für die Gefallenen in ganz Europa zeugen unter anderem davon.) Von Seiten der Lebenden her ist das gut nachzuvollziehen. Dass aber auch die Toten ein Wissen um ihren Tod und einen Abschied von den Lebenden brauchen, ist schwerer zu verstehen. Denn wir wissen nichts über die Toten. In den Aufstellungen werden Tote durch lebende Stellvertreter dargestellt. Diese können nicht die Toten in ihrer Todeswirklichkeit vertreten. Aber sie können sie in ihrer Wirkung auf die Seele der Lebenden vertreten, in der Seele, die Lebende und Tote auch über den Tod hinaus verbindet. Wir können über das oft überraschende Verhalten der Stellvertreter von Toten und über die Kraft, die von ihnen in vielen Aufstellungen ausgeht, nur ahnen, dass hier stärkere Kräfte wirken, als die bloße Meinung der Lebenden von den Toten es vermag.

Eine Kernfrage in der Aufstellungsarbeit richtet sich darauf: Wo ist ein Verstorbener aus der Erinnerung der Lebenden und aus deren Liebe ausgeklammert und wo sind Lebende von einem Verstorbenen durch einen Unfrieden oder etwas Ungelöstes getrennt, so dass in der Seele der Tote wie ein Ausgeklammerter und Ruheloser wirkt? Und wer in der Familie ist vielleicht so plötzlich gestorben, dass er in der Seele noch an den Lebenden anhaftet, als wäre er nicht gestorben, so dass der Sterbeprozess nicht abgeschlossen wirkt?

In Bezug auf die Toten, die in der Familienseele nicht in Frieden sind und somit als nicht wirklich tot erscheinen, zeigt sich die Arbeit mit Aufstellungen oft wie ein schamanisches Ritual. Es kommt über die Stellvertreter zu Begegnungen von Lebenden und Toten und auch von Toten untereinander, die dazu dienen, dass die Toten nicht mehr »herumspuken« oder »herumgeistern« müssen, um ihren Frieden zu finden, und dass die Liebe zwischen Lebenden und Toten im Herzen der Lebenden und, soweit man das sagen kann, auch zwischen den Toten und von den Toten zu den Lebenden fließen kann. In seelischer Verbundenheit können dann die Toten tot sein und die Lebenden leben. In einem Film über die Arbeit nepalesischer Heiler wurde ein Medizinmann gefragt, wer denn von den Menschen der Gegend zum Arzt gehe und wer zu einem Heiler. Die Antwort war: »Zum Arzt geht, wer gewöhnlich krank ist. Zum Heiler kommt, wer mit einem Toten nicht in Frieden ist.«

In Aufstellungen werden die Abschiede für die Lebenden und die Toten nachgeholt, die in der Realität nicht vollzogen werden konnten. Mancher Tote braucht noch ein befriedendes und lösendes Wort von einem oder mehreren Lebenden, und mancher Lebende braucht noch ein befreiendes Wort von einem Toten. Es gibt Tote, denen muss nochmals gesagt werden, dass sie tot sind, damit sie die Lebenden loslassen können. Häufig finden Verstorbene erst Ruhe, wenn sie neben anderen Verstorbenen in Frieden zu liegen kommen, der eigenen, womöglich früh verstorbenen Mutter, einem tot geborenen Zwillingsgeschwister, einer ersten großen Liebe, einem Mörder oder gefallenen Kriegskameraden.

Eine Frau war die einzige Lebende von vier Geschwistern. Zwei Brüder und eine Schwester waren vor ihr unmittelbar nach der Geburt gestorben. In der Aufstellung schaute diese Frau ohne jede Regung auf die toten Geschwister, die nebeneinander auf den Boden gelegt worden waren. Die Mutter weinte um ihre beiden Söhne. Der Vater wirkte von der Trauer seiner Frau und den Kindern wie abgeschnitten, als müsse er jeden Schmerz abschütteln und sagen: »Das Leben muss weitergehen!« Eigenartigerweise schaute die Mutter nur auf die toten Söhne, und gegenüber der tot geborenen Tochter gab es von niemanden ein Gefühl. Befragt sagte die Stellvertreterin des so früh verstorbenen Mädchens: »Ich bin gar nicht tot« und stand auf. Der Therapeut sagte zu ihr: »Doch, du bist tot!« Sie aber schaute neugierig zu ihren Eltern und der lebenden Schwester und wiederholte: »Ich lebe ganz eindeutig.«

Da kam dem Therapeuten ein Einfall. Er wählte einen Stellvertreter für einen Arzt aus und stellte ihn dem Mädchen gegenüber. Der schaute eine Weile auf sie und sagte dann: »Ich muss dir dein Leben gleich wieder nehmen. So wie du aussiehst, wirst du nicht lange überleben und bist nur ein Schreck für deine Eltern.« Da sagte die Frau in der Rolle des scheinbar tot geborenen Mädchens: »Ja, wenn das so ist, dann lege ich mich wieder auf den Boden«, tat es und schloss die Augen. Die Mutter aber und die lebende Schwester gingen jetzt unter Tränen zu ihr hin und nahmen sie voller Schmerz und Liebe in den Arm.

Nun wissen wir nicht, was genau bei der Geburt dieses Mädchens geschehen ist. Vielleicht ist sie nicht tot, sondern sehr behindert auf die Welt gekommen. Wir können nur wahrnehmen, welcher Friede sich plötzlich über diese Familie in der Aufstellung legte und wie wohltuend etwas zu Ende kommen durfte, nachdem die Worte des Arztes ausgesprochen waren. Die Klientin, die sich vorher eher spröde und kalt gezeigt hatte, wirkte sehr erleichtert und strahlte nun Herzlichkeit und Wärme aus.

Ich selbst habe einmal als Stellvertreter für einen von der argentinischen Junta verschleppten jungen Mann sehr ergreifend erfahren, dass weniger das Leid, das mir angetan worden war, mich betroffen machte, sondern dass ich gestorben war und niemand das wahrnahm. Zweierlei bewegte mich und ließ mich nicht zur Ruhe kommen: dass ich nicht von meiner Mutter Abschied nehmen konnte und dass mich das öffentliche Gedenken der Mütter in Buenos Aires daran hinderte, im Kreis meiner Familie betrauert zu werden. Was mir fehlte, war ein Grab bei meiner Familie. Ich hätte meine Angehörigen so gerne mit Blumen und mit herzlichen und fröhlichen Gesichtern vor meinem Grab stehend »gesehen«. Das öffentliche Gedenken und der Wunsch der Mütter, mein und das Schicksal der anderen Verschleppten aufzudecken, schreckten mich eher ab. Die Vorstellung, ich werde als gestorben wahrgenommen, am Grab von meiner Familie, und von meinen Freunden ab und zu besucht und könnte so an ihrem Leben noch Anteil haben, gab mir Frieden. Welche eigenen Anteile und Vorstellungen in so einer Rolle auch immer mitwirken mögen, ich konnte etwas von dem erleben, was Abschiednehmen zwischen Lebenden und Toten bedeutet.

Die Wirkungsweise der lösenden seelischen Kräfte

Die Bindungskräfte in der Seele wirken unerbittlich und ausdauernd auf die ebenbürtige Vollständigkeit von Familien und auf die Gemeinschaft der Lebenden mit ihren Ahnen hin. Wo auch immer ein Ungleichgewicht herrscht, streben sie nach Ausgleich. Wo Geschehnisse auf eine Weise in die Unversehrtheit des Lebens eingreifen, dass die seelische Verarbeitung nicht Schritt halten kann, drängen sie auf Wiederholung. So werden Spätere in den »Dienst« genommen, mit ihrem Leben und damit am »falschen« Platz und unter Mehrung des

Unglücks das auszugleichen, zu vervollständigen und zu beenden, was in den Familiensystemen ungelöst geblieben ist. Das ist der Kern der Verstrickung, der unsere Autonomie sehr begrenzt.

Familienaufstellungen dienen nun in erster Linie dazu, dass wir Einsicht in diese Prozesse gewinnen. Sie streben nach einem »Aha-Erlebnis« mit seiner unmittelbar befreienden Wirkung für einen Klienten und häufig auch für seine Familie. Sie ermöglichen das bewusste »Sehen« der Geschehnisse in der Weise, dass der Klient sagen kann: »Jetzt wird mir vieles klar.«

Aber sie suchen darüber hinaus auch nach Möglichkeiten, wie wir mit den Kräften unseres Geistes und unserer Seele Wege finden können, die uns helfen, früheres Unglück wirklich zu Ende sein zu lassen und etwas freier zu werden für das eigene Leben mit seinen eigenen Nöten und dem eigenen Glück. Dazu gehört die ausdrückliche Zustimmung, dass man zu seinen Eltern und seiner Familie mit ihrem Leid und ihrer Schuld gehört und ohnmächtig den Wirkungen der Ereignisse ausgeliefert war. Ein weiterer Schritt ist die Trennung vom Schicksal und von der Verantwortung der Eltern und anderer Zugehöriger auf eine Weise, dass die liebende Verbundenheit bleibt, die blinde Liebe aber jetzt zu einer sehenden Liebe von Angesicht zu Angesicht werden kann, die sowohl verbindet als auch voneinander löst. Wir müssen lernen, die Wirkungen der Verstrickung anzunehmen, sie aber von der persönlichen Verantwortung zu trennen. So sind die Nachkommen der Nationalsozialisten nicht für deren Taten verantwortlich, aber sie müssen zu den Wirkungen dieser Taten stehen. Schließlich braucht es häufig einen »konstruktiven« sinnlichen Prozess, der die im Unbewussten des Systems aufbewahrten schrecklichen Einprägungen rückwirkend beziehungsweise für die Zukunft auflösen kann. Wie kann erinnert oder Erinnerung aktiv verändert werden, damit wir die Wirklichkeit annehmen und liebend und ohne Verdrängung vergessen können?

Das Hereinnehmen der Ausgeklammerten

Kürzlich bekam ich den Brief einer Frau, die schon vor Jahren in einer meiner Gruppen war. Sie wollte nur erzählen, was sich seitdem getan hatte: In der Aufstellung war herausgekommen, dass ein Geschwister fehlte, vermutlich ein Kind ihres Vaters aus einer früheren Beziehung. Sie hatte den Vater gefragt, ob das stimme, und er hatte geantwortet, es sei möglich. Eine frühere Freundin aus der Schweiz habe ihm einmal geschrieben, dass sie von ihm schwanger geworden sei, aber nicht möchte, dass er Kontakt zum Kind hat. Er habe ihre Behauptung aber nie überprüft. Der Frau ließ die Bemerkung des Vaters keine Ruhe, und mit Hilfe einer Schwester suchte und fand sie diesen Halbbruder. Seitdem hat die ganze Familie, auch der Vater, mit ihm einen guten Kontakt, die Beziehung der Eltern hat sich deutlich gebessert. Der Vater ist richtig aufgeblüht und tut jetzt viel für seine Gesundheit. Die Frau selbst hat eine Beziehung zu einem Mann beendet, zu dem sie immer nur eine »geschwisterliche« Beziehung hatte, und war nun in einen anderen Mann verliebt.

Nicht immer ergeben sich gleich solche guten Lösungen, wenn Ausgeklammerte gesehen und in die Familie integriert werden. Häufig kann man schon in der Aufstellung sehen, wenn ein System sich nicht oder noch nicht dem Ausgeklammerten öffnen kann. Der Therapeut kann dann ausprobieren, welche Worte zwischen wem gesprochen werden müssen, damit das Eis brechen kann. Das ist wie ein Test für das, was im System noch fehlt und was es bräuchte, damit der Ausgeklammerte angenommen werden kann. Da wird dann ein verheimlichtes, tot geborenes Geschwister von den Eltern nochmals in den Arm genommen, betrauert, ins Herz geschlossen und verabschiedet. Vielleicht braucht es einen lösenden Satz vom Vater an die Mutter: »Du bist nicht schuld. Ich trage es mit dir«, damit das am plötzlichen Kindstod gestorbene Kind wieder einen Platz bekommt. Da anerkennt ein Vater seine ehemalige Verlobte als seine erste Frau, so dass sie ihre Wut auf ihn und seine spätere Familie loslassen kann. Oder es wird zu einem Klienten gesagt: »Such doch mal das Grab deines Großvaters!«, wenn die Mutter als ledig geborenes Kind nie Kontakt mit ihm gehabt hatte.

Der Therapeut hilft, dass das Herz eines Klienten und das seiner Familie sich für den Ausgeklammerten aufmachen und somit wieder zusammenkommen kann, wer zusammen gehört, und sei es erst am Grab. Gibt es Möglichkeiten zu einem realen Kontakt mit einem Ausgeklammerten, so muss zum seelischen Hinwendungsprozess meistens auch die wirkliche Begegnung kommen. Sie ist nicht immer leicht und nicht immer machbar. Manchmal sträuben sich aber die Stellvertreter oder auch die Klienten selbst gegen solche Bemühungen und Ratschläge des Therapeuten. Der Therapeut kann keine Lösungen »machen«. Sie können nur aus der Gruppenseele selbst erwachsen. Wenn die Wahrheit aber ans Licht darf und das Zusammenkommen gelingt, stellt das häufig ganz neue Weichen für das Zusammenleben.

Das Wissen um einander und nach Möglichkeit die reale Beziehung zueinander lösen aus der Schicksalsbindung, und die Verbundenheit, die in der Seele ohnehin da ist, wird offenkundig und gestaltbar.

Die Trauer und das Gehenlassen der Toten

In einem Bericht von den Begräbnisritualen eines thailändischen Urwaldvolkes, das noch sehr abgeschieden von der Zivilisation lebt, wurde erzählt, dass beim Tod eines Angehörigen des Dorfes der Leichnam auf eine Bahre gelegt und in einer Prozession zu einer weit entfernten Stelle gebracht wird. Dort wird der Leichnam verbrannt, und die Asche kommt in eine Urne. Das Gefäß wird an diesem Platz sicher verwahrt, die Dorfgemeinschaft zieht zurück ins Dorf, und es beginnt ein Jahr der Trauer. Nach diesem Jahr wird wieder eine feierliche Prozession zum Urnenplatz veranstaltet, die Urne ins Dorf zurückgeholt und bei den Ahnen bestattet. Dann wird ein großes Fest gefeiert.

Diese Geschichte ist ein schönes Bild für die Prozesse, die in unserer Seele nötig sind, wenn ein uns Nahestehender stirbt. Der erste Schritt ist das Gehenlassen des Verstorbenen. Er ist tot, und die reale Beziehung ist zu Ende. Das schmerzt, und die Trauer ist die gemäße Reaktion. Nach einer eher kürzeren als längeren Zeit muss die Trauer aufhören können, der Tote kommt als Ahne wieder nahe und erhält einen Platz im Herzen der Lebenden. Diese Gemeinschaft der Lebenden und Toten im Dienste des Lebens wird dann gefeiert.

Manche Menschen lassen den Toten nicht ziehen, manche nehmen ihn nicht mehr ins Herz. In Aufstellungen kann beides nachgeholt werden. Berührend ist das vor allem dann, wenn jemand als Kind einen Elternteil verloren hat. Kinder können oft nicht trauern, der Schmerz ist zu groß, die Art der Trauer der Erwachsenen macht dem Kind manchmal Angst oder lässt es allein. Schuldgefühle oder auch die Erleichterung über einen Tod, weil er zum Beispiel schwere Streitereien zwischen den Eltern oder eine unheilbare, langwierige Krankheit beendet hat, belastet manchmal das System. Die lösende Trauer in der Aufstellung kann dann gelingen, wenn die Trauerhindernisse ausgesprochen und an ihrer Stelle der Schmerz und darüber hinaus die Liebe fließen können. Ein Zeichen gelingender nachgeholter Trauer sind die Bewegtheit auch der Gruppenmitglieder und die allseitige Erleichterung und Freude, die nach der Aufstellung spürbar sind. Es ist schwer zu beschreiben, wie tief bewegt oft eine ganze

Gruppe gelingende Trauerprozesse in Aufstellungen verfolgt und sich jeder bereichert fühlt.

Dieser Prozess braucht natürlich nicht immer eine Aufstellung, er kann auch in gelenkten Vorstellungsbildern erfolgen.

> Eine schwer depressive Frau erzählte, dass ihr einziger Sohn, nach offizieller Version, sich umgebracht hat. Er lebte in einer Drogenszene. Die Mutter war aber überzeugt, dass er umgebracht worden ist. Sie hatte über mehrere Prozesse die Exhumierung durchgesetzt. Doch man fand keine sicheren Beweise. So blieb ihr die Unsicherheit, und sie fiel in die Depression. Da dem Therapeuten die Erzählung der Frau zu diffus für eine Aufstellung erschien, bat er die Frau, die Augen zu schließen, innerlich ihren Sohn anzuschauen, so, wie er ihr liebenswert war, und ihn dann langsam hinter sich wandern zu lassen. Sie begann still und mit tief gesenktem Kopf zu weinen, hob dann in einem mehrere Minuten dauernden Prozess langsam den Kopf, bis sie aufrecht dasaß, sich ihr Gesicht deutlich aufhellte und sie nach dem Öffnen der Augen sagte: »Jetzt weiß ich, was es heißt, man muss die Toten hinter sich bringen.«

Der Abschied von der Illusion

Ich habe schon erwähnt, wie sehr wir uns mit unserem kindlichen Mitgefühl und in unseren kindlichen Allmachtsphantasien in die Illusion stürzen, wir könnten Schlimmes verhindern oder andere retten und andere mit unserem Leben glücklich machen. Klienten fallen manchmal nach dem ersten Hochgefühl der Lösung in einer Aufstellung zurück in eine depressive Stimmung oder eine Enttäuschung, wenn sie realisieren, wie viel vergebliche Liebe ihr Leben oft bestimmt hat. Sie hat einem selbst geschadet und den Eltern oder anderen geliebten Personen nichts geholfen. Das ist schwer zu ertragen. Erst in der tiefen Zustimmung kann dann die Erleichterung aus der Aufstellung wieder greifen. Ohne die Illusion fallen viele unserer Anstrengungen, Vorlieben und Gewohnheiten in sich zusammen. Womit füllt man jetzt diesen »leeren Raum« in sich? Entgegen unserer Behauptung, ein gelingendes Leben zu wollen, meiden wir Lösungen, weil sie uns liebend mit dem Unglück anderer verbinden, aber auch, weil Lösungen »Leerstellen« in unserem Fühlen und Denken zurücklassen, die mit Neuem und Unbekanntem gefüllt werden müssen.

> Eine Frau suchte sich in ihren Beziehungen immer Männer aus, die sich als Trinker entpuppten.

In der Familie des Vaters waren alle Geschwister und auch die Eltern Alkoholiker, nur der Vater nicht. Entsprechend stolz schaute er auf seine Familie herab und brach den Kontakt ab. In der Aufstellung kam die Frau in Kontakt mit der Familie des Vaters, und es war ein großes, freudiges »Hallo«. Anschließend wirkte die Frau sehr befreit und voller Lebensfreude. Am nächsten Tag ging es ihr aber wieder schlecht. Jetzt kamen ihr das Elend in der Familie des Vaters und ihre eigenen vielen unerfüllten Beziehungen, in die sie immer wieder so viel Hoffnung und Bemühung gesteckt hatte, voll zu Bewusstsein, und sie fühlte sich leer und ohne Zuversicht. Einige Zeit nach der Gruppe kam aber eine große Ruhe über sie, und sie spürte neue Kraft. Sie besuchte die noch lebenden Geschwister ihres Vaters, kümmerte sich um eine verwahrloste Tante, wechselte auf einen besser bezahlten Arbeitsplatz und fing wieder, noch etwas vorsichtig, eine neue Beziehung mit einem Mann an.

Die für das Kind lebensnotwendige Illusion muss sich für den Erwachsenen zur Wahrnehmung der Realität wandeln, zur Zustimmung zum bisherigen Leben, wie auch immer es war, zu einer erwachsenen Liebe zu den Eltern und zur eigenen Verantwortlichkeit, die der Zukunft ins Auge schaut. Helfen kann hier der Therapeut nur, wenn er sich davor hütet, die Aufstellungen zu illusionären Lösungen zu führen, welche die entscheidenden schlimmen Ereignisse und Konflikte in den Familien ungesehen lassen. Manchmal denkt ein Therapeut, er müsse unter allen Umständen in einer Aufstellung eine gute Lösung für alle finden, und unterstützt so nur das illusionäre Allmachtsgefühl des Klienten. Helfen kann er nur, wenn er sich nicht scheut, den Klienten mit seiner Lebenswirklichkeit und eigenen Verantwortlichkeit zu konfrontieren und Aufstellungen nicht weiter auf Lösungen hin voranzutreiben, als die Wirklichkeit eines Familiensystems es möglich macht.

Die Versöhnung

Jede Therapie ist letztlich Versöhnungsarbeit. Abgespaltene Teile in uns selbst und damit einhergehende Abspaltungen von Personen und von Ereignissen werden in ihrer Bedeutung bewusst und wieder integriert. Das ist oft schwer, wenn Kinder von ihren Eltern schwer verletzt oder wenn sie weggegeben worden sind, wenn Partner einander sehr wehtun, wenn körperliche und seelische Symptome und Krankheiten uns bedrängen. Es ist vor allem schwer, wenn es um den Kampf und den Frieden zwischen Opfer(n) und Täter(n) geht.

Stellvertreter fühlen die Spannungen sehr genau. Auch wenn sie bereit für Versöhnungsprozesse sind: Erst brauchen sie sowohl als Opfer wie als Täter das Benennen der unheilvollen Tat und die Anerkennung in dem, was sie erleiden mussten oder getan haben. Ist da nur ein falscher Zungenschlag oder eine unechte Geste dabei, verweigern sie sich meist dem Prozess der Versöhnung.

Das Suchen oder besser das Finden der richtigen Worte, Gesten und Bewegungen in Opfer-Täter-Aufstellungen gehört zu den eindrucksvollsten Erfahrungen von Klienten, Stellvertretern und Therapeuten. Nicht immer findet eine Aufstellung einen versöhnlichen Weg. Manchmal scheint es so, als wäre die Zeit dafür noch nicht reif. Bei Aufstellungen in Polen zum Beispiel habe ich eine bewegende Offenheit für Versöhnung in Bezug auf Krieg, Holocaust, vielfältige Vertreibungen und andere Schrecknisse aus dieser Zeit erlebt. In Bezug auf Ereignisse unter der kommunistischen Herrschaft war es viel schwieriger, Versöhnliches zu finden.

Wurden früher in der Entwicklung der Aufstellungsarbeit Täter häufig vor die Tür geschickt als Zeichen, dass sie durch ihre Tat die Zugehörigkeit zu ihrer Gruppe verloren haben und damit nicht Spätere sich an ihrer statt ausschließen, zeigte sich später immer mehr, dass dieser Vorgang die Angehörigen von Tätern und Opfern nur vordergründig entlastet. Es wurde in vielen Aufstellungen immer deutlicher, dass es Opfer und Täter zueinander zieht, dass es zwischen ihnen zu einer unauflöslichen Bindung gekommen ist, die durch den Ausschluss der Täter nur noch mehr belastet wird. Das Mitgefühl für die Opfer konnte sich besser entfalten, wenn dieser Verbundenheit von Opfer und Täter und ihrem gemeinsamen Aufgehobensein im Tod oder der »Größeren Seele« zugestimmt werden konnte. Es kam immer mehr der Impuls auf, dass nicht nur die Opfer, sondern auch die Täter eine Anerkennung und einen Platz in Familie und Gesellschaft brauchen. Nur dann besteht eine Chance, dass Täter die Wirkung ihres Handelns wahrnehmen und Mitgefühl für ihre Opfer empfinden können. Die schwierigste Frage für die Versöhnung ist: Wie können wir mit Tätern auf eine Weise umgehen, dass Frieden und Versöhnung zwischen Opfern und Tätern und ihren Nachkommen auf Zukunft hin möglich werden?

> Eine Frau bekam in einer Gruppe Panik, weil ihr in den Sinn schoss, ihr Vater sei ein Mörder. Er war als maßgeblicher Ingenieur bei dem Bau der V2-Raketen beteiligt. Der Therapeut bat darauf zehn Stellvertreter,

sich nebeneinander auf den Boden zu legen, um Engländer zu repräsentieren, die durch den Angriff einer V2-Rakete ihr Leben verloren haben. Dann wählte er einen Stellvertreter für den Vater der Frau aus und stellte ihn den Toten gegenüber auf. Da stand er, völlig unbewegt und kalt. Nach einer Weile befragte der Therapeut die Stellvertreter der Engländer, wie es ihnen geht. Einer sagte: »Ich habe nichts mit ihm zu tun«, ein anderer: »Schade, dass wir nicht zuerst die Rakete hatten.« Keiner der zehn Stellvertreter beschuldigte ihn. Da schaute der Vater auf die Toten, und es kamen ihm die Tränen.

Der Großvater eines Mannes war von Österreich nach München gekommen, um »Hitler als Polizist zu dienen«. Als er möglichen getöteten Opfern gegenübergestellt wurde, war er völlig ungerührt, und die auf dem Boden liegenden Opfer rückten von ihm weg. Der Therapeut stellte jemand für Hitler dazu und ließ den Großvater zu ihm sagen: »Das habe ich alles für dich getan.« Der Stellvertreter von Hitler sagte zuerst lächelnd: »Fein«, und dann geringschätzig: »Der ist mir doch scheißegal.« In dem Gefühl, auf diese Weise auch Opfer gewesen zu sein, konnte der Großvater sich nun zu seinen Opfern legen, atmete tief durch und sagte: »Erst jetzt bekomme ich ein Gefühl. Hier geht es mir gut. Hier gehöre ich her.« Und die Opfer ließen es zu.

Dennoch gilt: Versöhnung bekommt nur Kraft, wenn der Täter nicht entschuldigt und ihm nicht verziehen wird in dem Sinne, als könnte ein Opfer oder ein Angehöriger eines Opfers oder auch des Täters sagen: »Ich bin größer als du und so gut, dass ich dir sogar verzeihen kann.« Dieses Vergeben wäre eine ungeheure Anmaßung, Erniedrigung des Täters und Entwürdigung des Opfers. Gerade angesichts der Schuld, ihrer schlimmen Wirkung und unserer Ohnmacht wird ja Versöhnung erst auf die Probe gestellt. Nicht das Verzeihen ist die Lösung, sondern dass der Täter und das Opfer die Folgen der schlimmen Tat auf sich nehmen, dass mit der Zeit die Tat und ihre Wirkung aber vorbei sein dürfen, dass der Täter vor der Rache geschützt wird und der Ausgleich zwischen Opfer und Täter einer größeren Macht überlassen bleibt, dem Tod, der alle »gleich« macht. Kain muss nach seinem Mord an Abel zwar die Sippe verlassen. Er bekommt aber das Kainsmal auf die Stirn eingebrannt als Zeichen: Dieser Mann ist ein Mörder und von Gott geschützt. Keiner darf ihm etwas antun.

Versöhnend ist auch das Anerkennen, dass der Täter nicht anders handeln konnte, als er gehandelt hat, und dass auch das Opfer dem schlimmen Geschehen nicht ausweichen konnte. Das Schicksal hat Opfer und Täter blind und oft über das Maß hinaus, das ein einzelner

Täter verantworten kann, aneinander gebunden. Wir wissen, dass wir selbst oft nur deshalb unschuldig bleiben, weil unsere Lebensumstände es erlauben, und dass Unschuldigsein mehr ein Geschenk als eine Leistung ist. Auch die Versöhnung gelingt nicht als eigene Leistung, sondern in dem sich Verneigen vor größeren Kräften, die spätestens mit dem Tod Opfer und Täter wieder »gleichgültig« und vielleicht sogar mit »Wärme« zusammenbringen. Letzteres wäre nur möglich, wenn wir auch den Kosmos mit einer Art Liebe angefüllt erfahren können, die alle Menschen und die Schöpfung umfasst. Dass auch der schlimmste Täter Mensch bleibt, dem das Todesgebet nicht verweigert werden darf, das ist angesichts seiner Taten tiefe Demut und Chance für die Menschlichkeit zugleich.

Die Versöhnung unter den Nachkommen von Opfern und Tätern gelingt vielleicht dann am nachhaltigsten, wenn diese gemeinsam die toten Opfer und Täter aller Seiten betrauern und in anerkennendem Gedenken behalten. In der Seele brauchen sowohl die toten Opfer als auch die toten Täter die Liebe der Lebenden angesichts des Geschehenen, aber auch darüber hinaus. Die Folge einer Unrechtstat ist: Der Täter kann nur noch zusammen mit seinem Opfer und das Opfer nur noch zusammen mit dem Täter geliebt werden. Hat ein einzelner Täter viele Opfer auf seinem Gewissen, übersteigt das die Liebeskraft eines Einzelnen. Das kann vielleicht nur in einer Liebe von vielen, also gesellschaftlich gelöst werden. Man kann das ahnen, wenn in den Großveranstaltungen von Bert Hellinger angesichts von gesellschaftlichen Opfer-Täter-Ereignissen Hunderte von Menschen von den Geschehnissen in einer Aufstellung tief berührt werden.

Der Verzicht auf Gerechtigkeit und der maßvolle Ausgleich

Unrecht und Schuld wollen ausgeglichen werden, ob wir frei sind in dem, was wir tun, oder nicht. Unsere Verantwortlichkeit und die Umstände spielen hier für die Seele keine große Rolle. Wer schuldlos Schlimmes bewirkt, spürt dennoch den Druck auszugleichen.

Wer persönlich Unrecht tut, muss sich dafür verantworten und Wiedergutmachung leisten.

Nun gibt es aber Schuld und Unrecht, die nie wieder gutgemacht werden können, Ereignisse, die nie wirklich im Leben ausgeglichen werden können. Wer einen anderen umbringt, kann das nie gut machen und ausgleichen. Selbst wenn der Mörder sich selbst umbringt, hilft das nicht wirklich. Die einzig wirklich ausgleichende Tat bleibt uns unmöglich: den Toten wieder lebendig zu machen oder die verletzende Tat wieder ungeschehen zu machen. Lösungen in gewichtigen Konflikten zwischen Menschen brauchen Gerechtigkeit, dort, wo wirklich etwas ausgeglichen werden kann, wie auch den Verzicht auf gerechten Ausgleich dort, wo der Versuch gerechten Ausgleichs nur weiteres Unrecht produziert. »Auge um Auge, Zahn um Zahn« hebt Schlimmes ja nicht auf, es verdoppelt es nur. Dieser negative Ausgleich befriedigt vielleicht das Bedürfnis nach Rache oder Sühne, aber er befriedet nicht wirklich. Welche Möglichkeiten sinnvollen Ausgleichs bleiben uns dann?

In bestimmten Bereichen können wir durch Wiedergutmachung und ausgleichendes Zurückgeben Gerechtigkeit schaffen. Bleibt das Maß des Unrechts unter einer gewissen Schwelle, so dass das Nicht-Fordern von Ausgleich eine wohlwollende Beziehung auf neue Weise zulässt, hilft die Milde. Ruft das Beharren auf Ausgleich allein neues Unrecht hervor, bleibt nur der bewusste Verzicht auf gerechten Ausgleich. Wir können aber nur auf Gerechtigkeit verzichten, wenn das Unrecht anerkannt, den Rechtsfolgen zugestimmt und möglichst eine symbolische oder den Umständen entsprechende, nicht überfordernde Wiedergutmachung geleistet wird. Der Verzicht auf den vollen Unrechtsausgleich ist eine geistige Leistung, die den Beteiligten viel abverlangt und sich gegen seelische Kräfte behaupten muss, die in uns reaktionsschnell nach Rache und Sühne rufen. Diese Leistung gelingt nur, wenn wir uns mit unserem Ausgleichsbedürfnis größeren Kräften anvertrauen, mögen wir sie Schicksal, Tod oder Gott nennen.

Religiöse Mythen und Vorstellungen hatten oft eine sehr entlastende Funktion, wenn zum Beispiel im Mythos vom Fegefeuer eine genau abgestufte Gerechtigkeit nach dem Tod ausgemalt wird, oder wenn es heißt: »Mein ist die Rache, spricht Gott.« Aber welche schreckliche Wirkung hat es, wenn wir womöglich im Namen des eigenen Gottes die das menschliche Maß sprengende Gerechtigkeit selbst in die Hand nehmen.

In vielen Familienaufstellungen ist ein mehr oder weniger großes Unrecht innerhalb der Familie oder in Verbindung mit gesellschaftlichen Prozessen ein Thema. Der Therapeut steht nicht wie ein Richter über den Familien, wie einer, der Recht spricht oder Urteile fällt. Sehr zurückgenommen versucht er, auf das menschliche Wissen zu hören und zu schauen, was die Ungerechtigkeit und ihre Folgen mildern kann. Oft lässt er sich einfach von seiner Intuition leiten und probiert Sätze aus, die einen möglichen Ausgleich benennen. Keine Aufstellung gleicht einer anderen. Keine Aufstellung kann Gerechtigkeit »machen«. Aufstellungen übernehmen hier häufig, wenn es gut geht, über die Reaktion der Stellvertreter und den Einklang des Therapeuten mit den wirkenden Kräften die Funktion von Weisheit.

Was kann ein guter und maßvoller Ausgleich sein? Wirkt zum Beispiel in einer Familie eine Abtreibung wie eine Schuld, die blind einen Ausgleich zu erfordern scheint, helfen keine großen Taten, die Mutter und Vater viel kosten. Große Leistungen angesichts von Ereignissen, die nie ungeschehen oder wieder gutgemacht werden können, verleiten zu der Illusion, man könnte damit etwas gutmachen. In den Aufstellungen zeigt sich aber in der Reaktion der Repräsentanten von abgetriebenen Kindern, dass Schuldgefühle der Eltern und entsprechende Anstrengungen, etwas gutzumachen, die Ungeborenen nur belasten, als müssten sie neben dem nicht bekommenen Leben sich auch noch verantwortlich fühlen für das Leiden und die Anstrengungen der Lebenden. Sie wollen eigentlich nur Anerkennung und einen Platz im Herzen der Eltern und manchmal auch der Geschwister. Sie »freuen« sich, wenn die Eltern angesichts ihres abgebrochenen Lebens etwas kleines Gutes tun, als Zeichen dafür, dass ihr »Opfer« nicht umsonst ist und die Liebe in der Familie weiterfließt. Auf bescheidene Weise angesichts der Opfer etwas Gutes zu tun in einem Maße, das die Opfer nicht zusätzlich belastet und den Täter und seine Nachkommen nicht überfordert, das wirkt auf stille Weise lösend und befriedend.

Das Loslassen des Traumas

Unaufgelöste und abgespaltene Traumata wirken in Beziehungssystemen weiter und kommen oft völlig widersinnig und unvermittelt in Symptomen bei den Betroffenen selbst oder ihren Nachkommen wieder. Sie drängen ans Licht. Werden sie nochmals gesehen und benannt, können sie über Einsichtsprozesse, die Verneigung vor dem Schicksal, das liebevolle Ins-Herz-Nehmen der traumatisierten Person und das bewusste Vorbeiseinlassen aufgelöst werden.

Häufig reicht das aber nicht. Wenn ein Kind zum Beispiel den Streit seiner Eltern sehr bedrohlich erlebt hat, haftet dieses Erlebnis in ihm, auch wenn sich die Eltern im Alter wieder gut vertragen. Nicht immer heilt die Zeit. Viele Aufstellungen verweisen in ihrer Dynamik auf Geschehnisse, die längst zurückliegen und die jetzigen Beziehungen gar nicht mehr widerspiegeln. Deshalb müssen Aufstellungen und sonstige therapeutische Bemühungen häufig nochmals zu den Ereignissen zurück. Auf welche Weise kann das geschehen, dass so genannte Retraumatisierungen vermieden werden und dennoch alte Wunden sich schließen können?

Wenn der Prozess einer Aufstellung in den Stellvertretern und auch im Klienten selbst den traumatischen Ereignissen Raum gibt, geschieht das ja immer auf eine Weise, die den alten Schrecken und Schmerz nur andeutet. Das Schlimme zeigt sich wie im Theater, manchmal erschreckend, aber doch nicht wirklich in seiner unmittelbaren Realität. Dennoch deutet es das Schlimme so weit an, dass es betreffen kann.

Doch häufig steigen im Klienten ohne oder mit dem Aufstellungsgeschehen innere Bilder hoch, die das Schreckliche äußerst bedrängend aktualisieren. Dann braucht es in der Aufstellung oder in einem sonstigen therapeutischen Vorgehen ein wirksames Auflösen oder »Überschreiben« dieser schrecklichen Vorstellungen. Es braucht einen »rückwirkenden« Lösungsprozess, zum Beispiel dass die vergewaltigte Mutter in den Armen der Großmutter zur Ruhe kommt oder in einer gemeinsamen Verneigung mit dem Täter vor dem sie verbindenden Schicksal Frieden findet.

Alte und neue Traumatherapien stellen hier dem Therapeuten zahlreiche Hilfsmittel zur Verfügung, auf die ich im Rahmen dieses Buches nicht eingehen möchte. Ich persönlich verwende in Aufstellungsseminaren, wenn es um zurückliegende systemische Traumen geht und die Betroffenen schon tot sind, gerne seelische Bilder vom »Himmel«. Sie erlauben das Anschauen von Toten nicht mehr im schrecklichen Ereignis, sondern im Himmel als einem vorgestellten Ort, an dem die Toten in Frieden sind und alles Schlimme vorbei ist. Sie wirken methodisch vielleicht wie ein »Kollapsanker« aus dem NLP oder anderen Verfahren.

Ein Mann war immer noch voller Wut auf seine Mutter, die schon vor Jahren gestorben war. Sie war im Krieg als Neunjährige als Einzige ihrer Familie von Nachbarn aus dem Haus gerettet worden, das bei einem Bombenangriff in Brand geschossen worden war. Sie musste dann mit anschauen, wie die Eltern und zwei kleine Geschwister im Haus verbrannten. Dieses schreckliche Erlebnis hatte sich tief in die Erinnerung der Mutter eingeprägt. Sie erzählte beinahe täglich ihrem Sohn von diesem Unglück, sie ging fast täglich an das Grab ihrer Familie, und der kleine Junge musste, wann immer es möglich war, mit zum Grab. Das ist zu viel für ein Kind. So wurde der Junge der Mutter böse. Der Therapeut bat den Mann, die Augen zu schließen, nach oben in den Himmel zu schauen und seine Oma, den Opa und die zwei kleinen Geschwister der Mutter im Himmel anzuschauen. Es dauerte eine Weile, bis der Mann den Kopf nach oben wenden und die Personen ansehen konnte. Schließlich sagte er, noch mit geschlossenen Augen: »Die schauen ja ganz freundlich.« Als er gebeten wurde, sich jetzt vorzustellen, wie seine Mutter zu ihrer Familie in den Himmel kommt, brauchte der Mann wieder eine Weile, um dieses Bild innerlich vor Augen zu haben, bis er mit einem Lächeln auf den Lippen sagte: »Jetzt sehe ich zum ersten Mal in meinem Leben meine Mutter lachen.« Auf die Frage, wie seine Mutter jetzt vom Himmel her auf ihn schaue, sagte er: »Sie schaut nicht zu mir, sie ist ganz glücklich bei ihrer Familie.« Der Therapeut: »Und wenn sie lange genug zu ihrer Familie geschaut hat und jetzt zu Ihnen blickt, wie schaut sie zu Ihnen?« »Liebevoll«, war seine Antwort. Und seine Stimme war ganz weich.

Die sehende Liebe

Man kann vereinfacht die Aufstellungsarbeit mit dem Ausdruck »von der blinden Liebe zur sehenden Liebe« beschreiben. Ist die Person oder die Personen, mit denen wir blind verbunden sind, im Blick, kann die bewusste Liebe fließen. Liebe heißt hier: »Du bist du, ich bin ich. Du hast dein Schicksal, ich habe mein Schicksal. Ich bleibe dir immer in Liebe verbunden, auch wenn ich ein anderes Schicksal habe als du. Sei freundlich, wenn ich mich aus deinem Schicksal, aus deiner Not, aus deiner Schuld zurückziehe und mein eigenes Leben lebe. Ich stehe zu dir und unserer Familie, mit allem, was passiert ist. So, wie es geschehen ist, ist es mir recht. So, wie du bist, bist du mir recht. Bitte sei auch du freundlich, wenn ich so bin, wie ich bin. Du hast jetzt einen Platz in meinem Herzen. Ich urteile nicht, ich achte dich, ich beuge mich dem, was nicht zu ändern ist, für dich und auch für mich.«

Lieben können wir nur, wenn wir uns als getrennte und andersartige Wesen und gleichzeitig als Ebenbürtige und Gleichwertige aufeinander bezogen erleben. Es ist eine tiefe Sehnsucht in uns, verbunden bleiben zu dürfen, auch wenn wir anders sind und eigene Wege gehen. Liebe ist die Kraft, die vereinigt und differenziert.

Diese sehende Liebe muss unmittelbar in den Aufstellungen und in den inneren Prozessen des Klienten nach einer Aufstellung, mit konkreten Wirkungen im Alltag, zum Zuge kommen, wenn Aufstellungen gelingen sollen.

Die Ordnungen der Liebe

Der Kirchenvater Augustinus hat einmal gesagt: »Liebe und tu, was du willst!« Bert Hellinger hat diesen Satz früher öfter zitiert und dazu gesagt: »Das geht bestimmt schief.«

Unsere Liebe ist eingebunden in Ordnungen, die sie nicht »beliebig« oder nach »Gutdünken« gestalten oder verändern kann. Die Ordnung gibt den Rahmen, die Liebe füllt aus. Liebe ohne Ordnung endet oft tragisch. Ordnung ohne Liebe bleibt kalt und leer. Ein Gruppenteilnehmer bezeichnete einmal die Liebe als »Software« und die Ordnung als »Hardware«.

Es gibt in der Seele ein tiefes Bedürfnis nach Ordnung. Ich habe schon darauf hingewiesen, dass im Wort »Therapie« die Vorstellung eines »In-Ordnung-Kommens« verwurzelt ist. In den Familienaufstellungen spielen die »Ordnungen der Liebe« eine große Rolle, vor allem wenn es um das Gelingen von Beziehungen geht. Natürlich sind diese Ordnungen in komplexe und wandelbare Beziehungsprozesse eingebettet. Aber gerade deswegen ist die Einsicht in das Wirken der Ordnungen für die Orientierung in schwierigen Beziehungssituationen so hilfreich.

Was heißt hier Ordnung? In einer allgemeinen Sichtweise können wir mit »Ordnung« alles Geschehen bezeichnen, das nach gewissen Gesetzmäßigkeiten abläuft. Alle schicksalhaften Geschehnisse, die sich in Aufstellungen zeigen, verlaufen in diesem Sinne nach den genannten und sicherlich auch anderen Ordnungen, im Guten wie im Schlimmen. Enger gefasst können wir mit Ordnung die Bereiche in allen Formen unseres Gewissens bezeichnen, die als »Wachstumsbedingungen für das Gelingen von Beziehungen« wirken. Sie beziehen sich auf den richtigen Platz der einzelnen Personen in ihren Familien, auf die Rangordnung oder Führungsordnung in Gruppen und auf die Verlässlichkeit von Beziehungen vor allem zwischen Mann und Frau und Eltern und Kindern.

Die Ursprungsordnung

Innerhalb eines Familiensystems herrscht eine einfache Grundordnung in Bezug auf Platz und Rang: Wer zuerst kommt, kommt zuerst, und wer danach kommt, kommt danach. Also zuerst kommen die Eltern, dann kommen die Kinder. Von den Kindern kommt zuerst das älteste, dann das zweite usw. Das ist eine sehr archaische Ordnung, die sich vermutlich auf das Weitergeben des Lebens in einer Gruppe bezieht. Eltern können schneller wieder für Nachwuchs sorgen als Kinder. Von den Kindern kann das ältere schneller erwachsen werden und eher für Kinder sorgen als jüngere Geschwister. Jedenfalls zeigt der Blick in die Kulturgeschichte und die Weltliteratur, dass diese Rangordnung dem Alter nach eine große Bedeutung hat. Jakob und Esau, die Zwillingsbrüder aus dem Alten Testament, führen einen Rivalenkampf um den ersten Platz. Jakob »stiehlt« dem zuerst geborenen Zwillingsbruder auf Anraten seiner Mutter den ersten Platz, indem er zum blinden Vater geht und sich als sein Bruder Esau ausgibt, der Hirte war. So erhält er vom Vater den Segen und den Rang des Erstgeborenen, muss dann aber vor der Rache seines Bruders fliehen. Jakob bevorzugt später von seinen Söhnen den jüngsten, Joseph, und gibt ihm die schönsten Kleider. Da wollen ihn seine Brüder umbringen.

Werden in einer Aufstellung die Geschwister aufgestellt, zeigt sich die Ursprungsordnung darin, dass sie von den Eltern aus gesehen ihnen gegenüber im Uhrzeigersinn der Altersreihenfolge nach nebeneinander zu stehen kommen. Fast immer fühlen die Geschwister es so als richtig und erleichternd. Nicht immer ist das in Aufstellungen bedeutsam, weil es häufig um ganz andere familiäre Prozesse geht und oft gar nicht alle Geschwister in die Aufstellung kommen. Werden aber alle Geschwister aufgestellt, achtet der Therapeut in der Lösungsaufstellung auf die richtige Reihenfolge der Geschwister.

Wenn sich Stellvertreter dieser Ordnung widersetzen, ist oft eine noch nicht aufgelöste Familiendynamik oder ein Geheimnis der Hintergrund. Zum Beispiel stritten zwei Schwestern um den ersten Platz. Die zweite wollte immer auf den ersten Platz, dem Vater gegenüber. Der Konflikt war in der Aufstellung nicht zu lösen. Über einen späteren Anruf erfuhr der Therapeut, dass die ältere Tochter untergeschoben war und sich die zweite Tochter zu Recht beim Vater als die erste gefühlt hat. Oder Geschwister übernehmen die Rivalitäten der Eltern mit deren Geschwistern, oder ein Geschwister vertritt eine ausgeklammerte Person, wenn es »nach vorne« drängt. Manchmal »reißt« eine Geschwisterreihe zwischen zwei Geschwistern ab. Da wollen zwei nicht nahe nebeneinander stehen. Häufig zeigt sich, dass es dazwischen ein tot geborenes Kind oder eine Fehlgeburt gibt. Wird dieses Kind auf seinen Platz dazugestellt, verbinden sich die Geschwister wieder.

Rivalitäten zwischen Geschwistern lassen sich häufig ganz einfach dadurch lösen, dass die Eltern auf ihre Kinder schauen mit dem Satz: »Du bist mein erstes Kind, du mein zweites Kind« usw. Wenn beispielsweise eine Mutter zum zweiten Mal schwanger wird und sie sagt ihrer dreijährigen Tochter: »Ich bin wieder schwanger. Du bekommst ein Geschwister. So wie ich für dich, als du ganz klein warst, viel da sein musste, wird es auch bei deinem kleinen Geschwister sein. Aber du bleibst immer meine Erste und Große«, dann wird sich dieses Kind anders fühlen und sein Geschwister anders erwarten, als wenn die Mutter es fühlen lässt, dass es in den Hintergrund zu treten habe.

Auch der Vorrang der Eltern vor den Kindern spielt beim Lösen von Familienkonflikten eine große Rolle. Kommt es zum Beispiel in der Schwangerschaft zu Komplikationen und der Arzt kann nur das Leben der Mutter oder des Kindes retten, hat das Leben der Mutter Vorrang. Das Verhalten der Mutter im Märchen »Hänsel und Gretel« ist gemäß. Wenn die Armut so groß ist, dass nicht alle ernährt werden können, müssen Kinder gehen. Uns kommt das heute vielleicht hart und grausam vor. Glücklicherweise haben die Medizin und das soziale Netz da vieles entschärft. Aber die in der Tiefe unserer seelischen Ausstattung angelegten Kräfte der Ursprungsordnung wirken auch heute noch und sind auch in anderen Gruppen, wie in einer Firma oder einem Team, für das Gelingen der gemeinsamen Arbeit zu berücksichtigen.

Die Eltern selbst sind gleichrangig. Hier gibt es keinen Vorrang des einen vor dem anderen aufgrund der Ursprungsordnung. Was hier dennoch einen gewissen Vorrang regelt, wird später im Blick auf die Mann-Frau-Beziehung beschrieben.

Die Fortschrittsordnung und komplexe Familienbeziehungen

Zwischen unterschiedlichen Beziehungssystemen wirkt eine entgegengesetzte Ordnung: Hier hat das neue System Vorrang vor dem alten. Wenn Kinder erwachsen werden, in ihren Beruf gehen, Mann und Frau werden und eine eigene Familie gründen, bekommt dieses neue System Vorrang vor der Herkunftsfamilie. Auch diese Ordnung dient dem Weitergeben des Lebens. Wir müssen Vater und Mutter verlassen und »dem Weibe oder dem Manne anhängen«, um es in biblischer Sprache auszudrücken. In der Paartherapie hat das eine große Bedeutung, denn viele Ehekonflikte entzünden sich an Konflikten mit den Herkunftsfamilien. Im Notfall hat das Stehen zum Partner und zu der Gegenwartsfamilie und ihren Bedürfnissen Vorrang vor der Loyalität zu den Eltern.

Der Vorrang des neuen Systems betrifft auch die Bindungen zwischen Mann und Frau. Hat beispielsweise ein Mann zum dritten Mal geheiratet, hat die dritte Ehe Vorrang vor den früheren Ehen. Diese bleiben zwar in der Zeit und im Herzen vorgeordnet, was sich in Aufstellungen wiederum im Uhrzeigersinn zeigt, aber in der realen Beziehung kommt jetzt die dritte Ehe zuerst. Sonst hätten neue Beziehungen nie eine Chance.

Wenn nun jede der drei Frauen vom Mann ein Kind hat, mischen sich Ursprungsordnung und Fortschrittsordnung. Werden beide berücksichtigt, ergibt sich folgende Rangordnung: Zuerst kommt die Sorge des Mannes für das Kind aus der ersten Ehe, dann seine Sorge für das Kind aus der zweiten Ehe, dann seine Beziehung zur dritten Frau und schließlich die gemeinsame Sorge des Paares für das dritte Kind. Hat die Frau auch schon Kinder aus früheren Beziehungen, ergibt sich auf ihrer Seite die gleiche Rangfolge. Auf diese Weise lassen sich komplexe Familiensysteme meist gut für ihr Gelingen ordnen. Diese Rangordnung dient der Sorge für die Kinder und dem Gedeihen und Frieden der ganzen Gruppe. Wird diese Ordnung einmal gesehen und gefühlt, ist sie für die meisten Klienten unmittelbar einsichtig.

Natürlich hängt das Gelingen von Beziehungen nicht allein von dieser Ordnung ab. Und auch wenn eine Familie diese Ordnung nicht berücksichtigt, wird ein Therapeut sich damit zurückhalten, es besser zu wissen, solange da keine Not ist. Es geht bei all dem nicht um eine Moral. Im Gegenteil, die Moral einer Familie oder Gesellschaft hat oft andere Präferenzen. Es geht um seelische Prozesse, die der Moral und den gesellschaftlichen Normen vorgegeben und ganz eng mit der Notwendigkeit verbunden sind, neues Leben weiterzugeben und dafür zu sorgen.

Mann und Frau

Das Gelingen der Paarbeziehung zwischen Mann und Frau ist vielleicht unsere tiefste Sehnsucht, ihr Scheitern ein tiefer Schmerz. Suchen wir bei Konflikten in der Paarbeziehung nach Lösungen, dann besteht eine Möglichkeit der Hilfe darin – unter der wesentlichen Vorbedingung, dass Liebe da ist –, ein gestörtes Gleichgewicht in der Beziehung wieder in eine Balance zu bringen. Denn zur Grundordnung in der Beziehung zwischen Mann und Frau gehört das wechselseitige Geben und Nehmen und das Gleichgewicht in der Beziehung unter der Vorgabe der Verschiedenheit und Ergänzungsbedürftigkeit in der

Sexualität und in der Weitergabe des Lebens und seinem Schutz. Die Aussagen Bert Hellingers zu diesem Themenbereich werden häufig kritisiert. In meiner Erfahrung erweisen sie sich aber von großer praktischer Relevanz für Lösungen bei Paarkonflikten.

Die Beziehung zwischen Mann und Frau lebt vom ständigen Fluss im wechselseitigen Geben und Nehmen. Wer gibt, hat Anspruch, dass er auch bekommt, und wer nimmt, ist verpflichtet, auch zu geben. Wer auf Dauer mehr nimmt, als er gibt, bleibt dem Partner etwas schuldig und kommt in eine unterlegene Position. Wird diese Schuld so groß, dass ein ausgleichendes Zurückgeben nicht mehr leistbar erscheint, ist der Vorwurf des Nehmenden ein Versuch, den Gebenden schlecht zu machen, um damit sein Geben klein zu reden und das Gefälle im Austausch zu leugnen. Oder der Partner, der mehr nimmt, als er zu geben bereit ist oder als er geben kann, flieht vor dem Ausgleich, indem er sich trennt. Ist das Ungleichgewicht schicksalhaft bedingt, zum Beispiel durch Arbeitslosigkeit oder eine Invalidität, können die Anerkennung des Ungleichgewichts und der Dank das Gefälle mildern.

Wer mehr gibt, als er nimmt, und alles tut, dass das so bleibt, verharrt in einer übergeordneten und »besseren« Position, will selbst nicht »schuldig« und verpflichtet werden und bleibt für den anderen als der »Bessere« unerreichbar. Unter dem Druck des fehlenden Nehmens wird er häufig nach einer gewissen Zeit depressiv, so dass die Fähigkeit zu geben zusammenbricht. Vielleicht trennt sich der zu viel Gebende auch nach einer Weile, aber so, dass er der Bessere mit dem Recht, böse zu sein, und der andere der Schuldige bleibt. Oder der Partner, der nicht so viel annehmen kann oder will, wird böse oder trennt sich. Will jemand sehr viel geben im Leben, braucht er einen Partner, der dem gewachsen ist und selbst auch bereit ist, viel zu geben.

Der Therapeut wird sich in das Ungleichgewicht einfühlen und dem Paar helfen herauszufinden, wie es wieder in ein gutes Gleichgewicht kommen kann, welches das Zusammenleben oder auch die Trennung im Guten erlaubt. Die Aufstellungen sind hier so hilfreich, weil sie die Dynamik des Paares über Stellvertreter so treffend wiedergeben und dem Paar ermöglichen, aus dem Hin und Her der Worte in das gemeinsame Hinschauen zu kommen. Sie wirken so erleichternd, weil sie über das Aufdecken der jeweiligen Schicksalsverbundenheit in den Herkunftsfamilien den zu viel Gebenden und den zu viel Nehmenden vor sich selbst und als Paar voneinander entlasten. Kann jeder der Partner sehen, dass keiner im Konflikt böse, aber jeder eingespannt ist in einen größeren Zusammenhang, aus dem heraus man sich so gesucht hat und braucht, wie man ist, dann lassen sich leichter »einvernehmliche« Lösungen finden.

Die wichtigsten Bereiche für das wechselseitige Geben und Nehmen zwischen Mann und Frau sind die Sexualität, die Kinder (oder entsprechende gemeinsam getragene Leistungen für künftige Generationen) und die materielle Versorgung. Die meisten Paarkonflikte spielen sich aktuell über Probleme in diesen Bereichen ab. Dazu kommen all die unerfüllten Erwartungen aneinander, die eigentlich an die eigenen Eltern gerichtet sind und den Partner in die Erfüllung von Bedürfnissen einbinden, die dieser nicht leisten kann. Von der Vergangenheit her sind es meist die Ereignisse und ungelösten Probleme der Herkunftsfamilien und die entsprechenden Einstellungen und Verhaltensmuster, die eine Mann-Frau-Beziehung aus dem Gleichgewicht bringen, sowie, zeitlich näher gelegen, die Schicksalsschläge und Entscheidungen, die sich in der Beziehungsgeschichte des Paares selbst zutragen: eine Abtreibung vielleicht, ein verstorbenes, verunglücktes oder behindertes Kind, eine schwere Krankheit, Arbeitslosigkeit, Schulden, aus anderen Beziehungen mitgebrachte Kinder, so genanntes Fremdgehen und dergleichen.

Neben dem wechselseitigen Geben und Nehmen gehört zur Grundordnung der Paarbeziehung das Gleichgewicht als Mann und Frau in der Beziehung. Die Verbundenheit von Mann und Frau entsteht im liebenden Vollzug der Sexualität und natürlich im Kind, in dem die Beziehung von Mann und Frau unauflöslich geworden ist. In Bezug auf die Sexualität fehlt den Partnern jeweils etwas Entscheidendes, das nur der andere Partner beitragen kann.

In dem, was Männer und Frauen zur Weitergabe des Lebens beitragen, gibt es ein tief verwurzeltes Ungleichgewicht. Die Frau hat durch die unmittelbare Nähe zum werdenden und sich entwickelnden Kind in der Schwangerschaft und durch die Geburt und das Nähren an der Brust eine Nähe zum Leben und zur »Erde«, der ein Mann auf dieser Ebene nichts Gleichgewichtiges entgegensetzen kann. Zudem setzt die Frau ihre eigene Gesundheit und ihr eigenes Leben für das Auf-die-Welt-Kommen des Kindes ein.

Die ausgleichende Leistung des Mannes besteht nun darin, dass er Mutter und Kinder schützt, ernährt, ihnen einen Platz gibt und die Kinder von der engen Bindung an die Mutter löst. Die umstrittene

Behauptung von Bert Hellinger: »Die Frau folgt dem Mann (in seine Familie, seinen Namen, zu seinem Arbeitsplatz, in sein Land ...), und der Mann dient dem Weiblichen« pointiert dieses Gleichgewichtsbedürfnis in der Ergänzung.

Nun haben sich viele äußere Bedingungen für Familien in einer Weise geändert, dass Männer nicht mehr so »notwendig« erscheinen und Frauen noch mehr an Last und Einfluss in Familien tragen, zum Beispiel weil die Frau ihren Lebensunterhalt selbst verdient und es nur ein oder gar kein Kind gibt. Entsprechend problematisch können dadurch Mann-Frau-Beziehungen werden. Entgegen dem Anschein leiden sie vor allem daran, dass die Männer an Gewicht verlieren, weil sie nicht mehr sorgen und entsprechend »führen« können, wollen oder brauchen. Die Kraftlosigkeit und Nutzlosigkeit vieler Männer, unter der Männer und Frauen gleichermaßen leiden, sind ein weltweites Phänomen (soweit ich es aus den Beobachtungen und Aufstellungserfahrungen in vielen Ländern der Welt sehen kann). Es zeigt sich dort umso schärfer, wo die gesellschaftliche und kulturelle Leistung der Männer zusammengebrochen ist (zum Beispiel bei Indianern und Aborigines) oder nicht mehr von den Frauen geachtet wird, weil sie durch Kriege, Umweltzerstörung oder »Männergehabe« nicht mehr der Familie und den künftigen Generationen zu dienen oder als spezifische Leistung nicht mehr gebraucht zu werden scheint (wie in unseren »fortschrittlichen« Nationen). Gerade dort, wo Männer sich tyrannisch gebärden und Frauen und Kinder unterdrücken, zeigt sich dahinter häufig nur ihre Ohnmacht oder eine Art Behauptungswillen oder ein schlimmes Ausgleichen gegenüber dem »Zuviel« an Gutem, das von den Frauen kommt.

Aufstellungen können im tiefen Gespür der Stellvertreter für Ungleichgewicht und Gewichtigkeit zeigen, was in der Paarbeziehung fehlt und was nötig ist, damit Mann und Frau gleichgewichtig nebeneinander vor den Kindern stehen können. Die Unterschiedlichkeit von Mann und Frau und die Notwendigkeit, sich zu ergänzen, um gemeinsam kraftvoll die Paarbeziehung und Elternschaft auszufüllen, zeigen sich in den Aufstellungen darin, dass der Mann rechts von der Frau steht. Es ist nach dem oben Gesagten nicht überraschend, dass Männer diesen ersten Platz von zwei gleichwertigen nicht so gerne einnehmen und häufig den Vater oder gar eine Männerreihe hinter sich brauchen, um ihren Platz kraftvoll ausfüllen zu können. Frauen dagegen freuen sich häufig, wenn sie den Mann kraftvoll und entlastend zu ihrer Rechten spüren. Wer nun konkret diesen auf den Dienst an der Familie ausgerichteten ersten Platz in einer Aufstellung und in der Beziehung selbst sinnvollerweise einnimmt, wird aber auch von anderen Faktoren bestimmt, zum Beispiel ob ein Partner schon aus einer früheren Beziehung Kinder hat oder welches materielle Gewicht oder welche Schwere an Schicksal einer der Partner mitbringt. Im Verlauf einer Partnerschaft können sich hier natürlich auch Änderungen ergeben. Der Therapeut, der auf die hilfreiche Ordnung von Beziehungen schaut, wird hier, indem er die Reaktionen der Stellvertreter überprüft, anhand der Fakten und der Dynamik der Aufstellung die seelischen Gewichte »abwägen«. Er wird seine Wahrnehmung dafür öffnen, welche »Notlösungen« unauflösbare Ungleichgewichte annehmbar und lebbar werden lassen: vielleicht ein Dank, eine besonders liebevolle Zuneigung, ein bewusstes Sichbegnügen, eine besonders ausgleichende Leistung, manchmal auch die Trennung.

Wenn bewusst und mit Liebe angenommen wird, was unausgeglichen bleibt, dann sind manche neue, im Sinne der seelischen Ordnungen weiterführende Lösungen möglich, freilich nicht beliebige. Generell gilt für einen Aufsteller auch hier: Wenn er von Ordnungen spricht, dann im Sinne einer sinnvollen Konfrontation mit Kräften, die in der Seele ohnehin wirken und über eine Aufstellung auch einsichtig werden können. Er muss sich davor hüten, im Sinne einer Moral oder Norm etwas aufbürden oder verkünden zu wollen oder gar gesellschaftliche Entwicklungen zu werten. Auch greift er nicht in das alltägliche Spiel der Kräfte beim Paar ein, das mit seiner eigenen Einsicht in die Ordnungen seine individuelle Lösung sucht und umsetzt, und das ja auch die Wirkungen allein tragen muss. Er zeigt über die Aufstellung oder auch seine Erfahrung nur auf, was in den Paarbeziehungen welche Wirkung hat.

Generell gilt auch hier: Wir haben die Folgen unseres Handelns nicht im Griff und sind mit unseren individuellen Lösungen in gesellschaftliche und kulturelle Entwicklungen eingebunden, die wiederum auf uns schicksalhaft einwirken. Wir sind nicht nur bestimmt durch das, wo wir herkommen, sondern auch durch das Mögliche und Künftige, zu dem es uns hinzieht. Sowohl das, »was ist«, als auch das, »was sein kann«, unterliegt vielfältig ordnenden Kräften, die nicht in unserem Belieben stehen.

Geben und Nehmen zwischen Eltern und Kindern

Für die Verlässlichkeit der Beziehung zwischen Eltern und Kindern wirkt neben dem Vorrang der Eltern aufgrund der Ursprungsordnung eine zweite einfache Ordnung: Die Eltern geben, und die Kinder nehmen. Ist das Geben und Nehmen zwischen Mann und Frau wechselseitig, so ist es zwischen Eltern und Kindern eine Einbahnstraße.

Die Eltern geben das Leben und darüber hinaus das, was für das Überleben und Aufwachsen der Kinder nötig ist. Letzteres können zur Not auch andere geben, eine Großmutter, Pflegeeltern, Adoptiveltern oder ein Heim. Das Leben selbst aber geben nur die Eltern. Auf diese Weise bekommt ein Kind viel. Wer aber bekommt, muss auch geben. Nun ist aber das, was Kinder von ihren Eltern bekommen, so groß, dass sie es nie zurückgeben können. Allein das Leben ist so groß, das kann man an den Eltern selbst nicht ausgleichen. Weil aber, wer bekommt, auch geben muss – auch das ist ein seelisches »Grundgesetz« –, besteht die Lösung darin, dass die Kinder erwachsen werden, selbst Vater und Mutter werden oder etwas Entsprechendes tun und somit das Leben weitergeben. Auf diese Weise entsteht das, was Bert Hellinger den »Fluss des Lebens durch die Generationen« nennt.

Die Schuld gegenüber den Eltern, die Kinder oft spüren, wenn sie sich vom Zuhause lösen, ist zugleich die Triebkraft für ein eigenes, gebendes Leben, und sie schwindet meist, sobald sie selbst im Leben zukunftsträchtig etwas leisten. Ein gewisser Ausgleich geht auch zu den Eltern zurück: durch den Dank, die Liebe und die Freude, die Kinder den Eltern bereiten. Aber das kommt in seinem Gewicht dem Weitergeben des Lebens nicht gleich.

Wenn es um das Überleben der Gruppe geht, muss notfalls in der Familie jeder jedem helfen. So kann es sein, dass auch Kinder in die Pflicht genommen sind, den Eltern zu helfen. In Ländern, in denen eine Familie nicht überlebt, wenn nicht auch die Kinder arbeiten, ist das der Fall. Auch im Krieg musste schon mancher Junge den Vater vertreten, der gefallen oder in Gefangenschaft gekommen war, um mit der Mutter den Bauernhof zu führen. Und natürlich müssen die erwachsenen Kinder für ihre Eltern sorgen, wenn die sehr krank oder alt sind und sich selbst nicht mehr helfen können. Diese Hilfe der Kinder für die Eltern richtet sich aber an der Not aus und dauert nur, solange sie nötig ist. Sie darf die Weitergebe des Lebens mit all dem, was dazugehört, nicht wesentlich behindern. Freilich gebührt den Kindern, die ihr eigenes Leben der Unterstützung und Pflege der Eltern opfern, dafür hohe Anerkennung.

Wenn erwachsene Kinder ihre alten Eltern pflegen, braucht das aber den Respekt, der den Eltern gebührt, auch wenn die alten Eltern durch das Nachlassen ihrer Kräfte oft kindlich werden und kindliche Ansprüche stellen. Diese können die Söhne und Töchter aber nicht wirklich befriedigen. Was den pflegenden Kindern oft hilft, ist die Vorstellung, dass die toten Großeltern den alten Eltern das geben, was ihre kindlichen Bedürfnisse befriedigt, und man selbst gibt ihnen als erwachsenes Kind, was sie real brauchen, mit Liebe und so, wie es recht und gemäß ist.

Der Fluss des Lebens durch die Generationen und sein Erleben haben in Aufstellungen einen großen Stellenwert. Er betrifft das Wesen seelischer Gesundheit. Den Ahnen für die Weitergabe des Lebens Respekt und Achtung zu erweisen und die Lebenskraft zu nehmen und weiterzugeben wird in allen Kulturen hoch bewertet.

> In einem Seminar in den USA, das ein Freund hielt und bei dem mehrere Indianer anwesend waren, wollte ein schwer depressiver Indianer eine Aufstellung machen. Der Therapeut sah aber nach wenigen Fragen, wie heillos verworren die Familiengeschichte dieses Mannes war. So sagte er zu ihm nur: »Wie viele Generationen deiner Ahnen soll ich hinter dich stellen, damit du wieder Kraft fühlst?« Der Indianer überlegte kurz und sagte dann: »Sieben«, vielleicht, weil das eine heilige Zahl bei den Indianern ist, vielleicht, weil das in etwa den Zeitraum zurück benennt, in dem die Welt der Indianer noch in Ordnung war. Jedenfalls wurden stellvertretend für die sieben Generationen sieben Paare nahe hinter den Indianer gestellt, so dass er sie mit seinem Rücken berührte. Da stand er nun, hob den Kopf und sagte nach einer kleinen Weile mit kraftvoller Stimme: »Das tut gut!« Dann schaute er aber zu dem Therapeuten und sagte zu ihm: »Ich habe noch einen Wunsch. Stell bitte jetzt die sieben Generationen vor mich hin, die nach mir kommen.« Und es wurden stellvertretend sieben Personen in einer Reihe vor ihn gestellt, mit dem Rücken zu ihm und den Blick nach vorne gerichtet. Da stand er nun in der Mitte und strahlte.

Diese Geschichte ist ein schönes Bild für den Fluss des Lebens durch die Generationen.

Der Fluss des Lebens – Hindernisse und Lösungen

Am Nehmen der Eltern führt kein Weg vorbei. Eltern können nicht anders sein, als sie sind, und sie müssen nicht anders sein, als sie sind. Eltern werden sie allein dadurch, dass sie das Kind zeugen und ins Leben bringen, nicht aber, weil sie arm sind oder reich, stark oder schwach, gut oder böse, warmherzig oder kalt, gut oder schlecht erziehen – natürlich in den vielfältigsten Abstufungen, wie wir sie von unseren Großeltern, Eltern und von uns selbst kennen. Um dieses Nehmen des Lebens mit Liebe und auf die Zukunft gerichteter Kraft geht es.

Nun gibt es aber viele Hindernisse für dieses Nehmen, und Familienaufstellungen dienen dazu, diese Hindernisse offensichtlich zu machen und aufzulösen, soweit das möglich ist.

Die Bedürftigkeit der Eltern und der Trost der Kinder

Häufig schauen Kinder auf ihre Eltern und erleben sie, als wären diese bedürftig wie Kinder. Vielleicht ist der Großvater oder die Großmutter früh gestorben, vielleicht war der Vater oder die Mutter eine Weile von den Eltern getrennt, vielleicht fühlten sie sich in ihrer Familie benachteiligt, nicht ausreichend versorgt oder unterstützt. Sieht und hört und fühlt nun wiederum ein Kind diese kindliche Bedürftigkeit der Eltern, dann wirkt das auf das Kind so, als müsste es sagen und sich entsprechend verhalten: »Liebe Mama (lieber Papa), sei nicht traurig, ich gebe dir das, was dir von deiner Mutter oder deinem Vater her fehlt.« Das Kind macht sich groß und betrachtet die Eltern wie klein. Das Kind wird gebend und die Eltern werden nehmend.

Das hilft aber meist nicht wirklich. Dennoch wird es im Kind zu einem fest verwurzelten Muster, aus dem heraus es in eine aus der Liebe geborene Anmaßung gerät, die ihm später sehr schadet. Es kommt im Laufe der Zeit zu einem tiefen Konflikt zwischen diesem illusionären Bemühen der Kinderseele und der systemischen Grundordnung, dass die Eltern geben und die Kinder nehmen und dass die Eltern den Vorrang haben und Kinder nicht in das Schicksal der Eltern eingreifen dürfen. Dieser Konflikt macht dann manchmal später depressiv oder krank, so dass man auf schmerzliche Weise wieder in die nehmende Haltung gezwungen wird.

In Aufstellungen erleben wir sehr häufig diese Bewegung, wenn Kinder einen Elternteil oder beide trösten und sich groß und stark machen, als wären sie die Eltern. Wird das sichtbar, hilft der Therapeut, dass die erwachsenen Kinder rückwirkend für sich als kleines Kind von Mutter oder Vater ein Stück zurücktreten, auf ihre Position als Kind gehen und zu den Eltern sagen: »Du bist groß, ich bin klein, du bist die Mutter (der Vater), ich bin das Kind, du gibst, ich nehme«, und das in irgendeiner gemäßen Variation, die der konkreten Situation des Klienten angepasst ist.

Partnerschaft zwischen Eltern und Kindern

Ähnlich ist die Dynamik, wenn Kinder auf ihre Eltern schauen und diese in ihrer Beziehung als Mann und Frau bedürftig erleben. Auch dann neigen sie dazu, oft mit Unterstützung der Eltern, darauf mit den Worten zu reagieren: »Liebe Mama (lieber Papa), sei nicht traurig, ich gebe dir das, was dir von Papa (von Mama) her fehlt.« Und das Kind wird gleich groß wie die Eltern, kommt in eine partnerschaftliche Rolle und fühlt sich aufgerufen, in die Beziehung der Eltern einzugreifen. Da erzählt vielleicht eine Mutter ihrer dreizehn Jahre alten Tochter intime Dinge aus dem Ehebett oder fragt den zehnjährigen Sohn, ob sie sich scheiden lassen soll, oder der Vater fährt nur noch mit der Tochter in Urlaub oder verlangt vom Sohn, dass er im Streit der Eltern Partei für ihn ergreift. Sexueller Missbrauch ist ein besonders gravierender Fall, in dem die Grenzen zwischen Eltern und Kindern verwischen. Meist springen Kinder einfach in die Lücke der Gefühle zwischen Vater und Mutter oder werden auch veranlasst, manchmal gezwungen, die Mutter beim Vater oder den Vater bei der Mutter zu vertreten.

Die Folgen können hier noch schwer wiegender sein. Auch da kommt es zu einem inneren, meist unbewussten Konflikt zwischen der liebenden, aus der Not geborenen oder auch erzwungenen Anmaßung und dem archaisch wirkenden Verbot der Vermischung von Elternebene und Kinderebene. Viele griechische Tragödien verweisen darauf. Die Folge sind in schweren Fällen, dass zwischen Vater und Sohn oder Mutter und Tochter ein Kampf entsteht: »Entweder du oder ich, nur einer kann den Platz bei der Mutter (dem Vater) einnehmen«, in seltenen Fällen bis hin zu Mord und Totschlag. Die späteren Beziehungen scheitern häufig, schwere Schuldgefühle plagen, auf eigene Kinder wird vielleicht verzichtet, oder man wiederholt an den eigenen Kindern und in der Partnerschaft das gleiche Muster.

In Aufstellungen erlebt man diese Dynamik, wenn der Sohn neben der Mutter auf dem Platz steht, der eigentlich dem Vater gebührt, oder die Tochter beim Vater, als wäre sie seine Frau, manchmal ganz selbstverständlich und zufrieden, häufiger aber sehr belastet und mit dem Wunsch, aus dieser Nähe zu einem Elternteil wegzugehen. Auch hier hilft der Therapeut dem erwachsenen Kind, rückwirkend für das kleine oder meist jugendliche Kind in ihm, von der Beziehung der Eltern zurückzutreten und zu sagen: »Bitte, liebe Mama (lieber Papa), sei freundlich, wenn ich mich da zurückziehe. Ich liebe dich, und ich liebe Papa (Mama). Gebt mich frei von den Belastungen eurer Beziehung.

Ich bin nur euer beider Tochter (Sohn)«, wieder möglichst in den Worten, die der familiären Situation des Klienten angemessen sind und die wenn möglich zeigen können, in welchem Zusammenhang das Anliegen des Klienten zu dieser Verstrickung in die Beziehung der Eltern steht.

Die unterbrochene und verweigerte Hinbewegung

Wird ein Kind früh von seiner Mutter (manchmal auch vom Vater) getrennt, vor allem in einem Alter, in dem es diese Trennung nicht verstehen kann, und besonders dann, wenn das Kind dabei mit seinem Leben gefährdet ist, kommt es zu einer Unterbrechung in der liebenden Hinbewegung zur Mutter (manchmal auch zum Vater). Je kleiner das Kind ist, desto wichtiger ist aufgrund der engen körperlichen Bindung die Mutter. Stirbt ein Elternteil sehr früh, wird das kleine Kind weggegeben, muss das Kind einige Wochen nach der Geburt zu einer lebenswichtigen Operation in die Klinik, und die Mutter kann nicht dabei sein, oder sie ist dabei, aber kann nicht nahe sein und helfen, oder muss die Mutter in die Klinik, und das kleine Kind wird solange von der Tante versorgt, kommt es zu dieser unterbrochenen Hinbewegung. Das Kind versteht die Trennung nicht, fühlt sich im Stich gelassen und ohne Hilfe und abgeschnitten von der vertrauten Nähe und Wärme und reagiert dann häufig so, dass es anschließend die Mutter nicht mehr liebend annimmt, auch wenn die Trennung letztlich gut ausgegangen ist. Man kann das an Kindern sehen, wenn sie von der Mutter zum Beispiel aus der Klinik abgeholt werden, und sie schreien, wenn die Mutter sie in den Arm nimmt, werfen den Kopf zurück, wollen sich frei strampeln, oder sie reagieren apathisch, ihre Augen werden stumpf, und sie strahlen die Mutter nicht mehr an. Manchmal spürt die Mutter, dass das Kind sie nicht mehr annimmt und traut sich nicht, das Kind auch gegen seinen Widerstand wieder fest in den Armen zu halten, bis das Vertrauen des Kindes wieder wächst und die Liebe wieder fließt. Dann vertieft sich der Abstand zwischen Mutter und Kind, auch wenn scheinbar das Leben normal in der Familie weitergeht.

Ein Mann war in einer Gruppe und sprach von seiner Mutter als Mördermutter. Es gab aber keine mordende Mutter im System. Es kam jedoch folgende Geschichte zur Sprache. Als der Mann ein Junge von knapp zwei Jahren war, wurde die Mutter in Berlin mit ihm ausgebombt und fand Unterschlupf in einer kleinen Hütte auf dem Land, eine halbe Stunde entfernt vom nächsten Dorf. Der Vater war noch im Krieg, Ver-

> wandte wohnten nicht in der Nähe, und so versuchte die Mutter allein mit dem kleinen Jungen in dieser Hütte zurechtzukommen. Der Junge bekam aber eines Tages eine schwere Krankheit und sehr hohes Fieber, und die Mutter musste den Arzt holen. Sie ließ den Jungen in der Hütte allein zurück und lief die lange Strecke zum Dorf. Von dort wurde der Arzt in der nächsten Stadt angerufen, und bis der zum Dorf kam und mit der Mutter zur Hütte lief, war sehr viel Zeit vergangen. Als der Arzt schließlich den kleinen Jungen ansah, sagte er: »Der ist ja schon tot!« Er war aber nicht tot. Sie haben ihn auch ins Leben zurückgebracht.
>
> Aufgrund dieser Geschichte wurde verständlich, wohin vielleicht das Wort von der Mördermutter gehörte. Als der Therapeut jedenfalls den Mann rückwirkend für den kleinen Jungen und stellvertretend für seine Mutter in den Arm nehmen und festhalten wollte, hatte dieser buchstäblich Todesschweiß auf der Stirn. Erst unter der ständigen Beteuerung des Therapeuten, dass es ja gut ausgegangen sei, konnte sich die Panik langsam legen, er ließ sich in den Arm nehmen und weinte verzweifelt. Die ganze Angst vor der Todesnähe brach aus ihm heraus, jetzt aber geschützt im Arm des die Mutter vertretenden Therapeuten.

Solche Prozesse verweisen auf persönliche Traumata, die selbst keinen unmittelbaren systemischen Hintergrund haben, aber manchmal in das Trauma verstärkende systemische Zusammenhänge eingebunden erscheinen, zum Beispiel wenn die Mutter als Kind auch beinahe gestorben wäre oder mit ihrer Situation als allein erziehende Mutter nicht zurechtkommt.

Eine unterbrochene Hinbewegung zu den Eltern wirkt sich vor allem auf die späteren Beziehungen und das Erleben von Nähe und Distanz aus. Wenn beispielsweise ein als Kind von der Mutter getrennter Mann eine Frau liebt, zu ihr hin möchte um zu lieben und geliebt zu werden, dann neigt er dazu, wie in einem Reflex vor dieser Nähe zurückzuweichen, als würde eine Stimme in ihm sagen: »Nein, das tue ich mir nicht nochmals an, dass ich vertraue und dann im Stich gelassen werde. Da ziehe ich mich lieber gleich selbst zurück.« Es kommen all die Gefühle des kleinen Kindes hoch, seine Angst, vielleicht seine Wut, seine Ohnmacht, seine Resignation und sein Rückzug. Die nicht mehr wieder aufgenommene liebende Hinbewegung zur Mutter führt dann zur Unterbrechung des Flusses der Liebe zwischen Mann und Frau, manchmal auch zu den eigenen Kindern, und zum Misstrauen gegenüber den Nächsten und dem Leben überhaupt.

Wenn in Aufstellungen kein systemischer Hintergrund für das fehlende Annehmen der Eltern oder das Scheitern einer Beziehung aufscheint, wirkt häufig so ein traumatisches Trennungserlebnis im

Hintergrund. Um eine unterbrochene Hinbewegung tief gehend aufzulösen, ist die Zeit innerhalb einer Aufstellung und einer Gruppe vielfach zu kurz. Es braucht dann eine gesonderte therapeutische Unterstützung, wie bei sonstigen persönlichen Traumata auch.

Fühlt sich ein Kind in irgendeiner Situation von den Eltern missachtet, missbraucht oder zutiefst verletzt und in Frage gestellt, wird die unterbrochene Hinbewegung häufig zu einer verweigerten Hinbewegung. Das Kind und auch später der Erwachsene verschließt sein Herz vor den Eltern oder einem Elternteil dann oft völlig und verhärtet, mit all den Folgen für die Beziehungen, die Einstellung zum Leben und vielleicht auch die Gesundheit.

Die verweigerte Hinbewegung hat meist systemische Hintergründe verbunden mit eigenen, traumatischen Erlebnissen. Eltern sind sich manchmal nicht bewusst, dass sie mit ihren Handlungen und Worten bei Kindern etwas auslösen, was sie meist nicht beabsichtigt haben. Sie können nicht wahrnehmen, wie die Ereignisse in der Familie zusammen mit ihrem Verhalten zur Verweigerung der Hinbewegung ihrer Kinder führen können. Wie geht es zum Beispiel einem aufsässigen kleinen Jungen, wenn die Mutter in ohnmächtiger Wut und in tiefem Schmerz um den Verlust seines Bruders, ihrem »Sonnenschein«, sagt: »Mir wäre es lieber, du wärest an seiner Stelle gestorben.«

Lösungen lassen sich in diesen Fällen oft nur schwer und meist nur im Zusammenhang mit einem Blick auf das Schicksal der Eltern und der tiefen Verneigung des erwachsenen Kindes davor finden. Vielleicht ist es auch die Verneigung der Eltern vor ihrem Schicksal, die Eltern und Kind wieder zurück in den Fluss der Liebe bringen.

Der Vorwurf

Auch der Vorwurf unterbindet die Liebe zwischen den Kindern und den Eltern und beeinträchtigt das kraftvolle und fruchtbare Weitergehen im eigenen Leben. Eigenartigerweise halten Menschen, die ihren Eltern Vorwürfe machen, ihren eigenen Lebensumsatz im Geben und Nehmen eher gering, obwohl sie selbst oft viel von ihren Eltern bekommen haben. Vorwürfe an die Eltern scheinen ein Privileg von Kindern in reichen Ländern zu sein. Wer viel bekommt, spürt den Druck, im eigenen Leben auch viel geben zu müssen. Wem das zu schwer und unannehmbar erscheint, dem bleibt nur, das von den Eltern Bekommene klein oder schlecht zu reden, damit auch die Verpflichtung daraus kleiner wird.

Nun kann man sich aber die Grundfrage stellen, welche die ganze Aufstellungsarbeit durchzieht: »Was ist die tiefere Bindung, die tiefere Liebe hinter dem Vorwurf?« Sucht man hier eine Antwort, dann kommen all die Personen in den Blick, auf deren Verlusten und schlimmen Schicksalen der Wohlstand der Eltern aufbaut. Der Vorwurfsvolle schaut bewusst oder unbewusst auf die Personen, die einen hohen Preis bezahlt haben und im Blick auf die man sich nicht mit gutem Gewissen von seinen Eltern zu nehmen traut. So schaute die Generation der Achtundsechziger in ihren auch gesellschaftlich artikulierten Vorwürfen vermutlich auf den Holocaust, die Opfer des Krieges, die Zwangsarbeiter, die Armen in den Entwicklungsländern. Sie blickte auf das Schlimme in der Welt, angesichts dessen man »doch keine Kinder ins Leben setzen« und kein reiches und nur privates Leben führen könne. Sie verachtete die Eltern, die kein Mitgefühl mit den Opfern zeigten, und begegnete ihnen mit dem Spontispruch: »Ihr wollt unser Bestes, aber ihr werdet es nicht kriegen.«

> Der Erbe mehrerer Bäckereien verkaufte seine Läden, verschleuderte in gewagten Finanzgeschäften das ganze Geld, wurde krank, musste von der Sozialhilfe leben und warf seinen schon gestorbenen Eltern vor, sie hätten nur auf das Geschäft geschaut und ihm nur Geld, aber keine Liebe gegeben. Als eigentlicher Hintergrund zeigte sich aber, dass der Großvater die Bäckereien auf dem Grundstock mehrerer jüdischer Geschäfte aufgebaut hatte. Die jüdischen Familien mussten sie sehr billig verkaufen, um fliehen zu können. Spätere Forderungen von jüdischen Nachkommen wurden abgewiesen.

Dieses Nicht-nehmen- und Nicht-geben-Wollen im Vorwurf hilft aber den Opfern nichts. Die Aufstellung sucht dann mit dem Klienten einen Weg, von den Eltern das Gute zu nehmen, auch wenn andere dafür einen Preis bezahlt haben, aber so, dass die Opfer dabei gesehen und geachtet werden und ihr Preis seinen Sinn darin bekommt, dass es für die Künftigen wenigstens gut weitergeht und sie bereit sind, in ihrem Leben etwas Gutes zu leisten.

Die Depression

Auch der Depressive nimmt nicht von seinen Eltern. Er ist aber bereit, selbst in seinem Leben viel zu geben. Man kann die Depression eine »Wurzelkrankheit« nennen. Es ist, als wäre man in der Depression von seinen Wurzeln, den Eltern, abgeschnitten und als könne man so den Lebenssaft nicht mehr ansaugen und müsse vertrocknen. Wer nur gibt, aber nicht nimmt, wird mit der Zeit innerlich hohl und leer, und es kommt zum depressiven Zusammenbruch. Jetzt kann man auch nicht mehr geben und ist in der Krankheit darauf angewiesen, wieder Hilfe anzunehmen.

Auch hier kann man fragen: »Was ist die tiefere liebende Kraft?«, wenn es jemand schwer fällt, von den Eltern und später auch von anderen zu nehmen? Manche Menschen schauen schon als kleines Kind auf ihre Eltern und erleben diese als überfordert oder gar aufgrund schwerer Schicksale vom Tod bedroht. Dann sagt etwas in der Seele des Kindes: »Jetzt kann ich doch nicht auch noch kommen und etwas von meinen Eltern verlangen. Das halten sie nicht mehr aus. Ich muss fürchten, dass sie zusammenbrechen oder gar sterben, wenn ich auch noch nehme.« Und dann schont das Kind seine Eltern, stellt sich auf die eigenen Beine und sagt sich: »Ich schaffe es schon alleine.« Bleibt dieses Grundmuster, verausgabt man sich oft schwer mit all den Folgen.

Was ist hier die Lösung? Sie gelingt meist nicht, wenn man nur auf die Beziehung von Eltern und Kindern schaut. Man braucht auch die Großeltern. Ein Prozess ist nötig, in dem in der Seele rückwirkend die Eltern von ihren Eltern bekommen, was sie brauchen, so dass sie nicht mehr überfordert und vom Tod bedroht erscheinen. Im Fluss der Generationen muss man die Stelle finden, wo er durch bestimmte Ereignisse unterbrochen wurde, und dort kann die Heilung beginnen.

> Eine depressive Frau, die schon mehrmals in psychosomatischen Kliniken war und die in die Gruppe kam, um ihre Beziehung zu ihrer Mutter zu verbessern, wurde gebeten, nur sich und die Mutter aufzustellen. Sie stellte sich und die Mutter in größerer Entfernung gegenüber. Es war eiskalt. Ohne Informationen zu erfragen stellte der Therapeut noch eine Frau dazu, die Großmutter. Es bewegte sich nichts und blieb eiskalt. Noch eine Frau wurde dazugestellt, die Urgroßmutter. Da ging die Großmutter spontan zur Urgroßmutter, warf sich in deren Arme und weinte bitterlich. Dann löste sie sich, ging auf ihre Tochter, die Mutter der Frau, zu und nahm sie liebevoll in den Arm. Die begann zu strahlen und ging schließlich auf die Stellvertreterin der Klientin als jüngstes Glied dieser Kette zu und schloss sie kraftvoll in die Arme.
>
> Die Klientin, noch in der Runde sitzend, atmete tief durch und bat darum, sich selbst zu den Frauen stellen zu dürfen. Alle vier umarmten sich lange. Was zwischen Urgroßmutter und Großmutter passiert war, wusste die Frau nicht. Aber sie war sichtlich gelöst und führte am Abend des Aufstellungstages ein langes herzliches Telefonat mit ihrer Mutter. Sie erfuhr dabei, dass die Urgroßmutter die Großmutter als lediges Kind bekommen hatte und sie auf Druck ihrer Eltern bald nach der Geburt

zu entfernten Verwandten in einer weit entfernten Stadt geben musste, die später das Kind nicht mehr hergaben.

Meist sind es gehäuft auftretende Todesfälle in Familien und schmerzhafte und schreckliche Ereignisse, die Eltern in einer Weise an die Grenze ihrer Kräfte und des eigenen Todes führen, dass ihre Kinder sich ihnen nicht mehr zuzumuten trauen.

Spiritualität

Es gibt auch Formen von Spiritualität, Religiosität oder Meditation, die erwachsene Kinder von ihren Eltern und Ahnen abschneiden und den Fluss des Lebens hemmen. Sie sind die »elegantesten« Wege, nicht von den Eltern zu nehmen, denn damit schadet man sich selbst nicht so stark, und sie tragen einen richtigen Kern in sich. Man kann nämlich sagen: »Die Eltern geben das Leben ja nicht aus sich heraus. Dafür ist das Leben viel zu groß, als dass die Eltern es ›machen‹ könnten. Das Leben kommt von weit her.« Wenn das so ist und man sich aus irgendwelchen Gründen den Eltern nicht verdanken will, dann liegt es nahe, sich zu sagen: »Dann mache ich eben einen Umweg um die Eltern und gehe direkt zum Größeren und Ganzen. Dort nehme ich mein Leben gern und sage gerne danke.«

Dieses Nehmen vom »Großen und Ganzen« unter Ausschluss der Eltern und Ahnen bleibt aber häufig blutleer und ohne Kraft und Lebensumsatz. Da geht vielleicht ein junger Vater für ein Jahr nach Indien zum Meditieren und kümmert sich nicht um seinen kleinen Sohn zu Hause. Oder man tritt einer besonderen Gemeinschaft bei, in der man Gott unter Umgehen der Eltern und der eigenen Familie nahe ist. Oder man wird rigoroser Vegetarier, um nicht an Tieren schuldig zu werden. Schaut man auch hier auf die Hintergründe solcher spirituellen Bewegungen, dann zeigt sich häufig, dass die Eltern und Ahnen mit einer Schuld beladen sind. Das Kind fürchtet nun, wenn es von den Eltern nimmt, muss es auch die Schuld übernehmen. Es meidet dann die Nähe zu den Eltern und Ahnen. Nichts fürchtet der Spirituelle mehr, als schuldig zu werden. »Love, not war« ist das Beispiel für einen Leitspruch, der die Schuld fürchtet, aber nicht unbedingt mit einem verantwortungsvollen Umgang in der Liebe verbunden ist. Einige verfallen in eine Art »spiritueller Waschzwang« und behindern das gewöhnliche Leben damit sehr. Andere suchen ein Leben weit weg von zu Hause, geborgen vielleicht in einer Gemeinschaft Gleichgesinnter, als könnte nur die geografische Ferne vor der Anteilnahme an der Schuld schützen. Und manchmal scheint das auch tatsächlich der einzige Weg für das eigene Überleben zu sein.

Eine Aufstellung kann dann häufig helfen, den Schuldzusammenhang in der Familie wahrzunehmen und das Leben zwar vom größeren Ganzen zu nehmen, aber durch die konkreten Eltern und Ahnen, und das angesichts der Schuld und ihrer Wirkung und im Wissen darum, dass, wer lebt, immer auch in irgendeiner Form schuldig wird. Das meiste Gute in der Welt geschieht, indem man im Blick auf fremde oder eigene Schuld verantwortlich und zukunftsträchtig handelt. Die Formen von Spiritualität und Religiosität, die in dieser Weise fest auf dem Boden bleiben, entwickeln dann eine lebensbejahende, aufbauende und mitfühlende Kraft.

»Bitte« und »Danke«, »Schade« und »Ja«

Manchmal wirkt das, was in Aufstellungsgruppen geschieht, wie eine Art »Seelsorge« oder wie etwas Religiöses. Und vielleicht ist der große Zuspruch, den die Aufstellungsarbeit erfährt, auch ein Ausdruck des Bedürfnisses nach grundlegenden Lebensvollzügen, die in modernen Gesellschaften nicht mehr ausreichend zum Zuge kommen. Der große Raum, welcher der liebenden Hinwendung zu den Eltern gerade mit dem Blick auf Schlimmes, Gescheitertes und Schuld eröffnet wird, bringt die Teilnehmer der Gruppen einander nahe und sorgt für ein herzliches Miteinander. »Bitte«, »Danke« und »Ja« zur Wirklichkeit zu sagen, wie sie ist, sind ganz einfache seelische Vollzüge, die aber oft nur mühsam zu erringen sind. Eine Liebe in unserem Leben zu erreichen, die niemand und nichts ausschließt, das klingt einfach, und ist doch eine große Leistung und ein großes Geschenk. Die mit Liebe ausgefüllte Zustimmung zum Leben tut allen gut und wirkt kraftvoll darauf hin, sich mit seinem ganz gewöhnlichen Leben dem »Fluss des Lebens« anzuvertrauen und sich mit seinen Fähigkeiten und Möglichkeiten ins volle Leben hineinzubegeben.

Aber auch das »Schade« braucht seinen Platz. Zwar kann aus dem, was nicht gelingt, und aus dem, was uns Unrecht und Schmerz zufügt, Gutes erwachsen. Aber für sich genommen bleibt es etwas, was uns oder anderen schadet. Das »Ja« zum Leben bezieht seine Kraft gerade daraus, dass es auch angesichts der misslichen und schlimmen Erfahrungen ausgesprochen wird. Bliebe das »Schade« die letzte Wirklichkeit, gingen wir daran zugrunde. Würde es nicht wahrgenommen und geachtet, verlöre das »Ja« seine Bodenhaftung und verändernde Kraft. »Ja« können wir sagen, wenn das »Schade« in jeweils größeren Bezügen »aufgehoben« wird.

Vielleicht verdeutlicht die folgende Geschichte »Der Streit«, wie wir »Ja« und »Nein« in unserem Leben verbinden können:

> Zwei Frauen hatten einen Streit. Die eine war eine Jasagerin und die andere eine Neinsagerin. Während die eine immer mit dem Kopf nickte, schüttelte ihn die andere immer. So kamen sie nicht zusammen.
>
> Weil sie sich aber schätzten, gingen sie zu einem Lehrer und fragten ihn um Rat.
>
> Der Lehrer bat die beiden, jede möge ihren Standpunkt vortragen.
>
> Da sagte die Jasagerin: »Nur wer dem Leben zustimmt, wie es ist, lebt in Einklang.«
>
> Da sagte die Neinsagerin: »Nur wer das Leben, wie es ist, verneint, kann zu einem Leben beitragen, wie es besser ist.«
>
> Da sagte der Lehrer: »Des Menschen Kopf ist sehr beweglich. Er kann nicken, er kann sich schütteln, er kann sich sogar im Kreise drehen. Ich gebe euch eine dreifache Antwort:
>
> Die erste ist: Sage nie ein Ja, das ein Nein ist. Und sage nur ein Nein, das ein Ja ist.
>
> Die zweite Antwort ist: Was auch immer dir tagtäglich widerfährt, nimm es als eine Gelegenheit, dein Leben anzunehmen und lernend fortzuschreiten. Wenn du so alles genommen hast, sage ›Nein‹ zu dem, was dich daran hindert zu achten, zu lieben und zu handeln.
>
> Und die dritte Antwort ist:
>
> Wer unterscheidet, der begreift.
>
> Wer Unterschiedliches zusammennimmt, der wächst.
>
> Und wer dem Verbindenden traut, der ist geborgen.«
>
> Die Frauen waren mit der Antwort in Frieden. Und als sie untergehakt wieder gingen, bewegten sich ihre Köpfe im Rhythmus ihrer Schritte.

Die einfachen, die seelische Gesundheit fördernden Haltungen von Therapie im weitesten Sinne gelingen nur, wenn die Lebenswirklichkeit mit ihren bindenden und lösenden, hemmenden und fördernden Kräften auf genügend unterschiedene und auf jedes einzelne Familiensystem spezifisch bezogene Weise gesehen werden und zum Zuge kommen kann. Sie gelingen, wenn man seine einmalige persönliche Lebenswirklichkeit mit ihren Grenzen, Chancen und Erfordernissen auf eine Weise wahrnimmt, dass man an ihr »wächst«. Wachsen kann man nur an den unmittelbaren Gegebenheiten. Entsprechend differenziert sollten das systemische Wissen und das methodische Vorgehen eines Aufstellungsleiters sein.

4 Elemente der Aufstellungsarbeit – mehr als eine Methode

Das Familienstellen kann als eine professionell angeleitete Methode zur Lebensbewältigung in persönlichen und familiären Krisen bezeichnet werden. Als solche ist es vermittelbar und lernbar. Sowohl die Vermittlung als auch das Lernen erfordern aber eine große Offenheit in Bezug auf das methodische Vorgehen. Wir neigen dazu, von problemlösenden Methoden im psychischen Bereich Ähnliches zu erwarten wie von naturwissenschaftlich-technischen Methoden, nämlich Sicherheit und Berechenbarkeit. Wir wünschen uns, dass die Methode abgesichert ist und Sicherheit gibt. Und nach Möglichkeit soll sie vorhersagbare und gewünschte Ergebnisse bringen.

Psychotherapie, Beratung, Lebenshilfe oder Seelsorge sind aber individuelle Verfahren. Seelische Vorgänge sind so komplex und einmalig, dass sie keinen sicheren technischen Zugang erlauben. Wir können zwar allgemeine Ziele für Veränderungs- und Heilungsprozesse angeben, zum Beispiel dass es normalerweise jemand besser geht, wenn er mit seinen Eltern in Frieden ist und wenn er in einer tragfähigen Beziehung lebt. Aber wir wissen nicht von vorneherein, wie solch ein Ziel für einen konkreten Klienten aussieht und erreicht werden kann.

Eine »Technik« gibt der Methode, mit der wir an das Nutzbare herangehen, Vorrang gegenüber dem, was für uns nützlich ist und Sinn macht. Im Bereich der Seele treten aber gerade der individuelle und der soziale »Sinn« in den Vordergrund. Die Methode tritt hinter ihrem Ergebnis zurück. Es ist ähnlich wie bei der Spieltechnik für ein Instrument, einer Maltechnik oder dem Verfassen eines Gedichtes. Eine gewisse lernbare und übbare Technik ist Voraussetzung. Aber das, was sich in der Musik, im Bild, im Gedicht zeigt, lässt sich nicht mit der im Entstehungsprozess verwendeten Technik vorhersehen, fassen und absichern. Darüber hinaus kann die »Partitur« einer Familienaufstellung nur einmal gespielt werden.

Wenn ich im Folgenden genauer auf methodische Schritte des Familienstellens eingehe, dann soll das nicht dem Erlernen einer Technik dienen, sondern dem Verstehen der Prozesse, die für das Familienstellen von Bedeutung sind. Manche sagen: »Der Zweck heiligt die Mittel.« Aber es gilt auch: »An den Mitteln erkennt man den Zweck.« In diesem Sinne möge deutlich werden, wie die einzelnen Elemente im Vorgang des Familienstellens dem Prozess heilsamer Gestaltung von Beziehungen dienen.

Das Familienstellen wird als eine phänomenologische Methode bezeichnet und damit als ein vom bisherigen Wissen möglichst unvoreingenommener Weg. Es verhält sich einer von sich aus zeigenden Wirklichkeit gegenüber offen und absichtslos. Die phänomenologische Methode ist in gewissem Sinne eine paradoxe Methode. Denn offen kann nur sein, wer sich nach etwas ausstreckt und etwas fassen kann. Absichtslos kann nur sein, wer etwas sehen und erreichen will. Das Nichtwissen ist nur eine Tugend für den Wissenden. Insofern wird der Versuch einer Phänomenologie der Methode des Familienstellens zwei parallele Stränge aufweisen: das Wissen und das Nichtwissen, die Absicht und die Absichtslosigkeit, das Fassbare und das Offene, das Wahrnehmen von Wirklichkeit (Phänomeno-) und die Bedeutungsgebung im geistigen Verstehen (logie).

Die Art der Offenheit für die Phänomene, die sich im Familienstellen als Methode zeigen, mag folgende Zen-Geschichte verdeutlichen:

> Dschau-dschou fragte seinen Lehrer Nan-tjüan: »Was ist der wahre Weg?«
>
> Nan-tjüan erwiderte: »Der alltägliche Weg ist der wahre Weg.«
>
> Wiederum fragte Dschau-dschou: »Kann man den Weg erlernen?«
>
> Nan-tjüan sagte: »Je mehr du lernst, desto weiter kommst du vom Weg ab.«
>
> Darauf fragt Dschau-dschou: »Wenn man dem Weg nicht durch Lernen näher kommen kann, wie kann man ihn erkennen?«
>
> Nan-tjüan sprach: »Der Weg ist kein sichtbares Ding, er ist auch kein unsichtbares Ding. Er ist nichts Erkennbares und auch nichts Unerkennbares. Suche ihn nicht, lerne ihn nicht, nenne ihn nicht! Sei weit und offen wie der Himmel, und du bist auf dem Weg!« (Weber-Schöfer 1982).

Der Kontakt

Eine Familienaufstellung in der Gruppe beginnt gewöhnlich damit, dass der Therapeut einen Klienten bittet, sich neben ihn zu setzen. Arbeitet ein Aufsteller mit einer einführenden Runde, in der sich die

Kursteilnehmer kurz vorstellen und ihr Anliegen nennen, hat schon ein erster Kontakt stattgefunden, manchmal verbunden mit ersten Hinweisen des Therapeuten zur Verdeutlichung des Anliegens, ersten Impulsen für die innere Suchhaltung des Klienten, einer ersten berührenden Widerspiegelung eines Eindrucks oder ersten Fallgeschichten, die für den Einzelnen und auch die Gruppe einen neuen Horizont eröffnen.

Der eigentliche Kontakt, der zur Aufstellung hinführt, beginnt aber in dem Sichnahekommen von Klient und Therapeut. Schon das Verlassen seines Platzes unter den anderen Seminarteilnehmern und das Zugehen zum und Sichsetzen neben den Therapeuten vor aller Augen, ist ein bedeutsamer Schritt. Er vermittelt eine erste Information über die Bereitschaft und Energie eines Klienten, wirklich über eine Aufstellung nach einer Lösung für sein Problem zu suchen. Die Hinbewegung des Klienten auf den Platz neben dem Therapeuten richtet darüber hinaus die Aufmerksamkeit der Gruppe und des Therapeuten auf den Klienten und das kommende Geschehen und baut damit das »Feld« auf, das die Aufstellung ermöglichen und tragen wird. Therapeut und Gruppe stellen sich auf das seelische Feld eines Klienten ein, das er immer mit sich »trägt«, wie wenn man ein Empfängergerät auf die Wellenlänge eines Senders einstellt. Diese Aufmerksamkeit ist die Voraussetzung dafür, dass etwas geschehen kann, das wirklich mit dem Klienten und seiner Familie zu tun hat und nicht in einem »Wellensalat« oder bei einem beliebigen anderen Sender hängen bleibt. Aufmerksamkeit und Achtsamkeit eröffnen, tragen und beenden eine Aufstellung.

Manchmal meldet sich ein Teilnehmer, aber er springt nur in die Lücke, weil sich kein anderer zur persönlichen Arbeit meldet. Manchmal verbindet ein Klient seinen Wunsch zu arbeiten mit einem die Aufmerksamkeit behindernden oder irreführenden Kommentar, zum Beispiel zu seiner Angst vor der Aufstellung oder zu dem Druck, unter dem er leide, oder zum Wunsch, es hinter sich zu bringen. Solche Bemerkungen lenken die Energie auf ein momentanes Gefühl oder eine momentane Absicht des Klienten. Sie verengen damit die Aufmerksamkeit auf ein für den Klienten meist gewohntes und typisches Verhalten und Fühlen. Das behindert aber eher das Mitgehen mit der wirklichen Not des Klienten und den Bezug zu ihm und seiner Familie.

Manchmal wird der Therapeut das als ein Zeichen nehmen, dass für den Klienten nicht der Erfolg versprechende Zeitpunkt für die Aufstellung da ist. Vielleicht gelingt es aber dem Therapeuten, durch geeignete Bemerkungen den Klienten auf das Kommende hin zu zentrieren, so dass die ablenkenden Gefühle und Bemerkungen einem stillen und kraftvollen Sichöffnen für Neues und Wesentliches Platz machen können.

Es ist eigenartig zu erleben, wie sowohl der Therapeut als auch die Gruppe das eine Mal eine Aufstellung von Anfang an mit Spannung erwarten, ein anderes Mal aber das Gehen eines Klienten zum Platz neben dem Therapeuten mit Unruhe und unkonzentriert verfolgen. Da mag manchmal eine vorhergehende, nicht packende, unruhige oder unbefriedigende Aufstellung der Grund sein, vielleicht auch ein zu schneller Wechsel von einer Aufstellung zur anderen. Doch vor allem scheint ein Klient schon wortlos etwas auszustrahlen, das die Gruppe und den Therapeuten sofort auf ihn, sein Schicksal und das Anstehende konzentriert oder auch nicht.

Hat sich der Klient neben den Therapeuten gesetzt, beginnt der eigentliche Kontakt. Es ist zunächst eine stille Kontaktaufnahme. Beginnt der Klient sofort zu reden, sein Anliegen vorzubringen oder über seine Befindlichkeit jetzt oder im Leben zu sprechen, wird der Therapeut ihn bitten, erst einmal ruhig zu atmen, vielleicht die Augen zu schließen, einen Moment zu warten und sich innerlich der noch verborgenen Lösung, seinem kommenden Aufstellungsprozess, seiner Familie mit ihren guten Kräften anzuvertrauen. Diese Stille am Anfang kann ganz kurz sein oder auch mehrere Minuten dauern. Sie dient dem Sicheinstimmen und Sicheinschwingen in die Seele des Klienten und seiner Familie. Der Klient nimmt wortlosen Kontakt auf mit seinem Leben, seinen Beziehungsfeldern, seiner Not, seiner Zukunft, ohne darüber nachzudenken, was er vorbringen will. Der Therapeut stellt sich auf den Klienten und seine Familie und auch das »größere Feld« ein, in das sie eingebettet sind. Auch er macht sich frei von jeder Überlegung, was da kommen wird, öffnet sich freundlich dem Klienten und seinem Schicksal, macht sich bereit wahrzunehmen und sich vom seelischen Feld des Klienten und den für die Lösung nötigen Kräften führen zu lassen.

In diesem augenblicklichen oder auch Zeit benötigenden Einstimmungsprozess kommen dem Therapeuten auch erste wichtige Wahrnehmungen. Er sieht das Gesicht des Klienten, vielleicht verkniffen, vielleicht wie entrückt. Er sieht beispielsweise im Gesicht einer älteren Frau die Ausstrahlung einer 17-Jährigen oder in der Gestalt eines jungen Mannes kommt ihm ein Urgroßvater aus der Wilhelminischen Epoche entgegen. Mancher Klient »trägt die Nase hoch«, ein anderer schaut finster oder depressiv zu Boden. Vielleicht greift der Therapeut dann zu einer ersten kleinen Intervention, indem er sanft das erhobene Haupt eines Klienten zu einer Neigung führt. Mit einer kurzen treffenden Bemerkung bringt der Therapeut möglicherweise den Klienten unmittelbar mit einer wichtigen Wahrnehmung oder einem tieferen Gefühl in Verbindung und umgeht damit sofort ein angebotenes gewohntes Muster. Vielleicht fängt dann ein Klient in einem aufkommenden tiefen Schmerz still zu weinen an. Oder er beginnt ruhig und tief zu atmen.

Die Unterschiedlichkeit der Klienten und ihrer Anliegen zeigt sich in dieser Anfangsphase, noch bevor das Anliegen ausgesprochen ist. Nicht jeder Klient geht »beladen« auf den Platz neben dem Therapeuten. Manchmal ergeben sich sofort ein heiterer Wortwechsel und ein die Spannung auflösendes Lachen. Oder der Therapeut kommt unmittelbar zur Sache.

Entscheidend bleibt, dass sich möglichst schon im ersten Kontakt zwischen Klient und Therapeut, zwischen Klient und Gruppe, zwischen Klient und seinem Anliegen, seiner Lebenssituation, seinen Bezugspersonen und seiner Schicksalsbindung entfalten kann, was an Aufmerksamkeit, Kraft und Spannung nötig ist.

Das Familienstellen wird als eine systemische Methode bezeichnet. Das bedeutet in erster Linie, dass der Therapeut beim Klienten von Anfang an auf dessen Familiensystem und Schicksalsgemeinschaft schaut, in die er eingebunden ist. Er nimmt den Klienten in dessen seelischem Feld wahr, sieht in ihm über das Individuelle hinaus. Er öffnet sich nicht nur dem Klienten, sondern auch dessen Eltern und der über die Bindungsliebe vorgegebenen Schicksalsgemeinschaft. Während des ganzen Aufstellungsprozesses betrachtet er die Probleme und Lösungen, die ein ganzes Familiensystem betreffen, und geht davon aus, dass sich die vom Klienten meist individuell gesuchte Lösung über die Lösung von Ungeklärtem und Unerledigtem im umfassenden Beziehungssystem ergibt.

Deswegen nimmt der Therapeut zwar die oft sehr sublimen persönlichen und meist unbewusst auf die Eltern gerichteten Beziehungsangebote wahr, geht aber nicht darauf ein. Manchmal wird das von außen oder auch vom Klienten als hart oder gefühllos empfunden. Der Therapeut bleibt aber in unerschütterlicher Freundlichkeit mit dem ganzen Familiensystem in Verbindung, weil er weiß, dass die auf das Individuum reduzierte Problem- und Lösungssicht einen Teil des Problems bedeutet. Wir können die Tatsache nicht umgehen, dass wir mit dem, was uns prägt, mit dem, was wir erleben und lernen, mit dem, was wir entscheiden und wünschen und hoffen, immer verbunden sind mit den wesentlichen Bezugspersonen und oft weit darüber hinaus mit den größeren sozialen Kräften und Schicksalen.

Auch in persönlichen traumatischen Ereignissen sind wir immer in diesen größeren Rahmen eingebunden. Individuelle Traumata brauchen zwar häufig besondere individuelle Traumatherapien, und nicht alle Verletzungen, die wir erleben, ergeben sich aus der Schicksalsgemeinschaft. In der Wirkung und in der Bewältigung sind sie aber immer eingebunden in unser bewusstes und unbewusstes Beziehungsleben.

Allerdings: Es gibt die Beziehungssysteme nicht unabhängig von den einzelnen Personen, die in ihm verbunden sind. Der Blick auf das »Zwischen« menschlicher Beziehungen bliebe leer ohne die Personen, zwischen denen und an denen sich Beziehungsgestaltungen und Schicksale abspielen. So nimmt der Therapeut natürlich den Klienten als Person wahr, aber eben innerhalb des mehr oder weniger weiten Horizonts seiner Schicksalsgemeinschaft.

Das Anliegen

Damit eine Familienaufstellung gelingen kann, braucht es die Not des Klienten und sein dringendes Anliegen. Sie geben dem seelischen Feld die für die Aufmerksamkeit nötige Kraft und führen in der Aufstellung den Klienten, den Therapeuten und die Stellvertreter.

Kann die Not, das Problem oder das Anliegen vom Klienten klar formuliert werden, erleichtert das die Arbeit sehr.

Ein lösbares Problem unterscheidet sich von einem unlösbaren meist dadurch, dass es in einem Satz ausgedrückt und sofort von allen verstanden werden kann. Das Anliegen soll sowohl in Bezug auf das Problem oder die Not als auch in Bezug auf die Lösung offen formuliert sein, also ohne mitgelieferte Begründung für das Problem und ohne Bedingungen für das, was sich als Lösung zeigen darf. Zukunftsorientierte Anliegen sind hilfreicher als der Wunsch zu wissen, warum etwas so oder so im Leben gekommen ist. An Fakten gekoppelte Anliegen geben den Weg zu einer wesentlichen Hilfestellung leichter und kraftvoller frei als Gefühle. Ein klares Anliegen kann dem Therapeuten mit offenem Blick gesagt werden, während das Ausweichen des Blickes zu Boden sehr oft in die Verschwommenheit der Gefühle und der Problembeschreibung mündet.

»Seit Jahren quält mich eine schwere Depression«, »Meine Mutter hat sich letztes Jahr umgebracht«, »Ich möchte mich von meiner Frau trennen, schaffe es aber nicht«, »Unser Sohn ist hyperaktiv und macht uns auch sonst große Sorgen«, »Ich lebe seit dem Tod der Eltern mit meiner großen Schwester im Krieg«, »Ich habe Krebs« – das sind Beispiele für klare Nöte. Aber nicht immer kann ein Klient sein Anliegen gleich klar formulieren. Nicht immer zeigt sich sofort das »seelische Gewicht« über eine berührende und die Betrachter doch frei lassende Emotion, über ein klares Symptom, über ein bedeutsames Familienschicksal. Manchmal sagt ein Kursteilnehmer: »Ich bin hier, weil meine Frau das gewünscht hat.« Oder er äußert so einen vagen Wunsch wie: »Ich möchte freier werden«, »Ich möchte erwachsen werden«, »Ich möchte mich selbst besser finden und selbstbewusster werden«. Solche Anliegen, die nicht aus dem eigenen Wollen oder aus dem bloßen Wunsch nach »Selbstfindung« heraus kommen, reichen in ihrer Kraft nicht für eine Aufstellung aus. Sie finden auch keinen Widerhall in der gespannten Aufmerksamkeit der Gruppe.

Es gibt Aufsteller, die mit solchen Anliegen nicht arbeiten und die warten, bis vom Klienten ein klareres und systemisch zugängliches Anliegen genannt werden kann. Man kann sich als Therapeut aber auch fragen, was das eigentliche Anliegen dahinter ist, und in einem kurzen Klärungsprozess dem Klienten bei der Suche danach helfen. Fühlt der Therapeut, dass so ein eher vages Anliegen dennoch »aufgeladen« ist, dann kann es ihn schnell zu einem wesentlichen familiären Hintergrund führen. Eine Klientin sagt zum Beispiel: »Ich finde meinen Platz im Leben nicht.« Der Therapeut fragt: »Bist du bei deinen Eltern aufgewachsen?« Die Klientin antwortet: »Ja!« »Bist du verheiratet und hast du Kinder?« »Ja!« »Bist du berufstätig?« »Ja!« »Geht das alles gut?« »Ja, einigermaßen.« »Wer hatte denn wirklich keinen Platz im Leben?«

Es ist erstaunlich, wie häufig dann ans Licht kommt, wohin das Problem, keinen Platz zu finden, eigentlich hingehört, zu einem ledigen Kind des Vaters vielleicht, zu dem es keinen Kontakt gibt, oder zur

Mutter, die von ihren unbekannten Eltern zur Adoption freigegeben worden ist. Hinter dem Wunsch, sich im Leben frei fühlen zu können, steckt manchmal ein unterschwelliger Todeswunsch. Denn wirkliche Freiheit schenkt erst der Tod. »Willst du sterben?« Diese provozierende Frage führt erstaunlich häufig zu einer zustimmenden Reaktion, manchmal auch zu einer heftigen Verneinung. In beiden Fällen erhält das allgemein formulierte Anliegen eine Zufuhr an Gewicht.

Vage formulierte, aber »geladene« Anliegen haben häufig einen ganz realen Hintergrund, der sich zeigen kann, wenn man sie wörtlich nimmt. Will jemand freier sein, kann beispielsweise die Frage weiterführen: »Wer war denn eingesperrt?« Möchte jemand erwachsen werden, kann die Frage sinnvoll sein: »Wer ist denn real nicht erwachsen geworden, weil er vorher starb?« Will jemand sich selber finden, drückt sich vielleicht in seinem Unbewussten das auf der Flucht verloren gegangene Geschwister der Mutter aus, das nie mehr gefunden wurde, oder der im Krieg vermisste Großvater, dessen Schicksal niemals aufgeklärt werden konnte. Hinter vielen Anliegen, die aus dem Repertoire der Selbstverwirklichung entnommen scheinen und in dessen Rahmen wie eine Endlosschleife wirken, verbergen sich reale Ereignisse in der Geschichte der Familie. Sie geben dann einer Aufstellung und einer Lösung sofort Kraft, wenn sie erzählt werden.

Gelingt es nicht, einem Anliegen in einem kurzen Dialog »auf die Sprünge« zu helfen, so dass Klient, Therapeut und Gruppe »neugierig« auf die Aufstellung werden, muss der Therapeut die Arbeit bis auf weiteres unterbrechen. Die vielleicht häufigste Ursache für das Misslingen von Aufstellungen liegt darin, dass ein Therapeut sich für eine Aufstellung entscheidet, obwohl er spürt, dass das vom Klienten genannte Problem oder die Art, wie er es präsentiert, die folgende Arbeit nicht tragen kann.

Aber nicht nur die Schwammigkeit eines Anliegens behindert eine hilfreiche Aufstellung. Wirkt der Klient völlig verschlossen oder ganz fixiert auf sein eigenes missliches Leben ohne Bereitschaft, sich auch den anderen Familienmitgliedern zu öffnen und auch deren Schicksal in den Blick zu nehmen, bleibt er lieblos und abwertend oder verbeißt er sich zu sehr in ein Problem und seine Lösung, ist die Chance für eine gelingende Aufstellung gering.

Gibt es einen »richtigen« Zeitpunkt für eine Aufstellung? Wir wissen es nicht genau. Der Therapeut trifft aber über die Kontaktaufnahme mit dem Klienten, über das Ziel des Anliegens und die Art der

Formulierung eine erste Entscheidung. Fühlt er sich vom Klienten und seinem »seelischen Feld« getragen, wird er den nächsten Schritt der Aufstellung gehen; wenn nicht, unterbricht er bis zu einem geeigneteren Zeitpunkt, der mehr Kraft entwickelt. Neben der Spannkraft, die der Klient mit seiner Not und seinem Anliegen ausstrahlt, und der beim Therapeuten und der Gruppe geweckten Aufmerksamkeit wird der Therapeut seinem Gefühl trauen, ob die Aufstellung in ihrem Bemühen um einen lösenden Prozess vom Klienten selbst getragen werden kann oder ob der Therapeut die Last verspürt, für den Klienten suchen und alle möglichen Hebel in Bewegung setzen zu müssen. Klienten können ein Zuwenig an Energie und ein Zuviel davon zeigen.

Kommt die Frage nach dem richtigen Zeitpunkt aus der Gruppe, erzähle ich manchmal eine Geschichte, die ich einmal irgendwo gelesen habe.

> In einem der verschiedenen Versuche, Reiz-Reaktions-Mechanismen zu untersuchen, testete Pawlow das Verhalten eines Hundes auf folgende Weise:
>
> Es wurde ein langer Drahtzaun gespannt und auf die eine Seite ein großer Brocken frischen Fleisches gelegt und auf die andere Seite ein Hund geführt. Das erste Mal wurde der Hund an den Drahtzaun in einem normal hungrigen Zustand geführt. Da lief der Hund den langen Drahtzaun entlang auf die gegenüberliegende Seite bis zum Fleisch und verzehrte es.
>
> Ein anderes Mal war der Hund zuvor gefüttert worden, so dass er sich richtig satt fressen konnte. Wie zu erwarten war, kümmerte sich der Hund, als er an den Drahtzaun geführt wurde, nicht um das frische Fleisch auf der anderen Seite, sondern legte sich hin, um zu schlafen.
>
> Ein drittes Mal wurde derselbe Hund an den Drahtzaun geführt, nachdem er zuvor einige Tage lang richtig ausgehungert wurde. Der Hund witterte sofort das Fleisch, sprang darauf zu und verbiss sich im Gitter derart fest, dass man ihn kaum mehr davon lösen konnte.

Von daher ist wohl der beste Zeitpunkt für eine Aufstellung, wenn jemand »normal hungrig« ist.

Wie ein Klient seine Bereitschaft zur Aufstellung kundgibt und sein Anliegen formuliert, hängt auch von der Haltung des Therapeuten ab. Eine kurze und prägnante Art des Therapeuten, nach dem Anliegen, dem Problem, der Not oder dem gesuchten guten Ergebnis zu fragen, fördert eine kurze und prägnante Antwort des Klienten. Der Mut und die korrespondierende Fähigkeit des Therapeuten, sich jeder Art von Schicksal des Klienten zu stellen, fördern dessen Vertrauen und Offenheit. Die Fähigkeit des Therapeuten, Wesentliches von Unwesentlichem zu unterscheiden und das »seelische Gewicht« des Anliegens und der Informationen abwägen zu können, richtet auch den Klienten am Wesentlichen aus. Die freundliche und alle Personen und Ereignisse in der Familie gleich annehmende Haltung des Therapeuten erleichtert es dem Klienten, sich auch liebevoll und anerkennend seinen Angehörigen und ihrem Leben und auch sich selbst gegenüber zu öffnen.

Betrachtet man Aufstellungen von außen, hat man oft den Eindruck, als spiele das Anliegen gar keine so große Rolle. Die Aufstellungen entwickeln sich in eine Richtung, die mit dem Anliegen kaum mehr in Verbindung zu stehen scheint. Tatsächlich verändern Informationen des Klienten zu den Ereignissen in seiner Familie oder auch die freie Bewegung der Stellvertreter oft den Ausgangspunkt für eine Aufstellung beträchtlich. Generell ist es hilfreich für das Gelingen einer Aufstellung, wenn der Therapeut und der Klient nicht wie gebannt auf ein Problem oder ein Symptom schauen, das es zu lösen gilt. Ja, schon die Fixierung, als müsse sich unbedingt eine Lösung zeigen, verengt möglicherweise die Seele in ihrem heilsamen Prozess.

Die Grundfrage des Familienstellens, was in einer Seele danach drängt, in Ordnung oder Frieden oder Einklang zu kommen, leitet eine Aufstellung am besten. In dieser Offenheit ergibt sich dann das »Lösende« oft ganz überraschend über einen völlig anderen Bereich von Betroffenheit, als das Anliegen nahe zu legen schien. Manchmal ist es auch die beste Antwort auf eine Frage, wenn sich die Frage nicht mehr stellt. Dennoch bleibt, dass das Anliegen in seiner Verbundenheit mit der Familienseele die Energie für die Aufstellung bereitstellt. Die überzeugendsten Lösungen in Aufstellungen ergeben sich meist dann, wenn sich im systemischen Zusammenhang auch ein Aha-Erlebnis für das Anliegen ergibt.

Die Informationen

Für das Familienstellen sind nur wenige Informationen nötig. Die Beschränkung der Information auf Wesentliches ist sogar unerlässlich, denn eine Familienaufstellung ist ein »einmaliger« Vorgang (auch wenn ein Klient mehrmals Aufstellungen »macht« oder die Aufstellung eingebettet ist in eine längere Therapie oder Betreuung). Die begrenzte Zeit für eine Aufstellung erlaubt auch nur eine bestimmte Anzahl von Informationen, sonst verliert der Prozess seine Spannung und wird verwirrend.

Einen guten Gradmesser für Informationen und ihre Auswahl bildet die Frage, ob eine Information Kraft hat, ob sie irgendwie spannend für den Therapeuten und auch die Gruppe ist oder den Spannungspegel eher sinken lässt. Als weitere Indizien dafür, welche Informationen für die Aufstellung bedeutsam sind, dienen ihre spürbare Nähe zum Anliegen, die Betroffenheit, die sie bewirken, die »Bilder«, die sie beim Therapeuten auslösen, und natürlich ihr objektives Gewicht. Ein Selbstmord innerhalb der Familie ist immer bedeutsam, selbst wenn sich die Aufstellung in eine andere Richtung entwickelt oder der Klient dieses Ereignis nicht für wichtig erachtet (umso wichtiger ist es dann häufig).

Es geht um Ereignisse und Personen mit ihrem Schicksal in der Familie, nicht um Erlebnisse, auch wenn manchmal ein knapp erzähltes Erlebnis zu einem wichtigen Familienereignis hinführt. Und es geht nicht um Charakterisierungen von Personen, auch wenn diese einen Hinweis auf die Beziehungen untereinander geben können. Wie jemand aussieht und sich verhält, ist in Bezug darauf, dass er Vater oder Mutter ist oder dass er früh verstorben ist, für gewöhnlich nicht von Belang. Die Bemerkung eines Klienten: »Mein Vater war ein schwacher Mann« mag einen Hinweis auf eine abwertende Sichtweise des Klienten auf seinen Vater geben und insofern vom Therapeuten registriert und vielleicht sogar aufgegriffen werden, aber in Bezug auf das Schicksal des Vaters lenkt sie eher ab. Das Bedeutsame sind die Informationen über den Vater und seine Familie, welche die »Schwachheit« des Vaters in einem neuen, die Beziehung von Vater und Sohn verändernden Licht erscheinen lassen.

Um in einer Haltung zu bleiben, die ihn selbst und den Klienten auf das Wesentliche ausrichtet, wird der Therapeut auf Charakterisierungen von Personen nicht eingehen, dies aber auf eine Weise, dass der Rapport, also der Kontakt zum Klienten, nicht darunter leidet, sondern sich eher vertieft.

> So klagte zum Beispiel ein Mann auf die Frage des Therapeuten nach wichtigen Familienereignissen, dass der Vater ein schwacher Mann gewesen sei, der mit seiner kleinen Firma, die er bis ins siebzigste Lebensjahr führte, immer am Konkurs entlang geschrammt sei. Die Bemerkung des Therapeuten: »Alle Achtung vor deinem Vater, wenn

> er eine derart schlecht gehende Firma so lange Zeit über Wasser halten und damit die Familie ernähren konnte« zauberte unmittelbar ein leichtes Strahlen auf das Gesicht des Mannes. Es wurde deutlich, dass er im Grunde seines Herzens mit seinem Vater ganz gut klar kam. Entscheidend war, dass für den Klienten mit der Umdeutung des Therapeuten der Weg frei wurde für das eigentlich die Familie belastende Schicksal, nämlich den Selbstmord des Vaters der Mutter, der mit der Währungsreform nach dem Krieg alles verloren hatte. Die Bemerkung vom »schwachen Vater« erwies sich in der Aufstellung als ein Satz der Mutter des Klienten in Bezug auf ihren Vater und dessen Verhalten.

Welche Informationen sind für das Familienstellen bedeutsam? Im Grunde sind alle Informationen wichtig, die zu den im Kapitel III »Bindung und Lösung« beschriebenen Prozessen der Bindungsliebe eine Auskunft geben können. Eine erste Frage gilt dem Personenkreis der Familie des Klienten: also Vater und Mutter, den Geschwistern, den Eltern der Eltern und den Geschwistern der Eltern, früheren Partnern von Eltern und Großeltern, Halbgeschwistern und Halbgeschwistern der Eltern, vielleicht auch noch den Urgroßeltern und Großonkeln und Großtanten, wenn bei ihnen ein gewichtiges Schicksal wirkt. Auch nicht verwandte Personen gehören dazu, wenn die Familie ihnen auf existenzielle Weise etwas verdankt oder schuldet, zum Beispiel Pflegeeltern, Adoptiveltern oder Nachbarn, die nach dem Tod ihres einzigen Kindes den Bauernhof der Familie übereignen, aber auch Personen, denen durch ein Familienmitglied schweres Unheil mehr oder weniger schuldhaft oder zufällig angetan wurde oder die umgekehrt einem Familienmitglied ein Unrecht oder Unglück zugefügt haben. Zugehörig sind sowohl die Lebenden als auch die Toten soweit die Erinnerung der noch lebenden Familienmitglieder reicht. (Natürlich reicht die Zugehörigkeit über die Schicksalsbindung manchmal auch weiter zurück, so dass in einigen Aufstellungen auch längst verstorbene Ahnen »blind« dazugestellt werden. Für gewöhnlich wird sich der Therapeut aber an den über Informationen erreichbaren Personenkreis halten.)

Verbunden mit »Wer gehört dazu?« ist die andere Frage: »Was ist passiert?« Bedeutsame Ereignisse in Familien sind Totgeburten und Fehlgeburten, Mutter und Kind gefährdende Geburtsvorgänge, Abtreibungen, einschneidende Wohnortwechsel, beispielsweise durch eine Vertreibung oder Auswanderung, Trennungen der Kinder von einem oder beiden Elternteilen oder der Eltern voneinander, ungewisse Vaterschaften, schmerzhafte Verluste von Personen und Gütern, alle als zu früh erlebten Todesfälle, Familienstreitigkeiten, längere Phasen von Arbeitslosigkeit oder Berufsunfähigkeit, schwere Krankheiten, Süchte, Unglücksfälle, Kriegsereignisse, Unrecht, Selbstmorde, Aufenthalte in der Psychiatrie und dergleichen.

Zum Lösungsansatz des Familienstellens gehört, dass es das Hauptaugenmerk auf die Schicksale der Angehörigen richtet. Das ist für viele sehr befremdlich. Wir sind in Psychotherapie und Beratung gewohnt, Probleme, ob wir sie nun in ihrer Genese oder in ihrer Wechselwirkung innerhalb eines Beziehungssystems betrachten, auf die Erlebnisse des Klienten und seines unmittelbaren Umfeldes zu beziehen. Natürlich bleiben die Erlebnisse des Klienten selbst, vor allem wenn sie traumatischer Natur sind, auch im Familienstellen bedeutsam. Aber sie werden in einem umfassenderen Kontext wahrgenommen, als wir das in unserem Alltagsdenken tun. Wir neigen auch gesellschaftlich dazu, auffälliges, störendes und sich selbst oder andere gefährdendes Verhalten vor allem unter der Maßgabe zu deuten, was jemand als Kind erlebt hat, wie die Eltern sich dem Kind gegenüber verhalten haben, wie ein Kind erzogen, beeinflusst oder sogar gezwungen wurde, etwas zu lernen und zu tun oder zu erdulden. Wir stellen uns seelische Wirkungen als Ergebnis unmittelbarer, linearer oder wechselseitiger Einwirkungen vor, zwar manchmal unter Einbeziehung der Informationen über frühere Generationen, aber mit dem Schwerpunkt doch auf den unmittelbaren Interaktionen.

Das Familienstellen dagegen betrachtet die Klienten in ihrer Familiengeschichte auch jenseits direkter Kommunikationswege. Viele unserer Verhaltensweisen und Gefühle, die uns und anderen Probleme bereiten, sind über unsere unmittelbaren Erlebnisse nicht einfühl- und verstehbar. Viele Deutungen über das Verhältnis von Eltern und Kindern und – am anderen Ende des sozialen Spektrums – von Gesellschaft und Einzelnem helfen einfach nicht, Probleme zu lösen. Deshalb kommen auch viele Klienten zu einer Familienaufstellung, weil ihnen der Blick auf die eigenen Erlebnisse und die Ableitung ihrer Probleme daraus nicht geholfen hat. Wichtig sind deswegen auch die Informationen, die ein Klient nicht hat. Gerade hinter den nicht gewussten Ereignissen und Schicksalen in der Familie verbirgt sich häufig die Schicksalsbindung.

Es gilt aber auch: Der »weite« Blickwinkel des Familienstellens macht die engere Perspektive auf das persönlich Erlebte nicht hinfällig. Das Familienstellen ist manchmal in Gefahr, Problemlösungen auf einer schicksalhaften Ebene zu suchen und entsprechende Deutungen anzubieten, die ihrerseits nicht nachvollziehbar sind und nicht lösend wirken, weil sie das in einem bestimmten Kontext entscheidende persönliche Erleben eines Klienten nicht beachten. Ähnlich unterliegt das Familienstellen manchmal der Versuchung, bei unklaren und nicht lösenden Prozessen vorschnell auf Familiengeheimnisse zu verweisen, statt tiefer gehend im Bereich der bekannten Informationen das Entscheidende wahrzunehmen.

Bei der Suche nach den eine Aufstellung tragenden Informationen ist es bedeutsam, unterscheiden zu können, welche Informationen und erste Wahrnehmungen eher in den Bereich persönlicher Verletzungen eines Klienten führen, zum Beispiel zu einer frühen traumatisch erlebten Trennung von der Mutter durch einen Klinikaufenthalt, und welche Ereignisse und Wahrnehmungen auf einen systemischen Zusammenhang verweisen, zum Beispiel auf das traumatische Trennungserlebnis der Mutter, die während der Flucht von ihrer Familie getrennt wurde. Natürlich können beide Ereignisse vorliegen und in ihrer Wirkung auf den Klienten eng verwoben sein. Die Informationen selbst, die Art ihrer Präsentation, die Wahrnehmung der »Erscheinung« des Klienten und das Gefühl, die Intuition, das »Mitschwingen«, die tiefere Einsicht, die Erfahrung des Therapeuten – wie immer wir das nennen – werden Hinweise darauf geben, auf welcher Ebene die Lösungsarbeit sinnvoll sein wird (s. dazu und zum ganzen Kapitel auch Schneider 2001).

Nun ist es kaum möglich und wenig sinnvoll, vor dem Beginn einer Aufstellung alle möglicherweise relevanten Informationen zu erfragen. Das wäre meist ein eher langweiliger und auch lähmender Prozess, der mehr verwirrt, als dass er zu einer guten Richtung der Aufstellung verhilft. Der Therapeut und auch der Klient brauchen einen roten Faden, der möglichst ohne Umwege zu den nötigen Informationen führt. Das Erleben von Aufstellungsprozessen bei anderen Klienten in der Gruppe wird einem Klienten den Zugang zu den für ihn bedeutsamen Ereignissen in seiner Familiengeschichte erleichtern. Entscheidend aber ist der Mut des Therapeuten, seiner Wahrnehmung des Klienten und dessen Erscheinung, Verhalten und Anliegen zu trauen und sich davon zu Vermutungen und Gewichtungen der bedeutsamen Informationen führen zu lassen.

Diese anfängliche »Intuition« des Therapeuten vertieft und erleichtert den Werdegang einer Aufstellung ungemein, wenn sie das Wesentliche trifft. Sie findet ihre Resonanz in der Aufmerksamkeit der

Gruppe und vor allem in der klaren, manchmal auch überraschten Reaktion des Klienten. Nimmt beispielsweise der Therapeut am Klienten eine unterschwellige, »fremde« Wut wahr, kann er direkt fragen: »Zu wem in der Familie gehört denn deine Wut?« Vielleicht antwortet der Klient ganz selbstverständlich: »Zu meinem Vater«, vielleicht zuckt er die Achseln, und der Therapeut fragt weiter: »Wer in der Familie hätte denn Recht auf Wut gehabt?« So erhält die Informationssuche eine Richtung.

Wird er dabei über die Auskünfte des Klienten nicht fündig, kann der Therapeut, wenn er sich seiner Wahrnehmung sicher ist, gleich mit der Aufstellung beginnen. Vielleicht beginnt er dann mit der Aufstellung von zunächst zwei Personen, jemand für den Klienten und jemand für die Wut, um zu sehen, ob sich aus dem Aufstellungsprozess selbst weiterführende und lösende Informationen ergeben. Oder er »vergisst« seine Beobachtung und erfragt weitere Informationen, um sich nicht vorschnell auf eine Richtung der Aufstellung festzulegen.

Denn natürlich ist die Voreinstellung des Therapeuten auf bestimmte Informationen aus dem System des Klienten ein Risiko. Hat der Therapeut wirklich »wahr«genommen oder nur assoziiert? Assoziationen können zu falschen Fährten oder unhaltbaren Behauptungen führen und damit das Vertrauen des Klienten untergraben. Sie bleiben »flach« und ergeben sich meist schon beim Aussprechen und in ihrer Wirkung auf die Gruppe als unergiebig zu erkennen. Der Therapeut kann dann korrigieren und sich erneut dem öffnen, was stimmig weiterführt. Meiner Erfahrung nach gehen auch Stellvertreter und erst recht Klienten in einer Aufstellung irreführende Fährten nicht nach. Hat man sich gründlich »verfahren«, bleiben oft nur ein Abbruch und ein späteres erneutes Aufnehmen des Prozesses.

Was für das Anliegen gilt, gilt auch für die Information. Probleme und Ereignisse müssen nicht ausführlich beschrieben werden. Beschreibungen lenken eher ab, sind ohnehin meist »gefärbt« und nehmen von der Wirksamkeit einer Aufstellung eher etwas weg. Denn es ist für einen Klienten viel aufschlussreicher, wenn Details des bedeutsamen Ereignisses sich auf überraschende Weise aus den körperlichen oder verbalen Reaktionen der Stellvertreter ergeben, statt über seine Mitteilungen. Problembeschreibungen halten das Problem fest und vertiefen den innewohnenden Reiz-Reaktions-Mechanismus. Ausführliche Ereignisbeschreibungen können eine hypnotische Wirkung auf den Klienten selbst und den Therapeuten ausüben. Sie erwecken möglicherweise seelische Bilder zu neuem Leben, die das Schreckliche, statt zu lindern, wieder mit den physiologischen Begleiterscheinungen erneuern. Oder sie rufen nur die alten Abwehrmechanismen wieder hervor, mit denen schreckliche Geschehnisse in ihrer Wirkung unter Kontrolle gehalten wurden.

Die Art und Weise, wie ein Klient Informationen mitteilt, verweist den Therapeuten auch auf die Bewältigungsstrategien für traumatische Ereignisse in einer Familie. Vielleicht kommen dem Klienten »offene« Tränen, während er von einem traurigen Familienereignis berichtet, vielleicht dramatisiert er aber auch auf eine Weise, dass Beobachter denken, da könne etwas nicht stimmen. Mancher Klient verhärtet, ein anderer lächelt, obwohl er etwas Schlimmes erwähnt. Manche Berichte verführen sofort zu einer Parteinahme, andere zum Gähnen. All das nimmt der Therapeut wahr, spiegelt es wider oder behält es als Hinweis in seinem Hinterkopf. So gut er kann, reagiert er nicht mit einem eigenen Gefühl. Er geht nicht auf die Beziehungsangebote ein, die häufig mit der Präsentation einer Information mitgegeben werden, sondern bleibt in einer wohlwollenden Offenheit für die aufdeckenden und lösenden Bewegungen der Familienseele.

Viele Klienten kommen zum zweiten oder dritten Mal für eine Aufstellung zu einem Therapeuten. Das zu wissen, ist für den Therapeuten sinnvoll, auch, was das Thema und vielleicht die Wirkung früherer Aufstellungen war. Er kann dann besser darauf achten, dass eine neue Aufstellung auch etwas Neues für den Klienten bewirken kann oder dass ein neuer Aspekt eine wiederholt in Aufstellungen auftretende Dynamik diesmal zu Ende bringt. Unwichtig ist aber der Ablauf früherer Aufstellungen oder das frühere Verhalten von Therapeuten, mit welcher Methode sie auch immer gearbeitet haben. Es ist unfruchtbar, sich auf vergangene therapeutische Prozesse einzulassen. Der Therapeut wird verleitet, Recht haben oder es besser machen zu wollen, und sein Blick auf das Wesentliche wird durch die Frage: »Was hätte sein müssen?« und das Problem der Konkurrenzsituation gestört. Er konzentriert sich möglichst nur auf das, was in der jetzigen Situation für den Klienten nötig ist, ohne sich durch wertende Vergleiche ablenken zu lassen.

Der Informationsprozess erhält seine klärende Kraft im Augenblick. Im Unterschied zu einer länger andauernden Therapie braucht der Therapeut kein vorheriges Wissen um die Ereignisse in einer Familie, er braucht keine Notizen darüber und keine Erinnerungen.

Müsste er darüber nachdenken, was er über einen Klienten schon weiß, verlöre er seine Achtsamkeit für das, was jetzt nötig ist für einen Lösungsprozess, und das minderte seine Fähigkeit, möglichst umfassend und genau wahrzunehmen. In den Telefongesprächen, die ich manchmal einige Zeit nach einem Aufstellungsseminar mit Klienten führe, die eine weitere Frage haben oder die mit dem in der Aufstellung Erlebten nicht klarkommen, tauchen häufig ganz überraschende neue Hinweise auf, gerade weil ich mich nicht erinnere und somit frei bin, wieder ganz neu auf den Klienten und seine Mitteilungen einzugehen.

Der Informationsprozess zu Beginn und während einer Aufstellung ist ein Teil des Familienstellens und keine davon zu lösende Vorbereitung. Er dient der Wahrnehmung und der Vorgehensweise des Therapeuten in gleichem Maße. Er führt den Klienten und steht in Verbindung mit der Aufmerksamkeit der Gruppe und dem Wirken des »seelischen Feldes«.

Eine Aufstellung ist vom Zeitpunkt der Überlegung eines Klienten, ob er sich auf eine Familienaufstellung einlassen soll, bis zu dem Zeitpunkt, an dem sich ihre Wirkung im Leben des Klienten verliert, als Ganzes ein Ereignis.

Beobachter des Familienstellens werden feststellen, dass der Zeitpunkt, wann Informationen erfragt werden, von verschiedenen Therapeuten und auch ein und demselben Therapeuten im Verlaufe mehrerer Aufstellungen sehr unterschiedlich gehandhabt wird. Generell gilt die Frage: Hat eine Information zu einem gegebenen Zeitpunkt Kraft, schließt sie notwendig eine Lücke, führt sie einen stockenden Prozess weiter, hat sie eine innere Logik im Prozess des Vorgehens, haben ihr Auftauchen und Verstehen eine unmittelbare Wirkung? Das Informationsgespräch am Anfang ist meist nur bis zu dem Punkt sinnvoll, an dem der Therapeut das Gefühl hat, jetzt können wir aufstellen. Alles Weitere kann man, wenn nötig, während der Aufstellung erfragen. Die Informationen fügen sich dann organisch in den gesamten Prozess der Aufstellung.

In manchen Aufstellungen spielen vom Klienten erfragte Informationen überhaupt keine Rolle. In einer Fortbildungsgruppe in Brasilien meldete sich eine Frau mit dem Wunsch nach einer Aufstellung. Sie hatte von ihrem Aussehen her afrikanische Vorfahren. Auf die Frage nach dem Anliegen äußerte sie nur, sie spüre, seit sie denken könne, einen tiefen Schmerz in ihrer Brust. Sie sagte das auf eine Weise, dass sofort eine tiefe, mitfühlende Betroffenheit in der ganzen Gruppe spürbar wurde. Der Therapeut wusste, wenn er jetzt Informationen erfragen würde, gingen die ganze Kraft und Ausstrahlung dieses einzigen Satzes verloren. Ich werde etwas später auf diese bewegende Aufstellung eingehen, die auch in ihrem Verlauf sich nur aus den Reaktionen der Stellvertreter und einigen sparsamen Interventionen des Therapeuten heraus, ohne jeden weiteren Informationsprozess, entwickelte. So bleibt die Frage nach Zeitpunkt und Umfang des Informationsprozesses offen zwischen einer ausführlichen Befragung zu Beginn über die schrittweise Nachfrage während einer Aufstellung bis zum Arbeiten ohne jede vom Klienten gegebene Information.

Die für das Gelingen einer Aufstellung nötige Information ist eingebunden in einen dialogischen Prozess zwischen dem Klienten, dem Therapeuten und den »Feldkräften« der Aufstellung selbst. Dieses dialogische Geschehen kann sehr unterschiedliche Formen annehmen. Manchmal mutet es an wie die Informationssuche in einem Krimi. Manchmal zeigt es sich ganz still über die Bilder der Aufstellung. Es entwickelt sich, wie die anderen Schritte einer Aufstellung auch, immer wieder neu, unvorhergesehen und ungeplant.

Die Wahl des Beziehungssystems

Das Anliegen des Klienten und die mehr oder weniger ausführlich erfragten Informationen geben erste Hinweise darauf, welches Beziehungssystem sinnvollerweise aufgestellt wird. Dies zu entscheiden, ist die Aufgabe des Therapeuten. Wir leben gleichzeitig in unterschiedlichen Beziehungssystemen, nicht nur im Außenbereich unseres Lebens, sondern auch in verinnerlichten. Sie existieren in uns und um uns herum nicht isoliert, sondern sind auf komplexe Weise mit einander verknüpft. Um klärend und lösend wirken zu können, sind Aufstellungen, wie der seelische Prozess auch, auf Ausschnitte und Abgrenzungen im Geflecht der Beziehungen angewiesen.

Eine sehr bedeutsame Entscheidung des Therapeuten bezieht sich darauf, ob das Gegenwartssystem oder das Herkunftssystem des Klienten aufgestellt wird. Mit Gegenwartssystem bezeichnet man das Beziehungssystem, in dem jemand Mann oder Frau, Vater oder Mutter ist. Herkunftssystem nennt man die Familie, in der jemand Sohn oder Tochter, Enkel oder Enkelin, Neffe oder Nichte ist. Bezieht sich das Anliegen des Klienten auf seine Partnerbeziehung oder seine

Kinder, wird man die Gegenwartsfamilie aufstellen, bezieht sich das Anliegen auf Probleme mit den eigenen Eltern oder auf Ereignisse, die schon seine Kindheit geprägt haben, wird man das Herkunftssystem aufstellen.

Zeigt sich in der Aufstellung des Gegenwartssystems eine Notwendigkeit, auf die Wirkung von Eltern oder Großeltern beispielsweise auf eine Paarbeziehung einzugehen, wird man Teile des Herkunftssystems im Verlaufe der Aufstellung mit dazunehmen. Will man die lösende Dynamik in der Herkunftsfamilie des Klienten auf die Zukunft hin öffnen, stellt man vielleicht noch den Partner oder ein Kind dazu. Manchmal werden Eltern und alle Kinder aufgestellt, manchmal – zumindest zunächst – nur das Paar oder der Klient mit einem seiner Kinder oder mit seinen Eltern oder einem Elternteil.

Hat sich der Vater des Vaters umgebracht, bittet der Therapeut den Klienten vielleicht, nur die Eltern des Vaters und den Vater in Beziehung zueinander aufzustellen. Leidet der Klient unter einem Verhaltens- oder Körpersymptom oder einem immer wiederkehrenden, grundlegenden, bedrängenden Gefühl, lässt der Therapeut häufig Klient und Symptom zueinander in Beziehung treten. Vielleicht beginnt eine Aufstellung mit der Positionierung und der Bewegung einer einzigen Person, des Klienten selbst oder einer anderen Person aus der Familie. Vielleicht wird der Stellvertreter eines Großvaters, der Aufseher in einem KZ war, einigen Stellvertretern der inhaftierten oder ermordeten Juden gegenübergestellt.

Die Wahl des Bezugssystems und seines Umfanges ist natürlich sehr ausschlaggebend für den Verlauf der Aufstellung. Der Therapeut kann sich nur an wenige Regeln halten, zum Beispiel daran, dass es leichter ist, mit wenigen Personen anzufangen und die Aufstellung nach Bedarf zu erweitern, als gleich ein großes System aufzustellen. Hat man aber Personen mit in die Aufstellung genommen, die sich für die Lösung als unbedeutend erweisen, ist es kein Problem, sie wieder aus der Aufstellung herauszunehmen. Anliegen und Informationen legen meist bestimmte Beziehungskonstellationen nahe. Was der Zukunft dient, hat im Zweifelsfall Vorrang vor der Einsicht in Vergangenes.

Der Therapeut überlegt sich nicht, welches System oder wie viele Personen er aufstellen lässt, sondern vertraut sich der »Gruppenseele« des Klienten an. Dieses Sichführenlassen von den größeren Kräften der Seele ist nicht zu analysieren und schwer zu beschreiben, aber eine immer wieder erstaunliche Grunderfahrung von Therapeuten, die mit Aufstellungen arbeiten. Diesen Prozess der »Intuition« und des Getragenseins kennen wir aus allen Lebensbereichen. Beim Familienstellen ist er »Methode« – allerdings nicht Ersatz für handwerkliche Sorgfalt.

Es ist also der Therapeut, der entscheidet, welches System und welche Personen oder seelischen Komponenten aufgestellt werden. Manchmal kommen Klienten in eine Gruppe mit dem Wunsch: »Ich möchte das Herkunftssystem aufstellen, weil ...« So eine Festlegung ist eher hinderlich. Der Klient weiß zwar gewöhnlich, welches Problem ihn quält oder wofür er eine Lösung sucht, aber er kennt nicht den heilsamen Weg. Sonst bräuchte er keine Hilfe zu suchen. Häufig neigt jemand, der Eheprobleme hat, dazu, in seinem Herkunftssystem nach etwas Hilfreichem zu suchen. Das Gegenwartssystem erscheint ihm zu »heiß«. Was dort sichtbar wird, fordert Konsequenzen, zum Beispiel sich zu trennen oder eine außereheliche Beziehung aufzugeben.

Wir müssen aber manchmal Konsequenzen aus unserem Leben ziehen, auch wenn die Hintergründe der Schwierigkeiten in der eigenen Geschichte oder der Geschichte des Partners im Verborgenen sind. Manche Klarheit, warum eine Beziehung gescheitert ist, ergibt sich erst im Verlauf der Zeit und nach den angenommenen Konsequenzen, die man aus dem Scheitern gezogen hat. Eheberatungen dauern häufig deshalb so lange, weil wir im Forschen nach den Hintergründen Zeit gewinnen möchten, um nicht handeln zu müssen, oder erst die Gewissheit suchen, auch richtig zu handeln. Spürt der Therapeut beim Klienten diese Tendenz, der gegenwärtigen Wirklichkeit durch den Blick in die Vergangenheit aus dem Wege zu gehen, wird er ihr nicht nachgeben und den Klienten auf geeignete Weise dazu führen, das System aufzustellen, das im Aufstellungsprozess auch dem notwendigen Handeln dient.

Es hilft aber auch nichts, wenn der Therapeut gegen den Widerstand des Klienten auf dem Aufstellen des Gegenwartssystems besteht. Ich habe schon mehrmals erlebt, dass ich einen Kursteilnehmer bat, sein Gegenwartssystem aufzustellen, und er wählte ganz spontan Stellvertreter für seine Mutter und seinen Vater aus. Es zeigte sich, dass er innerlich nicht auf die Gegenwartsfamilie ausgerichtet war. So musste ich unterbrechen und zu einem anderen Zeitpunkt mit dem Klienten einen neuen Ansatz wählen. Welches Beziehungssystem der Therapeut auch immer für den Klienten wählt, der Klient muss dahinter stehen können, damit die Aufstellung gelingen kann.

> Eine junge Frau besuchte einen Kurs. Sie litt an Ängsten, und es war der Wunsch ihrer Mutter, die sie deswegen zum Hotel am Kursort begleitet hatte, eine Lösung für ihre Ängste zu suchen. Nachdem sie sich mit diesem Anliegen in der Gruppe zu ihrer Aufstellung gemeldet hatte, stellte der Therapeut ihre Herkunftsfamilie auf, denn ihr Vater hatte sich umgebracht, als sie noch ein kleines Kind war. Aber die Stellvertreter konnten sich nicht recht einfühlen, und der Therapeut brach die Aufstellung ab. Da war sie sehr enttäuscht und wütend bemerkte sie: »Ich habe meiner Mutter doch gesagt, ich will nicht wegen der Ängste aufstellen, ich will die Beziehung zu meinem Freund klären.« Jetzt wurde die eigentlich tragende Energie deutlich. Die Aufstellung ihrer Beziehung zum Freund am nächsten Tag nahm einen sehr bewegenden Verlauf. Wie von selbst bezog sie sich auch auf den Tod ihres Vaters, die Geschichte seiner Herkunftsfamilie und damit auf ihre Ängste, doch jetzt auf der Basis ihrer Liebe zum Freund.

In diesem Zusammenhang möchte ich nochmals etwas zu den Anliegen der Klienten bemerken, was auch für die Wahl des Beziehungssystems durch den Therapeuten von Belang ist. Das Formulieren des Anliegens dient in erster Linie dazu, den Klienten mit dem kommenden Aufstellungsgeschehen zu verbinden, so dass es von seiner Not getragen ist. Aber die Sicht des Klienten auf sein Problem ist beschränkt. Könnte er sein Problem genau beschreiben, wäre darin auch schon die Lösung enthalten. Der Therapeut schaut also immer über die Formulierung des Anliegens des Klienten hinaus auf das, was »unbedingt zur Lösung ansteht«. Der Klient weiß das häufig nicht. Es ist die Aufgabe des Therapeuten, sich auf dieses größere, meist unbekannte Ziel hin auszurichten und sich und den Klienten dafür offen zu halten. Das ist sein Dienst am Klienten. Und das macht oft die »Größe« und tiefe Wirkung einer Aufstellung aus, wenn sie die Einschränkungen unserer Voreinstellungen und unseres Wissens überwindet. Kürzlich sagte eine Teilnehmerin am Ende der Gruppe: »Du hast mich etwas völlig anderes aufstellen lassen, als ich ursprünglich wollte. Ich bin aus meiner Aufstellung auch noch nicht ganz schlau geworden. Aber es geht mir ausgesprochen gut, und ich habe schon lange nicht mehr so eine große Zuversicht für mein Leben gespürt wie im Moment.«

Die Auswahl der Stellvertreter

Normalerweise lässt der Therapeut den Klienten die Stellvertreter für seine Aufstellung auswählen. Dies dient, ebenso wie das In-Beziehung-Stellen der Stellvertreter, dem Gefühl des Klienten, dass es um »seine« Aufstellung geht. Er kann handeln und seinen inneren Bildern von seinen Beziehungen Ausdruck verleihen.

Mit der Aufforderung des Therapeuten: »Wähle die Stellvertreter aus!« beginnt der eigentliche Aufstellungsprozess. Die Auswahl sollte zügig, ohne vorherige Festlegung auf bestimmte Personen und ohne Kriterien erfolgen. Schon für das Auswählen der Personen braucht es beim Klienten, dem Therapeuten und in der Gruppe Ruhe und Konzentration und eine gewisse Spannung. Das »Feld« der Aufstellung wird schon mit der Auswahl der Personen und deren Eintritt in den Raum des kommenden Geschehens aufgebaut.

Stellvertreter brauchen eine innere Bereitschaft, sich in eine Rolle zu begeben. Sie müssen wissen, dass sie auch ablehnen können, wenn sie sich gerade nicht auf etwas Fremdes einlassen können, noch in der Wirkung einer eigenen Aufstellung verhaftet sind oder Angst vor einer Rolle verspüren. Gehen sie in eine Aufstellung, sollten sie ablenkende Elemente draußen lassen, zum Beispiel eine auffällige Kopfbedeckung. Ihre Energie muss möglichst frei fließen können und soll zum Beispiel nicht durch das Kauen eines Kaugummis behindert sein. Ihre Aufgabe wird sein, sich einfach mit der Rolle, die sie verkörpern werden, und den damit verbundenen »Eingebungen« dem Beziehungssystem des Klienten zur Verfügung zu stellen.

Allerdings ist es nicht unbedingt nötig, dass der Klient selbst die Stellvertreter auswählt. Denn der Vorgang einer Aufstellung verläuft unabhängig von der Person der Stellvertreter – das ist zumindest eine Annahme und Grunderfahrung des Familienstellens (s. Schlöter 2005). In Bezug auf den Platz und das Einfühlen spielt das Aussehen des Stellvertreters keine Rolle. Mutter ist man nicht, weil man groß oder klein ist, und normalerweise wirkt das Schicksal unabhängig von äußerlichen Merkmalen. Der Vorteil der Arbeit mit Stellvertretern ist ja gerade der, dass sie nicht so sind wie die Familienmitglieder und dass sie in ihrem Fühlen wesentlicher seelischer Bewegungen frei von Charakterisierungen und Vorgaben sind. So können sie die wesentlichen Vorgänge fühlen, die in der Familie selbst durch die Vielfalt der Informationen und Interaktionen und die persönliche Nähe zueinander nicht so leicht wahrgenommen werden können.

Je zufälliger die Auswahl der Stellvertreter erfolgt, desto mehr kann sie das Wesentliche freilegen, weil sie dann nicht unseren bewussten Verknüpfungen unterliegt.

Wer häufiger als Stellvertreter in Aufstellungen steht, kann an sich wahrnehmen, wie unterschiedlich er in verschiedenen Rollen fühlt und wie er von Wahrnehmungen überwältigt werden kann, die ihm im eigenen Leben völlig unbekannt sind. Die Systemkräfte oder auch die Feldkräfte einer Aufstellung wirken stärker als die Person des Stellvertreters. Die Auswahl der Stellvertreter ohne jede Assoziation und ohne jede Bemerkung, sondern ganz nach dem Gefühl und aus dem Augenblick heraus, macht den Stellvertreter frei, nur auf die Systemkräfte zu reagieren, und sie hält auch den Klienten offen für unerwartete und nicht durch Assoziationen und Erwartungen eingeengte Prozesse.

Wenn ich aber sage, der Klient soll ganz »nach seinem Gefühl« auswählen, impliziert das natürlich, dass viele sublime Wahrnehmungen des Klienten die Auswahl der Stellvertreter steuern und der Zufall oft nur vordergründig regiert. Auch haben viele Stellvertreter den Eindruck, dass sie häufig für ähnliche Rollen gewählt werden, also zum Beispiel immer wieder als Vater oder als verlassene Geliebte oder als früh verstorbenes Kind. Das unbewusste Aussuchen eines »geeigneten« Stellvertreters verfälscht aber die Aufstellung nicht. Im Gegenteil, es vertieft sie eher. Notwendig ist nur, dass sich sowohl der Klient bei der Auswahl als auch der Stellvertreter bei der Annahme der Rolle von bewussten Überlegungen, Assoziationen, Absichten oder Rücksichtnahmen freimachen. Sieht der Therapeut, dass ein Stellvertreter beim Übernehmen einer Rolle oder dann auch im Verlauf der Aufstellung in einem persönlichen Prozess gefangen ist, bittet er den Klienten, eine andere Person auszuwählen, oder er tauscht selbst den Stellvertreter aus. Aber normalerweise sind die Systemkräfte stärker, so dass Stellvertreter für eine Aufstellung sofort vom Eigenen frei werden.

Häufig wählt auch der Therapeut Stellvertreter aus, manchmal im Verlauf der Aufstellung, wenn er eine Person dazunimmt und den Klienten nicht aus der Außenperspektive und der Erlebensintensität seiner Aufstellung herausreißen will. Manchmal wählt er von vorneherein die Stellvertreter bewusst selbst aus, gerade um der Auswahl der Stellvertreter die Bedeutung zu nehmen und dem Zufall Raum zu geben; oder auch um sich auf sein eigenes Gespür zu verlassen, weil er eine Unsicherheit beim Klienten wahrnimmt; oder um für schwere

Rollen Stellvertreter auszuwählen, die er kennt und auf deren Einfühlungsvermögen und Ausdrucksfähigkeit er sich verlassen kann. Es kommt auch vor, dass ein Therapeut in die Gruppe hinein fragt, wer eine bestimmte Rolle übernehmen will. Er tut das häufig dann, wenn er auch den Teilnehmern eine Möglichkeit für die Stellvertretung eröffnen will, die im bisherigen Verlauf einer Gruppe noch nicht für eine Rolle ausgewählt wurden.

Würde man einen Therapeuten fragen, wann er den Klienten die Stellvertreter auswählen lässt oder wann er das lieber selbst macht und warum er gerade diese oder jene Person auswählt, er könnte sicher Gründe nennen. Letztlich sind diese Gründe aber nicht so ausschlaggebend wie sein »Gefühl«, die Intuition oder das »Geführt-Werden«. Entscheidend ist, dass der Klient sich mit den Personen seiner Familie oder seinem Symptom oder sonstigen relevanten Bezügen über die Stellvertreter in der Aufstellung stimmig wiederfinden kann, wenn auch oft auf sehr überraschende und unerwartete Weise. Und wichtig dabei ist natürlich, dass die Wahl und das In-Beziehung-Stellen der Stellvertreter in einem stillen Einvernehmen von Therapeut, Klient und Stellvertretern und damit ohne Widerstände und im Vertrauen auf die »führende« Seele des Klienten und seiner Familie geschehen können.

Das Aufstellen

Sind die Stellvertreter ausgewählt, bittet der Therapeut den Klienten, sie ganz aus dem Gefühl heraus zueinander in Beziehung zu stellen, gesammelt, unter Achtung der Personen, die vertreten werden, und damit auch der Stellvertreter, ohne Hinblick auf einen bestimmten Zeitraum des Beziehungsgeschehens, ohne Gründe, ohne vorgefasstes Bild, ohne Kommentar, ohne den Stellvertretern Körperhaltungen und Gesten vorzugeben.

Sieht der Therapeut, dass der Klient schematisch oder in einer Weise aufstellt, als hätte er sich das vorher so ausgedacht, spricht er ihn darauf an und fordert ihn unter Umständen auf, nochmals neu aufzustellen. Stellt der Klient hastig und flüchtig auf, wird er gebeten, sich nochmals zu sammeln. Wirkt der Klient beim Aufstellen unbeteiligt und beziehungslos, bricht der Therapeut ab. Irgendetwas hindert dann den Klienten noch, sich wirklich auf die Aufstellung beziehungsweise seine Familie einzulassen.

Eine etwa dreißig Jahre alte, allein lebende Frau legte in einer Gruppe ein sehr aggressives Verhalten an den Tag. Als sie ihre Herkunftsfamilie aufstellte, bugsierte sie die Stellvertreter so lieblos auf ihre Plätze, dass der Therapeut die Aufstellung sofort mit der Bemerkung abbrach: »So kann ich mit dir nicht arbeiten.« Die Frau war darauf dem Therapeuten sehr böse, blieb aber bis zum Ende dieses Kurses. Etwa nach einem Jahr kam sie wieder in eine Gruppe. Wieder zeigte sie sich sehr aggressiv, wieder wollte sie ihre Herkunftsfamilie aufstellen. Diesmal ging sie mit den Stellvertretern etwas behutsamer und mit mehr Achtung um. Aber die Stellvertreter zuckten mit den Schultern und konnten sich nicht einfühlen. Da brach der Therapeut auch diesmal ab. Wieder war ihm die Frau sehr böse, blieb aber bis zum Schluss der Gruppe. Einige Wochen später rief sie den Therapeuten an und bat um ein kurzes Gespräch. Als sie in die Praxis kam, wirkte sie auf den Therapeuten irgendwie verändert. Sie erzählte: »Meine Mutter ist gestorben, und ich habe ihr Haus geerbt. Als ich den Speicher aufgeräumt habe, fiel mir ein altes Schriftstück in die Hände. Meine Großmutter hat darin einer Frau, die vom Großvater schwanger geworden war, Geld vermacht unter der Bedingung, dass das Kind sich nie in der Familie zeigen darf.« Der Therapeut sagte darauf zu der Frau: »Das ist bedeutsam. Suche diese Tante.« Vierzehn Tage später kam die Klientin wieder kurz in der Praxis vorbei. Sie wirkte sehr aufgeräumt und sagte: »Ich habe die Tante sehr schnell gefunden und schon mit ihr telefoniert. Sie reagierte äußerst böse.« Die Frau aber strahlte und ihre ganze Aggressivität wirkte wie weggeblasen. »Dass diese Frau böse wurde, ist ja auch kein Wunder«, meinte der Therapeut, »wenn man sie so aus der Familie hinaus verkaufte. Bleibe in Kontakt mit dieser Tante.« »Das tue ich sowieso«, erwiderte die Frau und ging fröhlich weg.

Wird der Therapeut vom Klienten gefragt, ob die Familie so aufgestellt werden soll, wie sie jetzt ist oder wie sie früher war, geht er nicht darauf ein, sondern betont die »Zeitlosigkeit« einer Aufstellung. Es gehört zum Wesen der Seele und damit einer Aufstellung, dass sie in ihrer Dynamik zeitübergreifend wirkt. Lebende und Tote sind gleichermaßen anwesend, und wir wissen nicht von vorneherein, welche Ereignisse und Schicksale in einer Familie noch virulent sind. Es gehört zum Wesen von Bildern überhaupt und damit auch von Aufstellungsbildern, dass sie eine Geschichte in einer Momentaufnahme zusammenfassen und somit die Fähigkeit haben, Zeit zu verdichten und aus der unüberschaubaren Aufeinanderfolge von Ursache-Wirkungs-Prozessen herauszuholen. Natürlich spielt in Aufstellungen, weil sie ja Prozesse darstellen, die Zeit auch eine gewisse Rolle, aber auf eine sehr verdichtete Weise und so, wie wir auch in unserer Vorstellung mühelos zwischen Gegenwärtigem, Vergangenem und Zukünftigem augenblicklich wechseln können.

Manchmal wird ein zeitlicher Ablauf freilich bewusst eingesetzt, um aufeinander folgende Beziehungssysteme in ihrem Zusammenhang zu sehen. So bittet beispielsweise der Therapeut eine Frau, sie solle zunächst nur ihren ersten Mann, sich und das Kind aus der ersten Ehe aufstellen. Nach einer gewissen Zeit, wenn eine bedeutsame Dynamik aus der ersten Ehe sichtbar geworden ist, lässt er den jetzigen Mann und die Kinder aus der zweiten Ehe dazustellen. Aber auch hier bleibt der entscheidende Vorteil der Aufstellungsmethode erhalten, dass komplexes Beziehungsgeschehen zeit- und raumübergreifend äußerst verdichtet dargestellt werden kann, wie es sprachlich unmöglich mitzuteilen und darzustellen wäre.

Meistens stellen Klienten »richtig« auf, ohne dass der Therapeut viel sagen und erklären muss. Manchmal helfen vielleicht einleitende Hinweise wie: »Stell auf ohne Zeit, ohne Gründe, ohne Vorstellung. Stell die Personen zueinander in Beziehung, so wie es nach deinem inneren Bild die Wirklichkeit trifft. Geh mit deinem Gefühl, trau deinem Herzen und deiner Seele!«

Möglicherweise muss er auch etwas zum Vorgehen des Aufstellens sagen, zum Beispiel: »Am besten, du nimmst die Stellvertreter von vorne oder von hinten an den Oberarmen oder Schultern und stellst sie schweigend und ohne Vorgaben an ihren Platz, so dass sie sich beim Aufstellen sicher fühlen können.« Der Therapeut achtet darauf, dass der Klient alle Stellvertreter anfasst und aufstellt. Manchmal lässt ein Klient einen Stellvertreter einfach dort stehen, wo er nach der Auswahl zufällig in den Aufstellungsraum hineingekommen ist. Darauf aufmerksam gemacht, sagt er dann vielleicht: »Der steht schon richtig!« Gebeten, auch diesen Stellvertreter wie die anderen »richtig« aufzustellen, verändert er aber meist dessen Position, oft nur durch eine leichte Drehung, die aber doch für das Fühlen des Stellvertreters entscheidend sein kann.

Ansonsten hält sich der Therapeut zurück, überlässt den Klienten seinem Aufstellprozess und konzentriert sich selbst ganz auf dessen Wahrnehmung. Die Aufmerksamkeit der Gruppe begleitet das Geschehen. Wird die Gruppe im Verlauf des Aufstellens unruhig, ist das meist ein Hinweis darauf, dass der Aufstellende nicht ganz bei der Sache ist, dass die Rollen nicht klar sind oder dass sich irgendwie kein seelisches Kraftfeld aufbaut. Der Therapeut kann dann auf die Reaktion der Gruppe verweisen und, wenn er sie teilt, sagen: »Irgendetwas stimmt da nicht.« Vielleicht fällt dann dem Klienten noch eine wichtige Person oder Information aus seiner Familie ein, die, berücksichtigt, der Aufstellung Kraft und Aufmerksamkeit verleiht. Es kann aber auch sein, dass so der Aufstellungsprozess schon früh abgebrochen werden muss und zu einem anderen Zeitpunkt einen neuen Ausgangspunkt braucht, um die nötige Kraft zu entfalten.

Manchmal gehört auch die Reaktion der Gruppe zur Aufstellung dazu. Ich habe mehrmals erlebt, dass Leute in der Gruppe miteinander tuscheln, meist über die Frage, wer von den Stellvertretern wer in der Familie ist, und es stellte sich dann beispielsweise heraus, dass es in der Familie ein untergeschobenes Kind gibt. Verwirrung in der Gruppe, bei den Stellvertretern oder auch beim Therapeuten kann auf eine Verwirrung im System hinweisen. Manchmal reagiert die Gruppe wie das Umfeld einer Familie auf noch verborgene Ungereimtheiten und Wahrheiten. Die Verwirrung des Klienten, wenn er zum Beispiel eine Stellvertreterin für die Mutter auswählt, aber sie in der Aufstellung für eine Schwester aufstellt, ohne diese Verwechslung zu bemerken, veranlassen den Therapeuten meist zum Abbruch. Der Klient würde sonst mit seiner Unklarheit die Stellvertreter und ihre Wahrnehmung belasten.

Wie auch immer der Aufstellungsprozess vor sich geht, der Therapeut versucht von Beginn an alles, auch die kleinsten Reaktionen und Bewegungen, wahrzunehmen und sie als mögliche Hinweise für das Aufdecken wichtiger Prozesse in den Beziehungen des Klienten zu speichern.

Es kommt vor, das der Klient sich nicht in der Lage fühlt, die Stellvertreter zueinander in Beziehung zu stellen. Wenn aber der Therapeut aufgrund der Informationen und sonstiger Eindrücke ein klares Bild vom System des Klienten hat, kann er selbst die Stellvertreter entsprechend aufstellen. Das ist natürlich riskant und führt nur weiter, wenn der Klient sagen kann: »Genau, so ist es!« Meist stellt aber der Therapeut nur dann selbst auf, wenn es um Beziehungskonstellationen und die in ihnen wirkenden seelischen Kräfte geht, für die ein inneres Bild des Klienten ihm nicht von Bedeutung zu sein scheint. Er stellt beispielsweise selbst oder vom Klienten ausgewählte Stellvertreter einer Klientin und ihrer Mutter oder eines Klienten und des Todes oder einer Großmutter und ihres Vergewaltigers einfach einander gegenüber. Oder er nimmt je einen Vertreter für das Heimatland der Mutter und das Heimatland des Vaters, positioniert sie mit Abstand einander gegenüber und stellt den Vertreter des Klienten, manchmal auch gleich den Klienten selbst, dazwischen oder davor.

Ich habe eine Klientin erwähnt, die von der panischen Angst befallen worden war, ihr Vater sei ein Mörder, weil er als maßgeblicher Ingenieur am Bau der V2-Raketen beteiligt war. Der Therapeut ließ die Klientin jemand für ihren Vater auswählen, die zehn Vertreter für die durch V2-Raketenangriffe umgekommenen Engländer holte er selbst, ließ sie sich nebeneinander auf den Boden legen und stellte den Vater davor. Hier kann die seelische Dynamik nicht durch eine Konstellation von Beziehungen, wie man sie bildhaft von seiner Familie vor Augen haben kann, wiedergegeben werden.

In vielen »großen« Aufstellungen, in denen es um Ereignisse im Krieg oder um Opfer-Täter-Beziehungen in größeren als den familiären Zusammenhängen geht, aber auch, wenn man mit einer Ahnenreihe oder mit seelischen Beziehungen zu einer Krankheit, einem Körper- oder Verhaltenssymptom, dem Leben oder dem Tod arbeitet, nützt der Therapeut über das Herstellen einer einfachen räumlichen Beziehung das dabei sichtbar werdende seelische Kraftfeld. Hier gibt es oft kein Wissen um reale Personen und ihre Beziehung zueinander und entsprechend keine »realistischen« Bilder von den Beziehungen. In »klassischen« Familienaufstellungen bleibt es dagegen meist sinnvoll, dass der Klient über das eigene Bild auch die Vielfalt seiner unterschwelligen Informationen an die Aufstellung weitergibt.

Ich möchte hier eine Metapher erwähnen, mit der ich manchmal in Gruppen das Aufstellungsgeschehen veranschauliche. Es ist, als würde durch die Aufmerksamkeit, die auf den Klienten gerichtet ist, seine Gruppenseele als Kraftfeld ähnlich einem Magnetfeld aufgebaut werden. Und so, wie wir ein räumlich beschränktes Magnetfeld sichtbar machen können, indem wir Metallspäne hineinlegen, die sich an den Kraftlinien ausrichten, so richten sich die Stellvertreter im seelischen Feld mit ihren Gesten, Bewegungen und Worten an den darin wirkenden Kräften aus. So kann eine seelische Dynamik auch an nur einer Person sichtbar werden, also ohne Konstellation einer Beziehung. Und deshalb ist es nicht so wichtig, ob der Klient oder der Therapeut aufstellt. Diese Metapher ist natürlich nicht als eine physikalische Erklärung zu verstehen.

Das Aufstellungsbild

Mit jeder Person, die aufgestellt ist, ergeben sich ein Bild und ein Kraftfeld. (Auf den Extremfall der »unsichtbaren Aufstellung«, in der Klient und Therapeut still nebeneinander sitzen und der Therapeut geistig eine Beziehungsrealität, zum Beispiel einer Mutter zu ihrem abgetriebenen Kind, im Klienten aufspürt und durch stille Worte oder lösende innere Bilder einen heilsamen Einfluss auf die Beziehungswirklichkeit des Klienten nimmt, gehe ich hier nicht ein.) Das vielleicht wichtigste Moment der Aufstellungsarbeit liegt darin, dass Klient, Therapeut, Stellvertreter und die Gruppenmitglieder sich diesem Bild und diesem damit verbundenen Kraftfeld aussetzen, der Klient, der Therapeut und die Gruppe von außen, die Stellvertreter im Innern des Beziehungsfeldes.

Es beginnt eine mehr oder weniger lange Phase der Stille und Ruhe, in der sich die Stellvertreter einfühlen und sich auf die in ihnen aufkommenden Impulse konzentrieren: Gefühle, Körpersymptome, Bewegungsreize, Worte. Der Therapeut lässt das aufgestellte Bild auf sich wirken. Genauer gesagt: Er lässt dieses Feld oder die Seele der aufgestellten Beziehungsrealität auf sich wirken. Ohne sich an Details festzuhalten, nimmt er die ersten, oft ganz feinen körperlichen Reaktionen der Stellvertreter wahr, Bewegungsimpulse, unruhige Körperbewegungen, Veränderungen der Körperhaltung oder der Blickrichtung, ein Schauen zu Boden vielleicht, nach oben oder in die Ferne.

Gleichzeitig achtet er auf seine eigenen inneren Reaktionen, Gefühle, Empfindungen, auf die »Bilder«, die in ihm aufsteigen (man könnte auch sagen, seine Hypothesen bezüglich der aufgestellten Beziehungsrealität. Aber tatsächlich gewinnen diese Hypothesen oft erst in Bildern, also in sinnlicher Form, in ihm Gestalt). Vielleicht blitzt in ihm eine erste »Wahrheit« (im Sinne des altgriechischen Begriffs der »aletheia«, der Unverborgenheit) auf. Er lässt sich von dem aufgestellten System beziehungsweise von der Familienseele oder der »Größeren Seele« berühren. So gut es geht, tut er das in einem »leeren« Zustand (den es natürlich nur in einer relativen Form gibt) und lässt sich von dem bewegen, was sich da zeigt und ihn berührt. Gleichzeitig bleibt er in größtmöglicher Offenheit in Verbindung mit dem Klienten und dessen Wahrnehmung des aufgestellten Bildes.

Das ist häufig der schwerste Moment für den Therapeuten. Denn er kann in diesem Moment nichts tun, und er weiß noch nicht, in welche Richtung die Aufstellungsdynamik führen wird. Er ist versucht, sich Gedanken zu machen und die Aufstellung mit den Informationen, die er schon hat, in Übereinstimmung zu bringen oder sich zu überlegen, wie er weiter verfahren wird. Vielleicht setzt er sich unter Druck, so als käme es jetzt auf ihn an, ob die Aufstellung gelingt oder nicht. Vielleicht bekommt er auch Angst vor dem, was sich da über die ersten Reaktionen der Stellvertreter zeigt. Oder er sucht sofort nach einem sicheren Terrain für die Lösung.

Jetzt vor allem kommt es auf das an, was Bert Hellinger das »phänomenologische Schauen« nennt: ein Schauen »ohne Wissen«, »ohne Absicht«, »ohne Furcht«, »ohne Liebe« (im Sinne von liebevollem Helfen-Wollen). Dies ist aber auch der Beginn der Teilhabe an dem, was eine Familie im Innersten betrifft. Das Schauen und die Wahrnehmung des Therapeuten und auch das Erleben der Stellvertreter werden von einer Art Ehrfurcht und Dankbarkeit, Anteil haben zu dürfen, begleitet. Dieser erste, oft nur ganz kurze stille Moment ist für den weiteren Verlauf der Aufstellung von großer Bedeutung und wirkt wie ein Keim, der schon andeutet, aber noch nicht erkennen lässt, was sich aus ihm entfaltet. Er baut das »Gewahrsein« dessen auf, was die Seele des Klienten beziehungsweise seiner Familie bereit ist, von sich zu zeigen.

Manchem Leser mag das zu mystisch klingen. Er sei dadurch beruhigt, dass dieses erste Wirken-Lassen der Aufstellung beileibe nicht immer mit einer »tiefen«, kraftvollen und bewegenden Dynamik verbunden ist. Manchmal hat man das Gefühl, da tut sich noch gar nichts. Viele Aufstellungen entfalten ihre Kraft und Dynamik erst mit den weiteren Schritten. Das ist vor allem dann der Fall, wenn für die seelische Dynamik entscheidende Personen noch nicht aufgestellt sind oder wichtige Informationen fehlen. Viele Aufstellungsbilder gehen noch nicht gleich in die Tiefe, und die Wahrnehmung aller Beteiligten bleibt noch »leer«. Auch wenn es manchmal angeraten erscheint, ein kraft- und bewegungsloses Aufstellungsbild nach einigen Momenten des Wartens abzubrechen, so »lohnt« es sich doch meist, beharrlich in den weiteren Aufstellungsprozess zu gehen und einem Gelingen zu vertrauen.

Manchmal gibt es schon gleich zu Beginn einer Aufstellung eigenartige Reaktionen der Stellvertreter.

> Ein Holländer stellte einmal seine Herkunftsfamilie auf, und noch bevor er die Stellvertreter postieren konnte, fingen die auch schon an zu kichern und dann lauthals zu lachen. Sie waren nicht zu bremsen.

Der Mann war davon sehr betroffen und ganz verwirrt. Der Therapeut dachte schon daran, die Aufstellung abzubrechen, aber ein innerer Impuls veranlasste ihn dazu, dem Gelächter eine Weile zuzuschauen. Dann kam ihm aber das Bild von einer Hochzeitsgesellschaft, und er fragte den Mann: »Was ist denn auf der Hochzeit deiner Eltern geschehen?« Da sagte er: »Eine Tante hat mir einmal davon erzählt, dass während der Hochzeitsfeier meiner Eltern eine Frau mit ihrer 20-jährigen Tochter erschienen und vor der ganzen Hochzeitsgesellschaft zu meiner Mutter getreten sei. Sie habe die Hand ihrer Tochter gezeigt und gesagt, diese Ringe hat ihr Mann meiner Tochter geschenkt mit dem Versprechen, sie zu heiraten.« Da wurden die Stellvertreter mit einem Schlag ganz still. Der Therapeut wählte Stellvertreterinnen für diese Frau und ihre Tochter aus und führte sie vor die Gruppe der zusammenstehenden Stellvertreter der Familie. Die beiden, über die sich in der Realität vermutlich damals alle lustig gemacht haben, konnten jetzt mit Betroffenheit und Achtung angeschaut und in ihrer Wut, ihrem Schmerz und ihrer Scham gewürdigt und als zugehörig anerkannt werden.

Ein anderer Mann, ein »Luftikus«, stellte seine Eltern und alle fünf Geschwister auf. Zusätzlich wurde von Beginn an eine Verlobte des Vaters mit einbezogen. Sein Vater hatte als wandernder, mittelloser Bäckergeselle eine Frau zum Heiraten gesucht und eine gefunden, die eine Bäckerei mitbrachte. Doch nach der Verlobung sei der Vater weggegangen. Mehr wusste der Mann nicht. Im einleitenden Gespräch zu den Familieninformationen hatte er, nach seinem Lieblingsmärchen in der Kindheit gefragt, »Die kluge Else« genannt. Aufgrund dieser Geschichte hatte der Therapeut nach früheren Beziehungen des Vaters gefragt, und so war man auf diese Verlobte gekommen.

Der Mann stellte seine Familie in einer Linie nebeneinander auf und diese Verlobte ihr gegenüber. Kaum standen die Stellvertreter, fingen sie an, sich vor lauter Lachen zu biegen. Vor allem die Stellvertreterin für die Verlobte steigerte sich so in ihr Lachen hinein, dass sie schnell aus dem Zimmer auf die Toilette laufen musste. Der Therapeut fühlte sich gezwungen, die Aufstellung aufzulösen. Über einen Anruf bei seinem Vater erfuhr der Mann, dass diese junge Frau sich als »völlig verrückt« herausgestellt und somit der Vater Hals über Kopf das Weite gesucht habe.

Solche extremen Reaktionen aller Stellvertreter sind eher selten. Andere Reaktionen zeigen einzelne Stellvertreter aber häufig schon unmittelbar, nachdem sie aufgestellt worden sind. Sie gehen zu Boden, drehen sich weg oder entfernen sich einige Schritte, sie ballen die Fäuste, blicken nach oben oder verbergen das Gesicht hinter den

Händen. Meist sind diese ersten Reaktionen sehr bedeutsam. Für gewöhnlich aber achtet der Therapeut darauf, dass die Stellvertreter am Anfang mit größeren Bewegungen noch zurückhaltend sind, damit Zeit bleibt, das Aufstellungsbild zu betrachten und die wirkenden Kräfte sich entfalten zu lassen.

Die seelische Dynamik

Auf der Grundlage des Aufstellungsbildes, der damit verbundenen Kräfte und ihrer Wirkung auf die Stellvertreter beginnt sich nun ein Prozess zu entwickeln, der den Kern jeder Aufstellungsarbeit bildet. Es zeigt sich die seelische Dynamik eines Beziehungsfeldes. Ein Geschehen enthüllt sich, das bedeutsame Ereignisse und die daraus resultierenden Grundstrukturen realer und seelischer Bezüge des Klienten aufdeckt. In diesem Prozess, der zwischen fünf Minuten und einer Stunde, meist zwanzig bis vierzig Minuten dauert, konzentriert sich das Wesentliche, was sich inhaltlich, methodisch und grundsätzlich (oder theoretisch) zum Familienstellen und Stellen anderer Beziehungssysteme sagen lässt.

Um welche seelisch relevanten Geschehnisse es geht, wurde in dem Kapitel III »Bindung und Lösung« dargelegt. In Bezug auf Verlauf und Methodik gehen die Eigendynamik der Aufstellung und die Interventionskunst des Therapeuten eine Verbindung ein, die Aufstellungen ihre jeweils einzigartige »Farbe« verleiht und in ihrer Vielfalt auch den erfahrenen Therapeuten immer wieder überrascht. Für den Klienten zählt dabei einzig und allein das, was ihn berührt, ihm ein verdichtetes Wiedererkennen der systemischen Beziehungsrealität ermöglicht und ihm verborgene Wirklichkeiten und damit verknüpft Lösendes und Heilsames aufdeckt. Im Zusehen bleibt er frei. Er muss nichts tun, er muss nichts erkennen, er muss nichts glauben, er muss nicht sein künftiges Handeln festlegen.

Es kann sein, dass er im Verlauf der Aufstellung selbst mit hineingenommen wird, um seinen Platz zu fühlen, um einen kurzen Dialog zum Beispiel mit seinen Eltern zu führen, um die Wirkung eines »Rituals«, zum Beispiel die Ahnen in seinem Rücken oder eine Verneigung vor den Eltern, unmittelbar zu fühlen. Manchmal »drängt« oder »zwingt« der Therapeut den Klienten, etwas unter der Maßgabe »So ist es« anzuschauen oder einen als lösend erachteten Vollzug: »Sag deinem Vater, ich liebe dich immer als meinen Vater« oder »Verneige dich vor deinen Eltern« zu leisten.

Er geht dann eine große Verantwortung ein. Es ist dieses direktive Verhalten, das häufig heftige Kritik in der Öffentlichkeit und, wenn es nicht »stimmt« und löst, auch in kleinen Gruppen Unruhe auslöst. Aber letztlich hat der Klient, wenn er unangemessen behandelt wird, die Zuschauer und auch die Stellvertreter auf seiner Seite. Das Direktive bekommt nur hilfreiche Kraft, wenn es im Einklang mit dem Klienten und seiner Familie erfolgt. Normalerweise aber gilt, dass das Aufstellungsgeschehen den Klienten auf eine freie Weise »mitnimmt«, die seiner etwas größeren Freiheit im Verhalten dient.

Der Therapeut kann zwei grundlegende Vorgehensweisen wählen: Er lässt den Stellvertretern freien Raum für die Impulse, denen sie im sich entwickelnden Kraftfeld der Aufstellung ausgesetzt sind, oder er greift ein, indem er Stellvertreter umstellt, sie bittet, sich – vielleicht in bestimmter Weise – zu bewegen, einen oder mehrere Stellvertreter dazustellt, den Klienten nach seinem Eindruck befragt, einen Kommentar abgibt, einen, mehrere oder alle Stellvertreter bittet, ihre Körperempfindungen und Gefühle verbal mitzuteilen.

In der Praxis haben sich viele Mischformen in der Führung der Aufstellung herausgebildet. Ohne »Zutat« des Therapeuten, und sei es nur in der Entscheidung, wann und mit welchen Personen er eine Aufstellung beginnt und wann er sie beendet, verläuft keine Aufstellung. Der Therapeut gestaltet das sich im Aufstellungsprozess zeigende, über die Seele des Klienten vorgegebene Beziehungsgeschehen immer mit. Er tut das vielleicht auf eine Weise, wie ein Dirigent mit einem bestimmten Orchester eine Partitur oder wie ein Regisseur mit seinen Schauspielern ein vorgegebenes Drama in eine Aufführung umsetzt.

Um in der Vielfalt der Aufstellungsverläufe wesentliche Grundvollzüge leichter unterscheiden zu können, werde ich im Folgenden die auch in Bezug auf das methodische Vorgehen üblich gewordene Trennung von »Bewegungen der Seele« und »Ordnungen der Liebe« verwenden, ergänzt durch die Unterscheidung von »Bild« und »Sprache«.

»Bewegungen der Seele«

Methodisch wird mit »Bewegungen der Seele« die Möglichkeit für die Stellvertreter bezeichnet, sich frei nach ihren Impulsen im Aufstellungsfeld zu bewegen. Die Entwicklung von den »klassischen« Aufstellungen, die das gestaltende und ordnende Eingreifen des Therapeuten betonen und das Benennen der gefühlten Dynamik bevorzugen, zu einem weitgehend nonverbalen Prozess, der vom Therapeuten nicht gezielt auf eine Lösung hin gesteuert wird, hat viele Aufstellungen auf beeindruckende Weise vertieft. Allerdings drücken auch verbale Äußerungen und gezielte Umstellungen der Stellvertreter Bewegungen der Seele aus, und freie Bewegungselemente und Sparsamkeit im verbalen Ausdruck waren auch zu Beginn der Aufstellungsarbeit schon enthalten.

Die manchmal als radikal empfundene Hinwendung Bert Hellingers zu den »Bewegungen der Seele« hat sehr viel Unruhe und Fragen unter den Aufstellern ausgelöst: »Kommt durch die freie Bewegung der Stellvertreter nicht eine zu große, den Klienten eher belastende als befreiende Dramatik zum Zuge?« »Schleicht sich bei Aufstellungen ohne die Führung durch den Therapeuten, der den Überblick bewahrt, nicht zu viel persönlicher Ausdruck der Stellvertreter mit ein?« »Sind solche Aufstellungen nicht in Gefahr, eine Eigendynamik zu entwickeln, die das Beziehungssystem des Klienten nicht mehr erkennbar und überprüfbar widerspiegelt?« »Werden hier nicht unterschiedlichsten Deutungen und der Unklarheit alle Tore geöffnet? Denn wie sind die unkommentierten Bewegungen der Stellvertreter zu verstehen?«

Auf der anderen Seite erleben wir über die »Bewegungen der Seele« Aufstellungen, deren Kraft und ergreifenden Wirkung sich kaum jemand entziehen kann. Ich möchte ein Beispiel schildern und die Aufstellung der schon erwähnten Brasilianerin namens Fatima erzählen, die ihr Anliegen mit einem »tiefen Schmerz in der Brust« benannt hat.

> Die enorme Wirkung dieses einzigen Satzes, der tiefe Schmerz in den Augen der Klientin, das Gefühl, als würden die »Wurzeln« dieser Frau, so wie sie neben mir saß, tief in die Erde reichen, veranlassten mich, selbst zwei Stellvertreter auszuwählen, eine Frau für sie selbst und eine Frau für diesen tiefen Schmerz. Ich stellte sie in der Mitte des von der relativ großen Fortbildungsgruppe im Halbkreis umschlossenen Raumes einander in einem Abstand von ungefähr einem Meter gegenüber und überließ sie dem Geschehen. Nach wenigen Augenblicken öffnete die »schmerzende Brust« ihre Arme, als wollte sie Fatima bitten, zu ihr zu kommen. Doch die wich entsetzt zurück, langsam, mit weit aufgerissenen Augen und die Arme abwehrend nach vorne gestreckt. Sie wich Schritt für Schritt zurück, bis sie an den Rand der Gruppe stieß. Dort verharrte sie bewegungslos, während die »schmerzende Brust« ihre Arme wieder sinken ließ.

Eine Weile bewegte sich nichts. Dann aber wurde Fatima unruhig, begann tief und unregelmäßig zu atmen, fasste sich an die Brust, wendete ihren Kopf hin und her, als suchte sie etwas, und rief: »Ich kann nicht mehr.« Aber sie blieb völlig ohne Echo mit diesem Satz. Sie setzte sich auf den Boden, stand wieder auf, setzte sich wieder, wurde weinerlich und rief: »Hilft mir denn niemand?« Kein Echo. Da kamen ihr stille Tränen, und sie weinte lange, bis sie plötzlich erstarrte, die Hände vor ihr Gesicht hielt und wie in einer tiefen Resignation ausrief: »So viele Tote!«

Die Klientin saß still und mit offenen Augen weinend neben mir. Doch als sie diesen Satz hörte, schien sie zu frösteln. Auch mir lief es kalt über den Rücken, und über der Gruppe lag eine atemlose Spannung. Jetzt reagierte ich und holte wahllos etwa zehn Stellvertreter aus der Gruppe und bat sie, sich für diese Toten nach ihrem eigenen Empfinden im Aufstellungsraum auf den Boden zu legen. Sie legten sich hin, Männer und Frauen, auf eine Weise verteilt, dass die stehende »schmerzende Brust« in der Mitte von den Toten eingekreist war und Fatima außerhalb am Rande saß. Die »schmerzende Brust« sah sich um, ganz ruhig, freundlich und aufmerksam, unternahm aber nichts. Fatima zuckte zunächst wie gleichgültig mit den Schultern, dann bäumte sie sich auf, erhob sich, fasste sich wieder an die Brust und rief: »Es tut so weh!«, und nach einer Weile schaute sie sich um und fragte wieder ganz leise: »Hilft mir denn niemand?«

Da wählte ich wortlos eine Stellvertreterin für die Mutter von Fatima aus, und stellte sie an den Rand des Totenfeldes, Fatima gegenüber. Niemand wusste, an wen ich bei dieser Person dachte, auch nicht die Stellvertreterin selbst. Fatima warf einen sehnsüchtigen Blick zu dieser Frau, aber die reagierte nicht, blieb völlig starr und ausdruckslos da stehen, wo ich sie hingestellt hatte. Erneut intervenierte ich und bat die »schmerzende Brust«, aus dem Kreis der Toten zu gehen, Fatima an der Hand zu nehmen und zu jedem der Toten zu führen. Das tat sie. Fatima ließ sich willig führen, und in einem langen bewegenden Prozess nahm sie unterstützt von der »schmerzenden Brust« Abschied von den Toten. Manchmal stöhnte Fatima dabei auf, manchmal weinte sie, manche Tote umarmte sie innig. Und auch die Toten reagierten, die einen lächelten freundlich, andere weinten, andere klammerten eine Weile, bis sie irgendwie Ruhe fanden.

Auch in der Gruppe hatten viele Tränen in den Augen. Es war, als würden sie etwas erleben, was sie in jeweils eigenen inneren Bildern, vielleicht auch persönlichen Erinnerungen, in mitfühlender Solidarität mit Fatima und ihrem unbekannten Schicksal verband. Sie bekamen Anteil an einem womöglich brasilianischen, vielleicht auch allgemeineren menschlichen Geschehen, das weit über unmittelbare persönliche Erlebnisse hinauszureichen schien.

Als die »schmerzende Brust« und Fatima zur letzten toten Person, einer Frau, kamen, geschah etwas Unerwartetes. Diese »tote« Frau sah sehr böse auf Fatima, und diese weigerte sich, zu ihr hinzugehen. Sie schüttelte den Kopf und sagte: »Nein!« Da sprang die Frau auf und stürzte sich voller Wut auf die aufschreiende Fatima, als wollte sie ihr an den Hals. Mit sanftem Nachdruck bat ich die »Tote«, sich wieder hinzulegen. Sie tat es widerwillig. Da beugte sich »die schmerzende Brust« über diese »Tote« und nahm sie sachte und liebevoll in den Arm. Es war, als würde dadurch ein böser Geist aus dieser Frau entweichen, sie weinte herzzerreißend, bis sie sich beruhigte und die Augen schloss. Die »schmerzende Brust« streckte einladend eine Hand zur fassungslos dastehenden Fatima aus, bis diese kam, sich dazusetzte, sachte die Tote berührte und tief durchatmete. Da erhob sich »die schmerzende Brust« und nickte Fatima ermunternd zu, mit ihr aufzustehen. Aber Fatima blieb sitzen und sagte: »Ich kann nicht, ich bin so müde!«, und nach einer kleinen Pause: »Ich bin todmüde!«

Die Klientin, die bei der wütenden Reaktion der letzten Toten – dieses Geschehen war unmittelbar vor ihrem Stuhl abgelaufen – selbst sehr erschrocken war, sah auf ihre Stellvertreterin und nickte. Sie kannte diese unendlich scheinende Müdigkeit. Ich hatte das Gefühl, als fehlte noch etwas, was Fatima helfen könnte, einen lösenden Schritt zu tun. So stellte ich nochmals zwei Personen auf, einen Stellvertreter für den »Tod«, nahe bei der letzten »Toten«, und eine Stellvertreterin für das »Leben«, am Rand des Totenfeldes ihr gegenüber. Fatima verstand die Einladung zu einer Entscheidung, und nochmals sagte sie kopfschüttelnd: »Ich kann nicht.« Doch dann sammelte sie ihre Kräfte und mit Hilfe der »schmerzenden Brust« stand sie mühsam auf, schaute sich um, blickte unsicher zum Leben, ging an der Hand der »schmerzenden Brust« einige Schritte darauf zu, blieb wieder stehen und sagte: »Ich schaffe es nicht!«

Da bewegte sich zum ersten Mal die Stellvertreterin für die Mutter, trat sanft hinter Fatima und schlang ihre Arme um die Tochter. Fatima lehnte sich an, schloss die Augen und seufzte tief. Nach einem kurzen Verweilen bei diesem Bild beendete ich die Aufstellung und bat die Stellvertreter, sich wieder zu setzen. Langsam löste sich die »Trance« in der Gruppe, und die Klientin, die wieder Tränen in den Augen hatte, aber ganz ruhig wirkte, fasste meine Hand und sagte von ganzem Herzen: »Danke!«

Was war hier geschehen? Wir wissen es nicht. Aber kaum jemand der Anwesenden konnte sich der »Magie« dieser Aufstellung entziehen. Man konnte die »Bewegung einer Seele« sehen und irgendwie mitvollziehen, aber ohne dass man wissen konnte, was genau sich in dem

Geschehen der Aufstellung aus der systemischen Realität der Klientin zeigte. Die Dolmetscherin erzählte mir in der Pause, welche Vermutungen die Teilnehmer äußerten. Viele schienen sich einig, an einer »Sklavengeschichte« teilgenommen zu haben. Aber außer der Klientin selbst und ihrer Mutter, die ich nicht ausdrücklich kenntlich gemacht hatte, waren keine Familienmitglieder aufgestellt worden, nur ein Körpergefühl, unbekannte tote Personen und »Tod« und »Leben«. Ob die Tote, die zunächst so wütend reagiert hatte, und auch andere Tote konkrete Personen aus der Familie widerspiegelten, wissen wir nicht. Die Klientin wurde nicht befragt. Die Aufstellung entwickelte sich nicht an konkreten Informationen über die Geschichte der Klientin und ihrer Familie. Informationen wurden nur an den Vorgängen und Kräften der Aufstellung erlebbar. Die Bedeutung des Erlebten verblieb ganz in der Klientin selbst. Welche Verbindungen die Klientin zu Ereignissen ihrer Familiengeschichte und zu ihrer Lebenssituation ziehen konnte, wissen wir nicht. Eine bewegende Anonymität.

Wie kommen die in so einer Aufstellung wirkenden Kräfte zustande? Wie die Eingebungen oder Interventionen des Therapeuten? Wer oder was führt hier Regie? Wäre der Klient so bewegt mitgegangen, wenn das Geschehen keinen tief empfundenen Bezug zu ihm gehabt hätte? Können sich Stellvertreter solche Reaktionen ausdenken, und hätte beliebig Ausgedachtes so eine Resonanz bei den anderen Stellvertretern, dem Klienten, dem Therapeuten, der Gruppe? Das sind Fragen, die sich im unmittelbaren Eindruck einer solchen Aufstellung stellen, sondern erst dann, wenn man darüber reflektiert. Wir wissen da wenig Antworten, die unser Bedürfnis nach allgemeiner Erklärung befriedigen.

Wenn man häufig solche Aufstellungen in der Vielfalt ihrer Ausgangspunkte und Richtungen erlebt, kann man sich dem Eindruck kaum entziehen, dass wir hier der »Seele« in mehr oder weniger weiten Grenzen und in mehr oder weniger deutlichen Aspekten bei der »Arbeit« zusehen, dass wir verdichtet an wesentlichen menschlichen Erfahrungen teilhaben dürfen, wie nur selten in unserem Alltagsleben. Gerade deshalb bleibt aber für Aufstellungen bedeutsam, dass sie keinem Selbstzweck gehorchen dürfen, keiner kulturellen oder gar religiösen Erbauung, schon gar nicht der Unterhaltung (auch wenn sie manchmal durchaus erbauend oder unterhaltsam sind). Es geht um das Schicksal eines Klienten, einen möglichst lösenden, heilsamen und befriedenden seelischen Prozess, der nach Möglichkeit im Leben des Klienten seine Wirkung entfaltet.

Vielleicht kann an dem beschriebenen Beispiel deutlich werden, wann eine Aufstellung als »Bewegung der Seele« angebracht ist, nämlich vor allem dann, wenn wir weniger auf die Beziehungskonstellation einer Familie schauen, sondern mehr auf ein Symptom, ein Gefühl, eine Krankheit, auf Leben und Tod, einen über die unmittelbaren Familienprozesse hinausreichenden sozialen Ereignisrahmen wie zum Beispiel den Krieg, auf schlimmes Unrecht oder »Gut« und »Böse«. Aber auch innerhalb von »reinen« Familienaufstellungen macht es Sinn, mit den freien Bewegungen der Stellvertreter und der Seele zu gehen, nämlich wenn Informationen fehlen oder der Therapeut das Gefühl hat, dass der körperliche Ausdruck der Stellvertreter mehr und tiefere Informationen bringt als ihre verbalen Auskünfte. Denn Worte sind in ihrem Informationsgehalt zwar genauer, aber viel enger als Bilder.

Generell kann man sagen, dass immer dann, wenn der Therapeut wenig weiß, er eher zu den »Bewegungen der Seele« greift als dann, wenn er aufgrund seiner Erfahrungen und seines Wissens um Gesetzmäßigkeiten in Beziehungen direkter auf lösende Ordnungen ausgerichtet handeln kann. In Bezug auf einen Beziehungskonflikt zwischen Mann und Frau um das Kind der Frau aus einer ersten Beziehung, das der Mann adoptiert hat, kann der Therapeut mit seinem Wissen um Beziehungsordnungen zu einer Lösung beitragen. Hier ist er auf »Kopfhöhe« mit dem Klienten und den Personen aus dessen Familie. In Bezug auf Tod, Krieg, Krankheit und dergleichen ist er nicht auf »Kopfhöhe«. Hier hat er es mit Kräften zu tun, denen auch er sich unterordnen muss, denen er keine Lösungen vorschlagen oder gar vorschreiben kann. Hier vertraut er darauf, dass das seelische Feld, in das der Klient eingebettet ist, sich über die Stellvertreter mitteilt sowohl hinsichtlich der bindenden als auch der lösenden Kräfte.

Natürlich greift auch hier der Therapeut immer wieder aufgrund seiner Erfahrungen, seiner Bilder, gewisser Vorstellungen und im Blick auf das für den Klienten Hilfreiche ein, aber sehr zurückhaltend und eher wie geführt von dieser »Größeren Kraft« – was auch immer das genau heißen mag. Stellvertreter können nur das aus einem sie umfassenden seelischen Feld aufgreifen, was sie als einzelne Person fassen und – ich formuliere das bewusst mit einem technischen Ausdruck – was sie »messen« können. Insofern werden sie in der Repräsentation »übermenschlicher« Kräfte nicht dem menschlich fassbaren Maß entrückt. Der ganze Aufstellungsprozess, welche »Kräfte« auch aufgestellt werden, bleibt eine Art dialogischer Prozess zwischen »gewöhnlichen« Menschen. Das gibt dem Therapeuten das Recht und auch die Pflicht, wenn es erforderlich ist, auch innerhalb der »Bewegungen der Seele«, im Dienst an dem einzugreifen, was für den Klienten »nützlich« und »ertragreich« ist – allerdings zurückhaltend und aufmerksam hörend, sehend und aufnehmend, dem Unerwarteten gegenüber offen, dem »Größeren« gegenüber demütig.

»Ordnungen der Liebe«

Im Kapitel II »Der Vorgang des Familienstellens« habe ich ausführlich eine Aufstellung geschildert, die den »Ordnungen der Liebe« gefolgt ist. In einer solchen Aufstellung greift der Therapeut viel direkter ein und führt aufgrund von Vorinformationen und dem Wissen um lösende Prozesse die Stellvertreter und manchmal auch den Klienten selbst durch die Aufstellung. In ihnen spielt das gesprochene Wort eine große Rolle.

Die Stellvertreter werden gebeten, sich an ihrem Platz und in ihre Rolle einzufühlen, zunächst ohne sich zu bewegen. Sind die Stellvertreter bei der Sache – und sie sind es fast immer –, beginnt der Therapeut, sie nach ihren Gefühlen zu befragen. Vor allem am Beginn eines Seminars und dann, wenn sie die Aufstellungsarbeit noch nicht kennen, muss er sie vielleicht ermutigen, dem zu trauen, was sie fühlen, und es offen und ohne irgendwelche Rücksichtnahme mitzuteilen. Den meisten Stellvertretern fällt das nicht schwer.

Ab und zu kommt es vor, dass jemand nicht aus seiner Rolle heraus spricht, sondern sagt, was er im Allgemeinen zum Beispiel über die Rolle eines Vaters in der aufgestellten Situation denkt. Oder er sagt etwas, von dem er glaubt, dass es dem Klienten hilft. Oder er beschreibt die räumliche Situation, in der er sich befindet: »Ich stehe hinter meiner Frau und habe alle anderen vor mir.« Er bleibt dann an der Oberflächlichkeit des Blickes und der Beschreibung der Aufstellung haften. Meist genügt dann eine kurze Ermutigung durch den Therapeuten, dass der Stellvertreter sein damit verbundenes Gefühl wiedergeben kann.

Werden Eltern und Geschwister des Klienten aufgestellt und zeigt sich am Anfang wenig Dynamik, beginnt die Befragung für gewöhnlich bei den Eltern und geht dann in der Altersreihenfolge zu den Kindern. Reagiert aber gleich zu Beginn eine Person auffällig, geht der Therapeut sofort mit dieser Dynamik. Es ist nicht nötig und häufig sogar hinderlich, alle Stellvertreter zu befragen, vor allem in größeren Systemen.

Sobald sich über eine Aussage eine gewichtige Bewegung ergibt, geht der Therapeut mit diesem Energiefluss der Aufstellung und beginnt schon mit den ersten Veränderungen der Positionen. Andernfalls verliert sich unter Umständen die Spannung durch weitere Befragungen, oder die Aufstellung wird durch zu viele Informationen überlastet und wirkt eher verwirrend. Allerdings lässt sich eine Vielfalt an Informationen über eine Befragung leichter in konstruktiven Bahnen halten, als wenn man ein großes Beziehungssystem, zum Beispiel eine Familie mit sechs Kindern, der freien Bewegung überlässt. Aufstellungen welcher Art auch immer sind am meisten durch ein Zuviel an gleichzeitiger Information gefährdet.

Der Klient erkennt zwar auch in der Vielzahl der Informationen, wenn alle Stellvertreter befragt werden, seine Familie erstaunlich gut wieder. Dieser Wiedererkennungswert des Verhaltens aller Familienmitglieder kann für einen Klienten sehr hilfreich sein und sollte nicht vorschnell durch eine zu sparsame Befragung ungenutzt bleiben. Dennoch kann der Therapeut im Blick auf eine Lösung für den Klienten nicht mit allen in einer Familie relevanten Beziehungs- und Schicksalsströmungen arbeiten. Es ist leichter, mit einer ersten sich zeigenden Dynamik mitzugehen und später weitere Stellvertreter zu befragen, wenn sich die erste Bewegung als wenig fruchtbar oder auch in die Irre führend erweist, als aus einer Fülle von Informationen diejenigen herauszufiltern, die für den Klienten und die Lösung wesentlich sind.

Es kann sein, dass ein Stellvertreter nichts oder scheinbar nichts Adäquates fühlt, aber damit etwas Richtiges und Wichtiges mitteilt, das der Therapeut ernst nehmen muss und nicht dem Stellvertreter als mangelnde Einfühlsamkeit anlasten darf. Wir kennen dieses »Nichtfühlen« oder einen unpassenden Umgang mit Gefühlen ja auch aus unserer Alltagskommunikation. Manche Stellvertreter müssen in ihrem Redefluss etwas gebremst werden, damit sie beim Wesentlichen bleiben, das ganz einfach und kurz ausgedrückt werden kann. Zeigt ein Stellvertreter ein starkes Gefühl oder eine spontane Körperreaktion, geht der Therapeut mit der nonverbalen Reaktion. Sie hat meist die größere Ausstrahlung und Tiefe und würde durch die zusätzliche verbale Beschreibung Kraft verlieren.

Umgekehrt helfen Worte, nonverbale Reaktionen in ihrer Bedeutung zu klären, wenn diese nicht sicher wahrnehmbar sind. Nicht jedes Zu-Boden-Schauen bedeutet ein Schauen zu einem Toten. Manchmal drückt es aus, dass der Stellvertreter sich schämt, Schwermut fühlt oder einfach niemand anschauen will. Die knappe Beschreibung des Gefühls oder der Körperreaktion kann dann Klarheit schaffen.

Sagt ein Stellvertreter etwas, was dem Eindruck des Therapeuten von der gesehenen Dynamik widerspricht, traut der Therapeut in erster Linie seiner Beobachtung von außen und dem eigenen Gefühl. Er speichert seine Wahrnehmung, um sie gegebenenfalls im rechten Moment ins Spiel zu bringen, oder er spricht seine unterschiedliche Wahrnehmung sofort aus und achtet auf die Reaktion der Stellvertreter und des Klienten. Die Stellvertreter sind durch die begleitende Wahrnehmung des Therapeuten in ihrer Verantwortung entlastet. Natürlich wäre es sehr unproduktiv, würden der Therapeut und ein Stellvertreter in einen Disput über die »richtige« Wahrnehmung eintreten. Der weitere Verlauf der Aufstellung klärt meistens ohnehin die stimmige Bedeutung einer Reaktion.

Es gibt Aufstellungen, in denen die Stellvertreter, wie in der realen Familie auch, untereinander in einen Disput treten. Das kann zwar im ersten Ansatz aufschlussreich sein, lenkt aber wie in der Familienrealität vom Wesentlichen ab. Die Aufstellung droht dann zum Rollenspiel zu werden und die Stellvertreter aus ihrer Verbindung mit der Seele des Klienten und seiner Familie herauszuholen und zu Reaktionen zu führen, die bei längerer Dauer zunehmend die Verbindung mit der dargestellten Familie erschweren würden.

Manche Stellvertreter fühlen sich übergangen, wenn sie nicht oder nicht gleich befragt werden und drängen sich mit ihrem Wunsch auf, gehört zu werden. Auch das kann eine typische Reaktion aus dem System sein. Dennoch bittet der Therapeut auch hier um Zurückhaltung und versichert den Stellvertretern, dass jeder die Gelegenheit haben wird, das zu gegebener Zeit mitzuteilen, was für den Klienten wichtig ist.

So bedeutsam die Stellvertreter mit ihren Gefühlen und Mitteilungen im Einzelnen auch sind, sie können, weil sie im System stehen, den Überblick und die Ausrichtung auf das ganze System nicht wahren. Der begleitende Therapeut kann das besser, da er auf die gesamte Beziehungsstruktur einer Familie in Zusammenhang mit den bekannten Ereignissen schaut. Diese »Gesamtschau« wahrzunehmen, ist seine wesentliche Aufgabe.

Während der Befragung der Stellvertreter behält der Therapeut den Klienten und seine Reaktionen immer im Auge. Er kann ihn auch zwischendurch befragen, ob er etwas zu den Äußerungen der Stellvertreter sagen möchte und ob sie ihm sinnvoll erscheinen. Denn manchmal ist der Therapeut unsicher, was er von ihnen halten soll, oder er bemerkt eine Diskrepanz zwischen den Äußerungen der Stellvertreter und ihrem Widerhall beim Klienten. Meist bestätigt ein Klient die Aussagen der Stellvertreter.

Es kommt aber auch vor, dass deren Reaktionen und Äußerungen ihm völlig fremd erscheinen. Würde man dann dennoch weiterarbeiten, ginge die Aufstellung am Klienten vorbei. Sein Kommentar wäre dann vielleicht: »Das ist nicht meine Familie« oder »Das bleibt mir alles fremd«. Selbst wenn die Reaktionen der Stellvertreter im Gegensatz zur Wahrnehmung des Klienten treffend wären, hilft es nichts weiterzumachen, wenn der Klient den Anschluss an die Aufstellung verloren hat. Denn wie dienlich ist eine Wahrheit, wenn sie nicht aufgenommen werden kann?

Geht der Therapeut mit den verbalen und nonverbalen Reaktionen der Stellvertreter, mit seinen eigenen Wahrnehmungen und den Informationen von wichtigen Ereignissen in der Familie mit, führt er die Aufstellung durch entsprechende Umstellungen, die Hereinnahme bisher fehlender Personen und erneute Befragungen zu dem Moment, an dem die wichtigen Zusammenhänge in Bezug auf das Problem des Klienten klar werden. Schritt für Schritt zeigt sich, was die Gruppenseele belastet und in einem schlimmen Schicksal festhält und was nach Beendigung oder Heilung drängt.

Gerade in Aufstellungen, in denen sich der Therapeut von seinem Wissen um die Ordnungen der Liebe leiten lassen kann, ist er jedes Mal aufs Neue herausgefordert, sich nicht an starre Regeln zu halten, sondern der sich zeigenden Liebe, Kraft und Wahrheit des Systems anzuvertrauen. Verliert der Therapeut zwischenzeitlich durch einen »Fehler« den Kontakt mit dem Fluss der Aufstellung und der darin sich zeigenden verstrickenden und lösenden Realität einer Familie, ist das nicht so schlimm, solange er korrigieren und wieder zurückfinden kann. Irrwege zeigen sich schnell, wenn man auf die Reaktionen der Stellvertreter, des Klienten, der Gruppe und auf den Widerhall in sich selbst achtet. Stockt eine Aufstellung, ist das eher selten der Hinweis auf mangelnde Wahrnehmung des Therapeuten. Meist braucht es neue, weiterführende Informationen.

Eine Frau, die sich in ihrer Liebe zu ihrem Mann wie abgeschnitten fühlte und dabei Ähnliches erlebte wie im Kontakt zu ihrer Mutter, erwähnte auf Nachfrage, dass die Großmutter an Tuberkulose gestorben war. Als jüngstes Kind war die Mutter damals drei Jahre alt. In die Aufstellung mit ihrem Mann und ihren Kindern wurde die Mutter der Frau dazugenommen und vor sie die gestorbene Großmutter auf den Boden gelegt. Alle Stellvertreter wurden ganz starr. Es wurde sofort spürbar, wie dieses Ereignis das ganze Familiensystem bis in die zwei nächsten Generationen hinein lähmte. Der Therapeut ließ die Mutter der Frau einige Sätze zur Großmutter sagen, von denen er hoffte, sie würden ihren eingefrorenen Schmerz um den frühen Verlust auftauen. Aber die Starre blieb. Erst als von der Klientin die Information kam, dass die Großmutter vor ihrem Tod schon zwei Jahre in Quarantäne in einem Sanatorium verbringen musste, brachen aus der Mutter und der Großmutter gleichzeitig die Tränen hervor, und sie nahmen sich schluchzend in den Arm. Das Eis wurde durch diesen zusätzlichen Hinweis gebrochen, der spürbar machte, dass nicht der Tod der Großmutter allein, sondern schon die vorherige Trennung von Mutter und Kind die Unterbrechung in der liebenden Hinwendung bewirkt hatte.

Arbeitet der Therapeut in der Aufstellung mit den Ordnungen der Liebe, gehen Aufdeckungs- und Lösungsprozess, verbale und nonverbale Reaktionen, das Sprechen bindender und lösender Worte und das Vollziehen heilsamer Gesten, zum Beispiel einer Umarmung, Hand in Hand. Ausgeklammerte Personen werden »entdeckt« und in die Familie wieder einbezogen, traumatische Ereignisse kommen auf eine Weise in den Blick, dass sie die ängstigenden, trennenden und die Liebe abtötenden Wirkungen verlieren können. Jeder findet nach Möglichkeit den ihm zukommenden Platz in einer Familie, so dass Zugehörigkeit und Liebe durch alle Geschehnisse hindurch angenommen werden können.

Ich möchte hier nochmals ein Beispiel schildern.

Ein Mann hatte Prostatakrebs. Seine Erkrankung führte zu Streit mit seiner Frau, weil sie sehr unterschiedliche Auffassungen darüber hatten, wie er am besten mit seiner Krankheit umgehen sollte. Seine drei Kinder zwischen sechs und zehn Jahren wussten um die Krankheit ihres Vaters, aber nicht, wie bedrohlich sie war.

Der Mann stellte zunächst seine Gegenwartsfamilie auf: sich und seine Frau mit etwas Abstand nebeneinander und die Kinder relativ eng zusammen den Eltern gegenüber. In der ersten Befragung der Stellvertreter ging es allen relativ gut, die Kinder fühlten sich wohl so nahe zusammen und erlebten sich als von den Eltern geliebt und gut versorgt. Nur der Frau fehlte etwas die Wärme ihres Mannes. In einem zweiten Schritt bat der Therapeut, der Mann möge jetzt jemand für seine Krankheit dazustellen. Er wählte dafür eine Frau aus und postierte diese ganz nahe neben sich in den Zwischenraum zu seiner Frau. Die Stellvertreterin der Krankheit strahlte den Mann an und kuschelte sich förmlich an ihn. Die Ehefrau aber trat spontan einige Schritte zur Seite und sagte, gefragt, wie es ihr jetzt gehe: »Das ist unerhört, ich bin entsetzt und tief verärgert, und wenn die Kinder nicht wären, würde ich davonlaufen.« Der Mann nahm die Reaktion seiner Frau gar nicht wahr und meinte: »Mir geht es jetzt richtig gut.« Die Kinder aber fassten sich an der Hand und wichen zurück, wobei die Jüngste zu weinen anfing und in die Knie ging.

Der Therapeut fragte den Mann, ob er schon einmal verheiratet oder verlobt gewesen sei, aber er verneinte. Da stellte der Therapeut auf der Seite des Mannes in einiger Entfernung dessen Eltern dazu, die freundlich auf ihren Sohn schauten. Die Mutter des Mannes trat aber einen Schritt zur Seite, weg vom Vater des Mannes.

Der Therapeut bat nun die drei Kinder, sich neben ihre Mutter zu stellen und gemeinsam mit ihr etwas weiter zurückzutreten, so dass das jüngste wieder aufstehen konnte. Als er den Stellvertreter des Klienten fragte, wie es ihm jetzt gehe, sagte er: »Mein Blick wendet sich jetzt meinen Eltern zu, vor allem meinem Vater. Aber wichtig ist mir nur, dass die Krankheit ganz nahe bei mir ist.« Die Krankheit aber sagte: »Bei mir verändert sich etwas ganz grundlegend. Meinen Blick zieht es jetzt zu diesem Mann dort drüben. Ich verliere hier, wo ich stehe, den innigen Kontakt. Ich glaube, ich gehöre dort drüben hin.« Der Therapeut bat sie, die Bewegung auszuführen, und sie ging zum Vater des Klienten, schmiegte sich ganz eng an ihn und fing plötzlich heftig zu weinen an.

Der Therapeut fragte den Klienten, ob denn sein Vater vor seiner Mutter schon einmal eine Beziehung zu einer Frau gehabt hatte. Da sagte er: »Ja, mein Vater war verlobt und stand kurz vor der Heirat, da lernte er meine Mutter kennen, verließ die Verlobte und heiratete an dem vorgesehenen Termin statt dieser Verlobten meine Mutter. Ein halbes Jahr später hat sich diese Verlobte umgebracht.« Da schüttelte der Vater des Klienten die Krankheit ab, drehte sich weg und stellte sich mit nach außen gewandtem Blick Rücken an Rücken hinter seine Ehefrau. Die Krankheit ging zu Boden, verbarg ihr Gesicht hinter ihren

Händen und sagte ganz leise, aber deutlich vernehmbar: »Ich bin diese Verlobte!« Dann legte sie sich auf den Rücken.

Der Therapeut fragte den Stellvertreter des Klienten, was er jetzt tun wolle, und der erwiderte ganz heiter: »Ich möchte mich zu ihr legen.« Er tat es, und die beiden umarmten sich wieder innig. Der Therapeut ging daraufhin zu dem Vater des Klienten und fragte ihn, ob er etwas für seinen Sohn tun wolle und könne. Die Antwort war ein bestimmtes »Nein«. Auch die Mutter des Klienten, die sich inzwischen auch umgedreht hatte und neben ihren Mann getreten war, schüttelte den Kopf. (Beide Eltern lebten übrigens zum Zeitpunkt der Aufstellung noch.) Der Therapeut ging zur Krankheit beziehungsweise Verlobten. Doch auch sie wollte keinen Kontakt mehr zu ihrem früheren Verlobten aufnehmen. Auf die Frage zum Stellvertreter des Klienten, ob er etwas brauche, sagte dieser ganz gelöst: »Mir geht es gut hier.« Der Therapeut beendete damit die Aufstellung, setzte sich neben den Klienten und fragte ihn, ob er noch etwas brauche. Aber auch der Klient selbst wirkte ganz aufgeräumt und sagte: »Nein.«

Nach dem Aufstellungsseminar unterzog sich der Mann den von den Ärzten vorgeschlagenen Therapien, die er vorher verweigert hatte. Das verbesserte die Beziehung seiner Frau zu ihm sehr. Aber zwei Jahre später verschlimmerte sich sein Zustand plötzlich gravierend. Es hatten sich in seinem Körper überall Metastasen gebildet. Er kam nochmals zum Therapeuten zu einem Einzelgespräch, wirkte ganz versöhnt mit seinem Schicksal und fragte, wie er den Kindern seinen bevorstehenden Tod am besten mitteilen könne.

Nun kann man mit Recht fragen, ob der Therapeut nicht mehr hätte unternehmen sollen, um den Mann und seine todbringende Krankheit voneinander zu lösen? Das kann man außerhalb der Vorgänge in der Aufstellung schwer beurteilen. Der Therapeut kann nur die aufdeckenden und lösenden Spuren im Aufstellungsprozess verfolgen, die von den Stellvertretern mitgetragen werden können und die in Übereinstimmung mit der Wirklichkeit des betreffenden Familiensystems sind, soweit man das eben über die Aufstellung und die Reaktion des Klienten fühlen kann. Auch wenn es seine Aufgabe ist, die Stellvertreter und auch den Klienten dort zu unterstützen, wo sie selbst die Lösung nicht finden können, kann er nicht gegen sie und ihre Wahrnehmungen und Empfindungen arbeiten.

Würde der Therapeut gegen die Kräfte der Aufstellung und auch die Kräfte des Klienten selbst unbedingt eine lebensrettende seelische Lösung erreichen wollen, würde er allenfalls eine Scheinlösung erzwingen, die über die Wirklichkeit hinwegtäuscht. Der Therapeut würde sich dabei auch völlig überfordern und sich in seinem Bemühen, unbedingt zu helfen, selbst unter enormen Druck setzen und letztlich das Vertrauen des Klienten verlieren. Die Konfrontation mit dem Tod, die daran deutlich geworden war, dass der Stellvertreter des Klienten zufrieden neben der »Krankheit« beziehungsweise Verlobten des Vaters liegen blieb, ermöglichte vielleicht dem Klienten, sich den Maßnahmen der Ärzte zu stellen. Gleichzeitig zeigte seine Reaktion, dass er im Grunde seines Herzens zustimmte, für seinen Vater mit seiner Krankheit und seinem Tod etwas lösen zu wollen oder zu müssen.

Eine Aufstellung ist nicht dazu da, »auf Teufel komm raus« eine Lösung zu finden. Sie kann niemand zu irgendetwas bringen oder von irgendetwas überzeugen, wenn er dabei nicht von den Kräften des Familiensystems oder der »Größeren Seele« getragen ist. Aufstellungen sprechen und überzeugen aus sich selbst heraus. Manchmal folgt der Therapeut eigenen Bildern, die den Stellvertretern nicht in den Sinn kommen. Oder er bittet Stellvertreter etwas zu sagen oder zu tun, was ihnen schwer fällt. Oft erschließt er damit Wesentliches und Weiterführendes für den Klienten. Der Therapeut muss aber immer bereit sein, die eigenen Bilder zu überprüfen, eventuell zu korrigieren oder zu verwerfen und letztlich ihrer Wirkung auf die Stellvertreter und den Klienten vertrauen.

Zeigt es sich, dass einige Familienmitglieder, so wie sie aufgestellt sind, eine wichtige Dynamik verdecken, hilft es, zuerst eine Teilordnung herzustellen und dann erst mit der Befragung oder Bewegung einiger wichtiger Personen zu beginnen. Häufig werden Kinder so aufgestellt, dass sie die Dynamik zwischen den Eltern verdecken. Steht aber die Paarbeziehung im Vordergrund, kann man die Kinder aus dem Beziehungsfeld der Eltern herausnehmen und, am besten gleich in der Altersreihenfolge geordnet, an den Rand des Geschehens stellen, um frei zu sein für die Paardynamik.

Insgesamt ist es besser, mit wenigen Personen in die Tiefe zu gehen, als möglichst allen seelischen Belangen in einer Familie nachzukommen. Der Versuch, seelische Prozesse vollständig zu erfassen, würde den Aufstellungen und auch einer anstehenden Lösung Kraft, Richtung und Effizienz rauben, abgesehen davon, dass er unmöglich wäre. (In Einzelsitzungen ist der Therapeut freier, auf vielfältige Familiendynamiken einzugehen.)

Ebenso gefährlich wäre der Versuch, Aufstellungen und ihre Prozesse und Ergebnisse in logische Schemata und Ursache-Wirkungs-

Erklärungen zu pressen. Im obigen Beispiel können wir nicht sagen: »Weil der Vater die Verlobte mit ihrem Selbstmord nicht gewürdigt hat, muss sein einziger Sohn über seinen Tod die Verbindung wiederherstellen.« Wir können nur einen ungefähren Zusammenhang über die Bilder der Aufstellung wahrnehmen. Das Ziel ist Klarheit, die Handeln ermöglicht, nicht Erklärbarkeit, gemäß dem Ausspruch von Werner Heisenberg, Genauigkeit sei das Gegenteil von Klarheit.

So muss eine Aufstellung klar, aber nicht genau sein. Sie bildet nicht die Wahrheit ab, sondern in der Aufstellung ereignet sich etwas von der Wahrheit einer Familie. Ein Klient kann eine klärende Aufstellung in ihrem Kern mühelos in seiner Seele aufnehmen und, wenn nötig, der genaueren inneren und äußeren Familienwirklichkeit anpassen. Wie ein gutes Gemälde verdichtet und verfremdet eine Aufstellung die Wirklichkeit. Sie kann gerade dadurch auf etwas Wesentlicheres hinweisen, als es die erlebte Familienwirklichkeit selbst vermag. Es geht nicht um ein: »Genau so ist es!«, sondern um ein: »Das ist es!« Wir schauen auf einen ganzheitlichen Wirkungszusammenhang, nicht auf eine kausal ergründete Wirklichkeitsanalyse. Das »Ganze« einer Aufstellung erschließt sich nicht aus der Analyse, sondern aus der »Teilhabe«.

Das Ordnen des Familiensystems

Wir können eine innere Neuordnung und Neuorientierung, die sich aus gesprochenen lösenden Sätzen und Gesten zwischen Personen der Aufstellung ergibt, von einer äußeren Neuordnung unterscheiden, die sich im Schlussbild zeigt und jedem Familienmitglied in der Aufstellung den richtigen und lösenden Platz im System zuweist.

Die Entwicklung der Aufstellungsarbeit von der Beziehungsordnung zu den Bewegungen der Seele angesichts von Krankheit, Tod, Unheil und Schuld hat zur Folge, dass die meisten Aufstellungen nicht mehr bis zu einem Lösungsbild für eine ganze Familie geführt werden, in dem jeder den ihm zustehenden Platz einnimmt. Die Aufstellungen enden jetzt häufig, wenn eine bedeutsame seelische Bewegung am Licht ist oder sich ein heilsamer Vorgang zeigt. Zudem konzentrieren sich Aufstellungen heute mehr auf die umfassenden sozialen Beziehungsfelder, in die Familien auf eine Weise eingebunden sind, dass ihre Ordnungen nicht mehr für die nötigen lösenden Prozesse ausreichen. Das Unrecht während des Naziregimes kann von den

Nachkommen der Täter und der Opfer nicht über heilsame Plätze in der Familie bewältigt werden.

Lösungsbilder im Sinne einer im Raum geordneten Familienkonstellation bleiben vor allem dann von hilfreicher Bedeutung, wenn ein Klient seinen Platz in seiner Familie sucht. »Einen Raum mit anderen teilen«, »Einen Raum für sich haben«, »Seinen Platz im Leben einnehmen«, sind Formulierungen für unsere Grunderfahrung, dass Beziehungen sich im Raumerleben entfalten und dass wir Räume schaffen und »teilen« müssen. Es können nicht mehrere Personen den gleichen Platz einnehmen. »Raum« und »Platz« sind Grundkonstanten physischer und seelischer Erfahrung.

> Ein selbstmordgefährdeter älterer Mann kam in eine Gruppe und sprach sein Schuldgefühl an, das ihn seit langem plagte. Sein ältester Sohn hatte sich nach einem Streit mit ihm auf dem Dachboden erhängt. Bei genauerer Nachfrage wurde aber deutlich, was der eigentliche Grund für den Selbstmord des Sohnes war. Die Familie lebte mit fünf Kindern sehr beengt in einer kleinen Wohnung. Drei Tage vor dem Selbstmord hatte die Mutter am Mittagstisch gesagt: »Ich bin wieder schwanger.« Da sei der älteste Sohn ganz entsetzt aufgesprungen und habe gerufen: »Aber wir haben doch gar keinen Platz!«
>
> Die Familie wurde vom Therapeuten gleich in der gemäßen Ordnung aufgestellt: Die Eltern nebeneinander und die sechs Kinder in der Altersreihenfolge und im Uhrzeigersinn ihnen gegenüber. Es wurden dann nur berührende Dialoge gesprochen zwischen dem Vater und seinem ältesten Sohn und zwischen dem jüngsten Sohn und seinem großen Bruder, der für ihn Platz gemacht hatte. Das »Opfer« des großen Sohnes und Bruders wurde anerkannt und angenommen und gleichzeitig sein Platz als ältestes Kind in der Familie über seinen Tod hinaus bestätigt.

In einer Familie mit vielen Kindern ist das Erlebnis von Platz und Raum ein anderes als in einer Kleinfamilie. Es ist ein Unterschied, ob jemand weiß, dass er das dritte Kind ist, oder ob er das in einer Aufstellung, in die Geschwisterreihe gegenüber den Eltern gestellt, auch unmittelbar fühlen kann. Früh verstorbene Geschwister, die man gar nicht oder nicht mehr bewusst erlebt hat, beanspruchen plötzlich in einer Aufstellung einen Platz und möchten unter ihren Geschwistern sein. Zugehörigkeit und Beziehung, die nie physische Realität geworden sind, zum Beispiel zu einem Vater, den man nie kennen gelernt hat, werden plötzlich »greifbar« und in der seelischen Auswirkung unmittelbar erfahren.

Viele Klienten kommen aus sehr kompliziert strukturierten Familienverhältnissen. Da ist die Frau, deren Mutter sieben Kinder von sechs Männern hat. Der eigene Vater war ihr als Einziger unbekannt. Zwei der Männer der Mutter haben die Kinder mit aufgezogen. Wo ist der Platz für diese Frau in dieser Familie? Ein Mann hat als einziges von fünf Geschwistern eine Grippeepidemie überlebt. Wie fühlt es sich für ihn an, wenn er in der Reihe und in der Gruppe dieser fünf Geschwister Körperkontakt fühlt? Wenn einer denkt, er ist das erste und einzige Kind in einer Familie, und erfährt eines Tages, dass er ein Geschwister aus einer früheren Beziehung des Vaters hat: Wie fühlt es sich an, wenn er mit diesem Geschwister Kontakt aufnimmt? Wie findet ein adoptiertes Kind seinen Platz im Leben zwischen leiblichen Eltern und Adoptiveltern, leiblichen Geschwistern und Adoptivgeschwistern? Der Vater, der für viele Jahre ins Gefängnis musste, wo ist sein Platz in der Familie? Wo findet ein Kind seinen gemäßen Platz, wenn der Vater während der Ehe zwischen dem dritten und vierten Kind ein weiteres Kind mit einer anderen Frau gezeugt hat? Wo ist der jeweilige beste Platz für Kinder in einer Familie, in der jeder der Partner aus früheren Ehen oder Beziehungen schon Kinder mitbringt? Welchen Unterschied macht es, wenn so ein Paar noch ein gemeinsames Kind hat?

Brauchen abgetriebene Kinder einen Platz und wenn ja, bei wem, bei den Geschwistern, bei beiden Elternteilen oder nur bei Mutter oder Vater? Die anfängliche Faszination des Familienstellens beruhte nicht zuletzt auf der Möglichkeit, über Aufstellungsbilder und das Fühlen von Plätzen auf solche Fragen Antworten zu bekommen.

Eine heilsame Familienordnung in der Aufstellung zu finden, ist Aufgabe des Therapeuten. Stellvertreter können die richtigen Plätze meist nicht von sich aus finden. Sie sind im System verstrickt wie die realen Personen, die sie vertreten. Der Therapeut hat durch Vorannahmen und Erfahrungen, die sich bewährt haben, ein Wissen um gemäße Ordnungen, und er hat, weil er außen steht, einen Überblick. Aber er braucht die Rückmeldungen der Stellvertreter: »Ja, so ist es gut« oder »Nein, da drüben neben der Mutter fühlt es sich besser an«.

»Geordnet« ist ein Beziehungssystem dann, wenn möglichst alle Stellvertreter sich auf dem »zugeteilten« Platz gut und »richtig« fühlen. Die Aufstellungsbilder einer lösend geordneten Familie können sich unterscheiden, aber sie sind nicht beliebig. Es kann sein, dass Geschwister in einer Scheidungsfamilie, die zwischen die Eltern gestellt werden, sich dort wohl fühlen. In einem anderen Fall bleiben sie den getrennt stehenden Eltern gegenüber postiert, oder sie stehen alle neben der Mutter oder alle dem Vater gegenüber. Generell fühlen sich Kinder am Ende einer Aufstellung am besten, wenn sie in der Altersreihenfolge den Eltern gegenüberstehen, so dass Eltern- und Kindebene getrennt und dennoch Eltern und Kinder aufeinander bezogen sind. Eltern fühlen dann die Verantwortung gegenüber ihren Kindern, und die Kinder fühlen, dass sie gesehen werden und »klein«, also in der nehmenden Position, sein können. Aber angesichts eines die Familie sehr belastenden Schicksals kann es sinnvoll sein, dass Eltern mit den Kindern an der Hand gemeinsam nach vorne schauen und das Schlimme, wenn möglich befriedet, hinter sich lassen. Entscheidend ist, dass ein Lösungsbild entstehen kann, das entlastet und erleichtert, das in Erinnerung bleiben und lösendes Handeln bewirken kann. Dann ist es vermutlich auch »richtig«.

Das klärende Bild

Ein Lösungsbild »steht« also, wenn sich alle Stellvertreter und der Klient, ob er sich von außen auf seinen Platz einfühlte oder selbst in die Aufstellung mit hineingenommen wurde, nach den erlebten Bewegungen und Worten auf ihrem Platz gut und »stimmig« fühlen. Nach manchen Aufstellungen gehen durch die ganze aufgestellte Familie ein Aufatmen und eine sichtbare Erleichterung. Die Gesichter sind klar und offen und strahlen manchmal richtig. Viele Klienten erzählen bei späteren Begegnungen, wie sie immer noch von dem Lösungsbild der Aufstellung zehren und wie hilfreich es für sie ist, in belastenden Lebenssituationen darauf zurückgreifen zu können.

Es wäre aber ein Irrtum zu glauben, man könne auf ein alle zufrieden stellendes Lösungsbild hin arbeiten. Häufig geht es ja nicht um eine wohltuende Ordnung für die ganze Familie, sondern um das »Aha-Erlebnis« für den Klienten in Bezug auf die Schicksalsbindung und ihre Folgen oder darum, dass die Aufstellung zu einer Entscheidung hinführt, zum Beispiel sich vom Partner zu trennen, eine Trauer zu beenden oder im Leben zu bleiben, ohne das noch ungewisse Ende in einem Lösungsbild vorwegzunehmen.

So wohltuend ein gutes Lösungsbild auch ist, nicht immer empfiehlt es sich, eine Aufstellung »gut« aufzulösen. Gerade Aufstellungen, in denen sich schweres Schicksal zeigt, behalten häufig größere

Kraft, wenn sie am Höhepunkt der Ereignisse beendet werden. Oft provoziert das die heilsamen Kräfte in der Seele mehr als ein gutes Lösungsbild. Manche Lösungsbilder sind alles andere als angenehm, weil sie Konsequenzen sichtbar machen, die schwer zu tragen sind. Und was heißt schon Lösung? Wissen wir denn genau, was wirklich löst? Heißt Lösung immer, dass alles gut ausgeht? Besteht nicht manche Lösung darin anzuerkennen, dass etwas nicht zu ändern ist, dass man sich dem Unausweichlichen fügen oder stellen oder auf etwas vertrauen muss, das nicht vorhersehbar und machbar ist? Dennoch muss sowohl im Verlauf als auch im Schlussbild etwas sichtbar zum Tragen kommen, was irgendwie aufdeckend »stimmt« und deshalb im Klienten weiterwirken kann.

Aufstellungen sind ein »bildhafter« Prozess. Weil Beziehungen in der Außenwelt und im inneren Erleben immer auch räumlich strukturiert sind, werden sie sehr stark visuell wahrgenommen und auch repräsentiert. Bewusste und unbewusste visuelle Repräsentationen erhalten in Aufstellungen über die Stellvertreter eine von außen her wahrnehmbare Gestalt, die sich in den Bewegungen und Umstellungen der Stellvertreter aufdeckend und weichenstellend verändert. Verbunden mit einer neuen Gefühlsqualität werden sie als »Lösungsbilder« wieder in den »Innenraum« der (Gruppen-)Seele aufgenommen und entfalten dort dann ihre Wirksamkeit. Manche Bilder müssen allerdings »draußen« bleiben, nämlich dann, wenn in ihnen Belastendes und Erschreckendes von anderen Personen, meistens den Eltern, übernommen worden ist.

Eine Frau, die wegen Schwierigkeiten in ihren Männerbeziehungen schon öfter aufgestellt und dabei immer wieder in wichtigen Bereichen ihres Lebens Klarheit gefunden hatte, fand dennoch zu keiner dauerhaften Beziehung mit einem Mann und zu keinem Frieden mit ihrer Mutter. Ihre Mutter machte ihr irgendwie Angst, wenn sie zusammen waren, und sie erlebte die Mutter oft als abweisend und verschlossen. Der Therapeut stellte zunächst nur ihre Mutter auf und bat deren Stellvertreterin, sich ganz ihren Impulsen zu überlassen. Nach einer Weile wurde diese wie in Trance von Bewegungen und aus ihr herausbrechenden Lauten erfasst, die sehr klar ein sexuelles Erleben zwischen Panik, Angst, Schmerz, Aggression, Scham auf der einen Seite und Lust auf der anderen Seite darstellten. Der Therapeut ließ die Stellvertreterin in ihrer enormen Ausdruckskraft gewähren, bis sie erschöpft war, wählte dann eine Stellvertreterin für die Mutter der Mutter aus, führte sie zu ihr und legte sie in deren Arme. Da schloss die Mutter die Augen und weinte still vor sich hin, bis sie sich beruhigte.

Die Frau hatte atemlos und gebannt dem Prozess ihrer Mutter zugeschaut. Am Ende sagte sie zum Therapeuten: »Ich habe immer geahnt, dass meine Mutter sehr jung ein schwer wiegendes sexuelles Erlebnis gehabt haben muss. Ich danke dir, dass ich das so lange anschauen durfte. Was ich gesehen habe, habe ich immer in mir gefühlt. Jetzt ist es da draußen bei meiner Mutter. Ich habe das Gefühl, seit langem wieder frei atmen zu können.«

Solche Lösungen sind aber häufig nur notwendige Zwischenlösungen. Meist braucht es einen weiteren Schritt, der hilft, in diesem Fall die Mutter wieder zu integrieren, ohne dabei Angst haben zu müssen, mit der Mutter erneut deren schwere Erlebnisse auf sich zu laden. Es braucht in der Familienseele einen Lösungsprozess für die Mutter, damit ihre schrecklichen Erlebnisse von ihr und dem System als vergangen und überwunden abfallen und so die Begegnungen zwischen Mutter und Tochter wieder herzlich werden können.

Das verbindende und lösende Wort

Die »Bilder« der Aufstellung sprechen in vielen Fällen für sich, ohne dass sie einer Deutung oder Interpretation bedürfen. Bleiben sie für Außenstehende mehrdeutig, können sie doch im Klienten Klarheit bewirken, denn seine Seele weiß durch die Teilhabe am Familiengeschehen Bescheid, wenn auch oft nur verdeckt. Häufig bekommen Aufstellungen aber auch erst durch Worte ihre Stimmigkeit und lösende Qualität. Das Bild erlaubt Zusammenhänge wahrzunehmen, die Sätze geben Resonanz und Kraft. Manche Bewegungen von Stellvertretern werden erst durch kurze Beschreibungen eindeutig. Manche »Bewegungen der Seele« bekommen ihre Richtung und Dynamik erst durch »Schlüsselsätze«. Ich habe schon Beispiele dafür genannt, etwa die wenigen Sätze in der Aufstellung der Brasilianerin: »So viele Tote«, »Hilft mir denn niemand« oder »Ich bin so müde«. Als er mit einem Stellvertreter als »Ereignis auf der Flucht« in der Aufstellung konfrontiert wurde, sagte in einem anderen Fall der Vater eines Klienten plötzlich: »Ich muss ihn erschießen, sonst komme ich nicht nach Hause.« Oder die Stellvertreterin einer Klientin deutet auf ihren Vater und sagt ganz bestimmt: »Das ist nicht mein Vater!« Ohne solche Sätze würden manche Aufstellungen wesentliche Ereignisse in Familien nicht aufdecken.

Das ist aber nur eine Funktion des Sprechens in Aufstellungen. Häufiger dienen Worte dazu auszusprechen, was in Familien bindet und was löst. Stellvertreter oder auch der Klient selbst wird in Aufstellungen gebeten, über meist vom Therapeuten vorgegebene Sätze dem Ausdruck zu verleihen, was die einen in das Schicksal der anderen verstrickt oder was hilft, diese Schicksalsbindung loszulassen. Solche Bindungs- und Lösungssätze müssen sich aus dem Aufstellungsprozess ergeben und von den Stellvertretern als stimmig und lösend empfunden werden, damit sie wirken. Sie fallen dem Therapeuten oder auch den Stellvertretern einfach zu, wenn das Aufstellungsgeschehen von der Gruppenseele des Klienten getragen ist. Sie berühren und bewegen die Seele.

Bindungssätze dienen dazu, eine Schicksalsbindung aufzudecken und zu verdeutlichen. So wird jemand zum Beispiel gebeten zu sagen: »Mama, ich gehe für dich zu deiner Schwester in den Tod, dann kannst du bei Papa bleiben« oder: »Lieber Opa, du hast alles verloren; ich behalte auch nichts, dann bin ich dir nahe, und du bist nicht allein, wenn du von der Familie dafür verurteilt wirst.« Solche Sätze berühren Klienten sehr, denn sie drücken überraschend oder auch geahnt aus, was man in Verbindung mit dem eigenen Leben immer schon gefühlt hat, und stellen die eigenen Probleme in den Kontext von liebender Verbundenheit.

Lösungssätze geben dann dieser schicksalhaften Verbundenheit eine Wendung in den offenen Bereich des Lebens. Sie würdigen das Schicksal der Verbundenen, schauen auf deren Schmerz und deren Liebe und lassen das fremde Schicksal bei denen, die es selbst tragen müssen und auch können und es meist schon längst getragen haben. So lässt der Therapeut zum Beispiel eine Tochter zur verlassenen Verlobten des Vaters sagen: »Ich sehe deine Wut, und ich kenne deine Wut, ich sehe dahinter deinen Schmerz, und ich kenne diesen Schmerz. Ich habe auf meine Weise einen Teil deines Lebens nachgelebt. Bitte sei mir freundlich, wenn ich mich jetzt von dir zurückziehe, das Ungelöste zwischen dir und Papa bei euch lasse und nahe zu meiner Mutter gehe. Für mich war es ja ein Segen, dass Papa nicht dich, sondern meine Mama geheiratet hat. Sei freundlich, dass es mich gibt, auch wenn ich nicht dein Kind geworden bin.« Vielleicht braucht es nur einen kurzen Satz, zum Beispiel zu einem Geschwister:

»Du gehörst dazu wie ich«, vielleicht sogar nur ein Wort zum Vater: »Danke!«

Solche Sätze »greifen« erst in der Gegenüberstellung mit der Person, mit der jemand verbunden ist. Konflikt, Aussprache und liebende Verbundenheit finden knapp und auf das Wesentliche in Beziehungen bezogen ihren Ausdruck.

Der Therapeut überprüft genau, ob die Stellvertreter oder der Klient selbst Sätze nur einfach nachsagen oder ob diese auch stimmig und lösend erlebt werden und berühren. Stimmen sie nicht, muss er andere Sätze suchen. Hat der Therapeut das Gefühl, die Lösungssätze sind richtig, sie bewegen aber nichts oder können nicht angenommen werden, dann muss er vielleicht nochmals etwas aus der Dynamik des Systems aufgreifen. Er lässt zum Beispiel Mutter und Vater in einen gemäßen Dialog miteinander treten und stellt ihnen dann den Klienten erneut gegenüber. Vielleicht gelingt es jetzt zu sagen: »Ihr dürft mich haben als euer Kind.« Führt eine Gegenüberstellung mit bindenden und lösenden Sätzen nicht weiter, muss häufig erst zwischen anderen Personen im System etwas gelöst werden, oder eine entscheidende Dynamik ist noch nicht im Blick.

Bindungs- und Lösungssätze berühren den Kern der Aufstellungsarbeit als »Ordnungen der Liebe«. Sie drücken die Bewegung und die Ordnung der Seele im Schlimmen wie im Guten aus und bringen die »Seelenbilder« zum Schwingen. Bilder drängen ins Wort. Eine unübersehbare Fülle an Literatur zeugt davon. Berührende Sprache von Angesicht zu Angesicht öffnet die Augen. Wie bedeutsam konzentriertes, auf Wesentliches bezogenes und an Bildern ausgerichtetes Sprechen im Bereich von Psychotherapie und Beratung ist, kann man bei Beratungen am Telefon erleben, wenn es gelingt, über die Sprache die Seele in ihren Bildern zu berühren und zu bewegen. Es ist die Kunst des Therapeuten zu entscheiden, wie vieler und welcher Worte es bedarf.

Das bewegende Ritual

Das visuelle und verbale Geschehen wird in vielen Aufstellungen durch Rituale ergänzt.

Als ein wiederholtes und gleich bleibendes Verfahren verbindet ein Ritual in einer körperlichen oder körperlich unterstützten Geste mit den Tiefendimensionen der Wirklichkeit. Es lässt seelische Kräfte körperlich wahrnehmen, deren sprachliche Vermittlung allein für eine ganzheitliche Erfahrung nicht ausreichen würde. Der Gebrauch des Wortes »Ritual« ist hier vielleicht nicht ganz richtig. Denn Aufstellungen arbeiten normalerweise mit einmaligen Gesten, die nicht in liturgischen Wiederholungen münden. Vielen Aufstellern klingt das Wort Ritual auch zu religiös und liturgisch angehaucht. Säkularisiert wird es in der Psychologie und Verhaltensforschung seit dem 20. Jahrhundert als Fachausdruck für genormte, typisierte und rituell ablaufende Verhaltensweisen gebraucht. In den Aufstellungen meint »Ritual« relativ gleich bleibende Verfahren, die Klienten in eine auch den Körper einbeziehende heilsame Erfahrung führen. Zwei dieser Verfahren möchte ich hier schildern: die Verneigung und die Ahnenreihe.

Die Verneigung

Die deutsche Sprache kennt für den Vorgang des sich Neigens zwei Begriffe: die Verneigung und die Verbeugung. Es scheint mir sinnvoll zu sein, für Familienaufstellungen diese sprachliche Differenzierung zu nützen.

In der Verbeugung beugt sich der Klient, meist vor seinen Eltern, um sich von einer anmaßenden Haltung zu lösen. Sie kann gemäß sein, wenn jemand die Hinbewegung zu den Eltern verweigert, sie hochmütig behandelt oder ihnen schwere Vorwürfe gemacht hat oder gar ihnen gegenüber tätlich geworden ist, aber auch wenn jemand liebend und im Bemühen, den Eltern zu helfen oder sie zu retten, sich anmaßend über sie gestellt hat. Die Verbeugung »erniedrigt« wieder, macht den Klienten wieder zum nun erwachsenen Kind, das dem zustimmt und das annimmt, was es von den Eltern bekommen hat. Sie stellt das Gefälle im Sinne des »Lebensflusses« wieder her, so dass statt der trennenden und die Zuneigung abtötenden Anmaßung wieder die Liebe fließen kann. Ich habe immer wieder erlebt, dass eine Verbeugung vor den Eltern einem Klienten geholfen hat, ein lange angestautes Gefühl von Schuld und eine als Not empfundene Anmaßung loszulassen. Meist gehen dann Eltern in den Aufstellungen und auch in der Realität auf ihr Kind wieder liebevoll und achtungsvoll zu.

Das in Anführungszeichen gesetzte Wort »erniedrigt« zeigt aber auch, wie problematisch eine Verbeugung in einer Aufstellung sein kann und dass der Therapeut damit sehr behutsam umgehen muss. Eine Verbeugung ist nicht angebracht, wenn die sich beugende Person das Gefühl bekommt, dass sie von den Eltern gedemütigt wird. Das ist zum Beispiel der Fall, wenn die Erinnerung an schwere körperliche Misshandlung durch die Eltern hochkommt. Schwächt die Verbeugung oder entwürdigt sie gar, schadet sie. Der Therapeut ist sich vielleicht nicht immer sicher, ob eine Verbeugung als ein heilsamer Vorgang hilfreich ist. Er kann das über die Reaktion der Stellvertreter testen, die meist sehr zuverlässig wiedergibt, ob sie gemäß und lösend wirkt. Außerdem kann der Klient dann im inneren Mitfühlen frei bleiben und vielleicht nur für sich innerlich vollziehen, was er vor anderen zu tun sich scheut. Eine Verbeugung, die stimmt, erhöht die Würde aller Beteiligten, gibt Kraft, befreit und gibt dem Fluss der Liebe wieder eine Chance.

Unter Aufstellern ist es umstritten, ob Verbeugungen überhaupt Sinn machen. Man kann nämlich davon ausgehen, dass es hilfreicher ist, hinter einer Anmaßung gegenüber den Eltern die Liebe des Kindes im Familiensystem zu finden, so dass bestimmte prägende Ereignisse und die Schicksalsverbundenheit sichtbar werden und die Anmaßung von innen her überflüssig wird und losgelassen werden kann.

Häufig zeigt sich die Verbeugung als ein heilsamer Vorgang, wenn sie in der Aufstellung nicht vom Klienten, sondern von seinen Eltern oder Großeltern vollzogen wird. Kein Therapeut hat selbstverständlich das Recht, von Eltern eines Klienten zu verlangen, wenn auch nur in der Aufstellung, dass sie sich vor ihren Eltern oder dem Schicksal verbeugen. Aber man kann über die Stellvertreter einem Klienten zeigen, welche Wirkung es im System hätte, wenn sich die Eltern verbeugen könnten. Gelingt dies in der Aufstellung, haben sie es meist in ihrer Realität schon vollzogen, und diese seelische Bewegung ist vielleicht nur noch nicht beim Klienten ankommen. Oft habe ich erlebt, wie sehr das Verneigen eines oder beider Elternteile einen Klienten entlastet und ihm hilft, sich nun seinerseits zu verbeugen oder auch ohne diese Geste seine Liebe wieder fließen zu lassen. Bei allen guten Absichten in Familien: Anmaßungen ereignen sich und können zerstörerische Folgen für Klienten und ihre Familien mit sich bringen, die dann eine Verbeugung des Klienten rechtfertigen. Nicht umsonst hat sich die Verbeugung in der Vergangenheit als ein kulturell bedeutsames Ritual entwickelt.

Die Verneigung ist weiter gefasst als die Verbeugung. Die Verneigung gilt weniger den eigenen Eltern allein aufgrund einer Überheblichkeit, sondern dem in der Familie wirkenden Schicksal und der Gruppe, die dieses Schicksal trägt. Sie ist ein umfassender Vorgang der Achtung und Ehrerbietung: Man beugt sich den größeren, überindividuell wirkenden Kräften und ihren schicksalhaften Wirkungen. Man würdigt frühere Personen mit dem, was sie betrifft. Man stimmt in ihr den Wirkungen zu, die das Schicksal anderer für das eigene Leben gebracht hat, und lässt dieses Schicksal nun vorbei sein. In der Verneigung darf etwas »zur Neige«, also zu Ende, gehen, so dass es die Zukunft nicht mehr belastet und verstellt.

Auch eine Verneigung ist nur angebracht, wenn sie die Würde aller respektiert und erhöht. Sie ist eine Haltung für Erwachsene. Kinder müssen sich weder verbeugen noch verneigen, es sei denn als Ausdruck der Ehrerbietung, der kulturell eingebettet ist, oder um etwas zu lernen, was man als Erwachsener brauchen kann. Ich habe selbst einmal als Stellvertreter eines zwölfjährigen Jungen erlebt, wie ich mich der Bitte des Therapeuten verweigerte, mich vor dem im Dritten Reich verstrickten Großvater zu verneigen. Ich liebte diesen Großvater, aber mich vor ihm, seinen Opfern und dem Schicksal zu verneigen, das war viel zu groß für mich. Es hätte mir Angst gemacht, mich überwältigt. Ich sagte: »Papa soll sich verneigen, aber ich nicht.« Ich erlebte es als entlastend, an der Hand des Vaters, eng an ihn geschmiegt, zu stehen und zu sehen, wie er sich vor seinem Vater und dessen Opfern verneigt, ohne mir darüber Gedanken machen zu müssen. So konnte ich liebevoll und meinem Vater nahe zum Großvater im Kreis seiner Opfer schauen.

Verbeugung und Verneigung enthalten neben dem seelischen und körperlichen, mehr oder weniger tiefen Neigungsprozess eine weitere wichtige Komponente, nämlich das Sichwiederaufrichten. Im Aufrichten kommen der »Mut« in der »Demut«, die Aufrichtigkeit des Lebens und das menschliche Maß zum Tragen, die Stärke des sich in die Augen Sehens, die Übernahme von Verantwortung, das Stehen zu sich selbst und den anderen, die Bereitschaft, das Gewicht dessen, was man im Leben tragen muss, auch zu schultern.

Die Ahnenreihe

Ich habe schon erwähnt, wie bedeutsam es für die eigene Lebenskraft ist, wenn man die Ahnen in seinem Rücken wahrnimmt und sich so in den Fluss des Lebens eingebunden fühlen kann. Das Aufstellen einer Ahnenreihe wird in Aufstellungen häufig benutzt, sowohl als eine Möglichkeit, bei fehlenden Informationen aufdeckende Reaktionen bei Stellvertretern in der Ahnenreihe zu bekommen, die vielleicht auf schon weiter zurückliegende Ereignisse in Familien verweisen, als auch als ein Ritual für das »Auftanken« von Kraft. Die Ahnenreihe kann aus Elternpaaren bestehen oder für einen Mann als reine Männerreihe, für eine Frau als reine Frauenreihe. Männer »genießen« die Reihe von Vater, Großvater, Urgroßvater, vielleicht auch noch von Ururgroßvater und weiteren Vätern hinter sich, vor allem dann, wenn sie in der Realität den Vater und die Männer wenig als gute Kraft wahrgenommen haben. Frauen schöpfen in der Frauenreihe Kraft, vor allem dann, wenn sie mehr mit dem Vater oder den Männern in der Familie verbunden waren und nun zur Mutter und den Frauen zurückfinden.

Die Ahnenreihe kann nur angenommen werden, wenn nichts mehr zwischen dem Klienten und seinen Ahnen steht. Gibt es in der Reihe eine Unterbrechung, so dass jemand aus der Reihe heraustreten oder in ihr zurücktreten möchte, versucht der Therapeut, Informationen zu erfragen, die diese Unterbrechung erklären und, wenn möglich, aufheben lassen. Hat ein Klient diese Informationen nicht, verlässt er sich auf die Reaktionen der Stellvertreter und seine eigenen Wahrnehmungen und dem sich zeigenden Geschehen.

> Eine Klientin ist in einer Paargruppe in Zusammenhang mit einem sexuellen Problem ihrem Mann gegenüber aufgestellt worden, und hinter beide Partner wurde eine längere Männer- beziehungsweise Frauenreihe gestellt. Der Mann reagierte mit den Männern in seinem Rücken sehr warmherzig und »lustvoll« in Bezug auf seine Frau. Die Klientin blieb aber ganz steif und ohne Regung. Da fiel in ihrer Frauenreihe die fünfte Frau plötzlich stocksteif um. Gott sei Dank verletzte sich diese Stellvertreterin nicht. Da ging die Klientin zu dieser am Boden liegenden Frau, schaute sie lange und neugierig an, dann ging sie auf ihren Mann zu und umarmte ihn herzlich.

Haben sich Eltern getrennt, so dass man sie schon als Kind gar nicht oder nur kurze Zeit gemeinsam erlebt hat, kann man sie dennoch gemeinsam in den Rücken des Klienten stellen, vielleicht erst, nachdem das Kind entgegen der Realität nochmals oder erstmals von beiden Eltern in den Arm genommen worden ist. Dies ist dann ein Ritual dafür, dass man das Leben von beiden Elternteilen erhalten hat und annimmt. Die durch die Eltern wirkende Lebenskraft kann dann in der körperlichen Nähe und im tiefen, ruhigen Atmen empfunden werden.

In der Ahnenreihe kommt nicht nur das Gefühl zum Tragen, dass man von seinen Eltern, der Sippe, der großen Seele gehalten und getragen wird, sondern auch das Wissen und die Kraft, dass man jetzt erwachsen ist. Gerade wenn mit traumatischen Erlebnissen und den Bedürfnissen des Klienten als Kind gearbeitet worden ist, kommt nach der liebenden Hinbewegung nun das zum Zuge, das Halt, Stand und Kraft gibt. Gleichzeitig öffnet dieses Ritual den Blick nach vorne. Das Vergangene bleibt mit all dem Guten und Schlimmen als Kraftquelle hinter uns, und wir können uns dem »Gefälle« anvertrauen, das uns nach vorne zieht.

Aufstellungen der »Größeren Seele«

Ich beziehe mich in diesem Buch auf Familienaufstellungen. Das »Aufstellen« hat jedoch längst andere Aufstellungsformen wie zum Beispiel Struktur-, Organisations- oder politische Aufstellungen entwickelt und sich vom bloßen Bezug auf die Familienseele, also die Eltern-Kind-Beziehungen, die Familiengeschichten und die Wirkungen ihrer Ereignisse über mehrere Generationen hinweg, gelöst. Der Schwerpunkt des Aufstellens liegt zwar nach wie vor in den psychologischen Problembereichen, die Beratungsstellen und selbstständige Berater und Psychotherapeuten mit ihren Hilfsangeboten in Einzel- und Gruppenarbeit versorgen. Aber der Blick hat sich darüber hinaus auf die größeren Dimensionen der Seele geweitet.

Denn wir sind mit unseren familiären Beziehungen immer in die geschichtlichen Entwicklungen der größeren sozialen Netze, der gesellschaftlichen, kulturellen und politischen Ereignisse eingebettet. Für die meisten Familien in Deutschland lassen sich familiäre Ereignisse und ihre Folgen nicht von den politischen Ereignissen des Dritten Reiches und des Zweiten, manchmal auch noch des Ersten Weltkrieges trennen. Die seelisch kranke Großmutter oder der mongoloide Großonkel, die über das Euthanasieprogramm des Nationalsozialismus ermordet wurden; die jüdische Verlobte des Großvaters, die ins KZ gebracht wurde; der jüdische Besitz, der durch die Flucht einer jüdischen Familie billig in den eigenen Familienbesitz übergegangen ist; die Väter, die im Krieg in der Erfüllung ihrer soldatischen Pflicht gefallen sind oder die mehr oder weniger freiwillig und mehr oder weniger grausam an der Erschießung von alten Menschen, Frauen und Kindern oder Vergewaltigungen beteiligt waren;

die vielen völkischen Konflikte in der ganzen Welt, soziales Unrecht, Menschenrechtsverletzungen und Terroraktionen – sie verweisen uns über familiäre Lösungen hinaus auf nötige, Frieden stiftende und versöhnende gesellschaftliche Prozesse. So werden manchmal, wenn es die Raum- und Gruppengröße zulassen, jüdische Opfer den Tätern des Naziregimes, Soldaten verfeindeter Nationen oder Revolutionäre und Regierungsvertreter durch Stellvertreter einander gegenübergestellt und ihren Bewegungen überlassen, um wahrnehmen zu können, was angesichts von großen Konflikten und großen Dimensionen von »Gut« und »Böse« in den Herzen Frieden schaffen kann. Die großen politischen und gesellschaftlichen Geschehnisse nehmen auf den einzelnen Menschen und auf Familien keine Rücksicht. Aber die Einzelnen bleiben in einem äußerst komplexen Zusammenwirken die Akteure und die Leidenden, die »Guten« und die »Bösen«. Familiensysteme und größere Systeme sind nicht nur in neutralen sozialen Interaktionen verknüpft, sondern auch über die Liebe und den Hass der Einzelnen.

Das große Thema der Aufstellungen ist die Versöhnung. Abgespaltenes, Ausgeklammertes und Getrenntes will wieder zusammenkommen, damit wir in unserer Seele Frieden mit unserer persönlichen, gesellschaftlichen und »kosmischen« Lebenswirklichkeit finden und unser Tun von Täter-Opfer-Verstrickungen irgendwelcher Art möglichst frei werden beziehungsweise sich, bei aller Verstrickung, wenigstens vom Hass lösen kann. Die Entwicklung der Familienaufstellungen hat gezeigt, dass wir zum Erreichen dieses Ziels oft genug weit über die Familien hinaus schauen müssen. Häufig kann sich in der Familienseele, die ja der Adressat dessen ist, was wir Psychotherapie nennen, nur etwas lösen, wenn sie sich mit den Kräften verbinden kann, die auch in größeren seelischen Bereichen Frieden schaffen.

So kann es also sein, dass beispielsweise ein Therapeut im Blick auf die schwierige Beziehung eines Klienten zu seinem Vater gar nicht den Klienten aufstellt, sondern aufgrund der gegebenen Informationen nur den Vater als Mitglied der Totenkopfdivision zusammen mit Mittätern und den Opfern. Oder er stellt die Familie des Klienten und dazu die Kriegskameraden auf, die beim Abschuss des Panzers ums Leben gekommen sind, während der Vater als Einziger überlebt hat. So wird vielleicht deutlich, wie sehr es den Vater hin zu den toten Opfern oder den toten Kameraden gezogen hat, und die unterbrochene Hinbewegung des Sohnes zu seinem Vater erscheint vor dem

Hintergrund des Krieges und der gewaltigen Kräfte, die hier wirken, in einem ganz neuen Licht.

Ich möchte noch zwei Beispiele ausführlicher anführen, in denen deutlich werden kann, wie persönliche Bindungen mit größeren Zusammenhängen »verschränkt« sind und somit Aufstellungen den offeneren methodischen Rahmen der »Bewegungen der Seele« und des größeren seelischen Feldes benötigen.

Eine junge Frau war sehr eng an ihren Vater gebunden. Ihre Beziehungen zu Männern scheiterten immer wieder. Sie sei zu arrogant, sagte sie selbst von sich. Und sie wirkte auch so: stolz, unnahbar, hochnäsig. Es zeigte sich schnell, dass ihre eigentliche Verbundenheit dem Vater des Vaters galt, ihrem über alles geliebten Opa. Er starb, als sie vierzehn war. Sie war das einzige Kind ihrer Eltern und trug den Vornamen Karla. Karl hieß dieser Großvater. Er war hoch dekorierter General bei der Luftwaffe gewesen und hatte deren Einsätze mit geplant. Als viele Stellvertreter für die Toten der Bombardierungen auf dem Boden lagen und der Großvater davorgestellt wurde, schaute der Opa nicht auf die Toten, sondern erhobenen Hauptes darüber weg. Als er gebeten wurde, zu den einzelnen Toten zu gehen und jeden einzeln anzuschauen, sagte er: »Das tue ich nie!« Es war klar, dass er das nicht tun konnte. Hätte er auf die einzelnen Personen schauen müssen, denen sein Kriegshandwerk das Leben gekostet hat, hätte er diese Arbeit nicht tun können. Auch als er zu den Toten gelegt wurde, blieb der Großvater völlig ungerührt. Erst der Satz: »Jetzt werde ich auch zu Staub wie ihr«, trieb ihm Tränen in die Augen. Und erst als sie diesen Schmerz bei ihrem geliebten Opa sah, senkte auch die Klientin, die in der Runde saß, mit feuchten Augen den Kopf.

Auch die Stellvertreter der Opfer zeigten keine Bewegung. Das Geschehen war zu anonym. Ebenso wenig wie ihr Opa konnte natürlich die Enkelin wirklich auf die Toten schauen. Wer könnte das schon in so einem großen, schrecklichen und anonymen Kontext? Die stillen Tränen des Opas angesichts des »Zu-Staub-Werdens« halfen ihr aber, sich mit ihm von der »überheblichen« Haltung zu lösen und in die offenen Arme ihrer Mutter zu gehen. Wir wissen nicht, ob das Erlebnis der Aufstellung ihr geholfen hat, eine gelingende Beziehung zu einem Mann aufzunehmen. Aber in der Gruppe wirkte sie völlig verändert. Sie zeigte sich nun von ihrer warmherzigen und liebevollen Seite.

In einem Kurs in den USA wollte eine Frau die Frage klären, ob sie wieder nach Afrika zurückgehen sollte. Sie war Entwicklungshelferin in einem vom Bürgerkrieg zerrissenen Land gewesen, und es drängte sie wieder dahin. Es ging also nicht um ein Familienthema, sondern um eine berufliche Entscheidung, allerdings mit dem familiären Hintergrund, dass der Urgroßvater der Klientin riesige Ländereien besessen und viele Sklaven beschäftigt hatte. Der Therapeut entschloss sich zu einer »großen« Aufstellung. Er wählte Stellvertreter für die beiden Bürgerkriegsparteien dieses afrikanischen Landes aus, aus dem früher viele Sklaven nach Amerika geholt worden waren, und stellte sie in zwei Reihen einander gegenüber auf. Dann postierte er Stellvertreter für europäische Kolonisatoren und für amerikanische »Nutznießer« der afrikanischen Sklaven auf die beiden freien Grundlinien, so dass sich ein von vier Seiten umschlossener Raum ergab, und stellte dann die Stellvertreterin für die Klientin in die Reihe der Amerikaner.

In einem längeren, der freien Bewegung der Stellvertreter überlassenen Prozess zeigten sich sehr aufschlussreiche Bewegungen. Die Stellvertreter der Bürgerkriegsparteien gingen wie kämpfend aufeinander los. Einige legten sich im weiteren Verlauf »tot« auf den Boden. Die meisten Europäer drehten sich um und schauten vom Geschehen weg. Auch einige Amerikaner drehten sich weg, andere schauten zu, ohne einzugreifen. Die Klientin aber versuchte, zwischen die Kämpfenden zu gehen und sie zu trennen. Sie neigte sich zwischendurch zu den Toten, wirkte unruhig und voller Drang, etwas zu tun. Da geschah etwas Eigenartiges. Zuerst ein, dann mehrere Vertreter der Afrikaner, und zwar von beiden Parteien, versuchten, die Klientin aus dem Kampffeld hinauszudrängen, als wollten sie nicht, dass sie sich hier aufhalte. Sie kämpfte sich immer wieder zurück und wurde immer wieder abgedrängt.

Das ganze Geschehen schien sich nur mehr um die Entwicklungshelferin zu drehen. Für den Beobachter gab es kein Gefühl mehr für die schrecklichen Ereignisse in diesem Land. Im Mittelpunkt stand nun die Helferin. Die Frau wurde ganz verzweifelt, aber es schien immer aussichtsloser zu werden, dass sie unter den Afrikanern bleiben konnte. Da fand sie eine Lücke, um wieder in den Kreis zu kommen und legte sich neben die inzwischen am Boden liegenden Toten. Dort ließ man sie in Ruhe, und die noch stehenden Kämpfer beschäftigten sich wieder miteinander. Hier brach der Therapeut die Aufstellung ab.

Die Klientin hatte das Geschehen sehr angespannt verfolgt, und der Therapeut sagte am Ende zu ihr: »Wenn du wieder nach Afrika gehst, achte auf dein Leben.« Sie war auch früher schon in sehr lebensbedrohliche Situationen geraten, und jetzt zeigte sich wieder, in welche Gefahr sie sich begeben würde. Zusätzlich wurde deutlich, dass sie dort mit ihrer Hilfe oder der Art ihrer Hilfe gar nicht willkommen war; als würde sie in ihrem Drang zu helfen mehr auf ein eigenes Bedürfnis schauen als auf die realen Menschen dort. Vielleicht wurde diese Frau von einem tiefen Bedürfnis getrieben, für den Urgroßvater etwas an den Sklaven gutzumachen. Vielleicht wollte sie für den Reichtum ihrer

Familie, der auch auf Kosten der Sklaven errungen worden war, einen ausgleichenden Preis bezahlen, und sei es mit ihrem Tod.

Die Aufstellung wurde nicht besprochen. Der seelische Prozess und die Entscheidung dieser Frau sollten von Deutungen und Erklärungen frei bleiben und ihr einfach ein Geschehen vor Augen führen, von dem auch ein Therapeut nichts von vorne herein weiß und von dem auch er sich über die Aufstellung »belehren« lassen muss.

Diese Aufstellungen von größeren Beziehungsfeldern als denen der Familie bleiben im Bereich von Therapie und Beratung aber mit der Familienwirklichkeit verbunden. In unseren seelischen Reaktionen auf die Geschehnisse und Kräfte in den größeren Räumen wirkt die Bindungsliebe der Familiensysteme immer mit. Familienwirklichkeit und umfassende Wirklichkeit bleiben in unserer Seele verwoben. Die Familienseele gibt uns die individuellen Triebkräfte und »Bilder« und Lösungsziele vor. Die größeren seelischen »Schichten« halten die vielleicht spirituell zu nennenden Denkweisen und »Energien« bereit, die über die engen familiären Bindungen hinaus in die lösende und befreiende Anerkennung gesellschaftlicher und religiöser Wirklichkeit führen – »religiös« hier in Bezug auf unsere Einbindung in das umfassende »Große und Ganze« unserer Existenz.

Aber diese größeren Felder sind, obwohl wir alle individuell und in unseren Beziehungen in sie eingebunden sind, nicht immer für das von praktischer Bedeutung, was in einer problembehafteten Situation eines Klienten zur Lösung ansteht. Weil diese Aufstellungen größerer seelischer Räume oft alle Beteiligten so beeindrucken und bewegen, ist man als Therapeut in Gefahr, nach diesem »Großen« und »Kraftvollen« Ausschau zu halten. Ist das aber durch das Anliegen und die Ausstrahlung des Klienten nicht getragen, bekommt der Bezug auf die großen Zusammenhänge der Seele nicht die angemessene Kraft. Die Zusammenhänge bleiben dann allgemein, vielleicht interessant, aber ohne wirkliche Bedeutung und ohne Handlungsrelevanz.

Die meisten Aufstellungen im Bereich von Therapie oder Lebenshilfe bleiben auf Familiäres bezogen. Aufgestellte Symptome entpuppen sich häufig als Familienangehörige in ihrem Leid, oder der Krieg als Millionen Menschen umfassendes Geschehen zeigt sich in einer Aufstellung »nur« bedeutsam für die Ohnmacht eines kleinen Kindes gegenüber den Kräften, die den Vater im Bann des Krieges gehalten haben. Die menschheitliche oder spirituelle Dimension mit ihren Bewegungen zum Einklang mit der alle und alles umfassenden Wirklichkeit bleibt in Familienaufstellungen verbunden mit der individuellen Kraft zu leben und dem Fluss der Liebe zu Vater, Mutter, Geschwistern, Partnern, den eigenen Kindern und anderen verbundenen Personen.

Das Beenden der Aufstellungen

Der beste Zeitpunkt, eine Familienaufstellung zu beenden, ist gegeben, wenn das Lösende aufscheint und Kraft und Energie am Höhepunkt sind. Der Klient kann dann »lösungsgeladen« die Aufstellung verlassen. Der Therapeut fühlt sich in einer Weise in das Geschehen ein, dass ihm das Ende der Aufstellung als der geeignete Anfang für den Klienten erscheint, in seinem Leben für das Anstehende etwas Hilfreiches zu bewirken oder geschehen zu lassen. Ein Zuviel an Einsichten oder Lösungsschritten verdeckt oft das Entscheidende. Ein Zuwenig lässt den Klienten ratlos zurück. Manche Aufstellungen runden eine Entwicklung des Klienten ab, manche geben einen ersten überraschenden Hinweis.

Klienten ergänzen in ihrer Seele mühelos die nötigen Einzelheiten, die eine Aufstellung nur überladen oder mit Langeweile überziehen würden. Ermüden Stellvertreter und zeigt sich kein weiterführender kraftvoller Impuls, ist es höchste Zeit aufzuhören. Wenn der Klient nicht mitgehen kann, der Therapeut kein Gefühl für die Aufstellung bekommt, Verwirrung entsteht, sich keine Spur von bindender und lösender Liebe zeigt, dann muss abgebrochen oder unterbrochen werden. Vielleicht gibt es eine spätere Gelegenheit für einen neuen Ansatz, mit mehr Informationen, mehr Offenheit für die Prozesse, mehr Tiefe, größerer Nähe zu einer Not und ihren Hintergründen.

Abbrüche schmerzen Klienten manchmal sehr. Aber dieser Schmerz kann eine enorme Schubkraft bewirken, Informationen in der Familie einzuholen oder auch Gefühle zu zeigen, mit denen man plötzlich arbeiten kann, oder auch Wesentliches vom Unwesentlichen, zur Lösung Führendes von Ablenkendem zu unterscheiden. Kommt eine Aufstellung nicht in Verbindung mit der familiären Wirklichkeit, ist der Klient über den Abbruch auch froh. Unwirkliches und Phantastisches tragen nicht weit.

Wie kurz auch eine Aufstellung war, der Klient braucht das Gefühl, dass etwas Wichtiges für ihn geschehen und er genügend gehört worden ist, auch wenn der Therapeut kaum auf das eingegangen ist, was ein Klient erzählen wollte, und ihn ganz woanders hingeführt hat, als dieser vorher dachte. Der Klient weiß, dass er mit dem Erlebten jetzt alleine bleibt, dass er selbst die Verantwortung für das übernehmen muss, was er aus dem Erlebten der Aufstellung machen kann. Das Ende der Aufstellung löst den Kontakt des Klienten mit dem Therapeuten. Wenn die Probleme des Klienten allerdings einer weiteren Klärung bedürfen, kann er den Kontakt erneuern, sei es noch während des Kurses, sei es zu einem späteren Zeitpunkt.

Eine Aufstellung zu beenden heißt auch, die Stellvertreter aus ihr zu entlassen. Manche Therapeuten benutzen dafür ein Ritual. Sie bitten beispielsweise den Klienten, jeden Stellvertreter noch einmal an den Händen zu nehmen, sich bei ihm zu bedanken und ihn ausdrücklich aus dem Kraftfeld seiner Familie zu entlassen. Normalerweise gehen Stellvertreter mühelos aus einer Aufstellung wieder zurück an ihren Platz und fühlen sich sofort frei, umso mehr, wenn die Aufstellung von allen Stellvertretern auch lösend empfunden wurde. Wir werden nicht so leicht von »fremden Kräften« in Bann gehalten.

Dennoch sind manche Stellvertreter nach einer Aufstellung sehr belastet. Manche Rollen verlangen von einem Stellvertreter sehr viel Engagement und Gefühlseinsatz und lassen sich nicht von einem Moment auf den anderen abschütteln, vor allem dann, wenn Schweres sich nicht einfach auflösen ließ. Es hilft dann dem Stellvertreter, wenn er innerlich die Person, deren Rolle er übernommen hatte, anschaut und zu ihr sagt: »Ich bleibe noch etwas bei dir und deinem schweren Schicksal und ehre dich dadurch. Dann ziehe ich mich zurück.« Meist ist er dann nach kurzer Zeit frei von der Rolle und den in ihr wirkenden Kräften.

Man muss keine Angst um die Stellvertreter haben, obwohl sie in den Aufstellungen oft enormen Belastungen ausgesetzt sind und der eine oder andere sogar gefährdet ist, vorübergehend in ein körperliches Symptom oder gar in ein Psychose abzurutschen. Meist können Stellvertreter aber ganz klar beobachten und trennen, was sie aus der Rolle erfasst. Überwältigt sie die Rolle, muss der Therapeut sie herausholen und wissen, wie er in solchen Extremsituationen handeln kann, zum Beispiel indem er sie durch völlig unerwartete Fragen wieder in der Realität orientiert, ihre Hyperventilation unterbindet oder sie kräftig und unwiderstehlich in den Arm nimmt. Ich habe nur ganz wenige Male erlebt, dass solche Maßnahmen nötig waren oder dass Stellvertreter auch zu Hause noch für längere Zeit unter ihrer Rolle litten. Meist zeigt sich in solchen Fällen, dass die Rolle »nur« der Anlass war, eine »Besetzung« aus der eigenen Familie im Erleben aufzulösen.

Der Therapeut entlässt ebenso den Klienten aus seinem Engagement und seinem Blick, wird wieder »leer« und offen für einen anderen Klienten. Je stimmiger und lösender eine Aufstellung war, desto leichter fällt es auch ihm. Hat er das Gefühl, eine Aufstellung sei »misslungen«, muss er sich manchmal »zwingen«, Aufstellung und Klienten loszulassen. Hat er plötzlich im Nachhinein ein klares Bild, kann er manchmal von sich aus einem Klienten anbieten, nochmals mit einer Visualisierung, einer kleinen Übung oder einer nochmaligen kurzen anders gearteten Aufstellung zu arbeiten.

Nicht mehr einzugreifen, als für eine Aufstellung und den Klienten nötig ist, und den Klienten dann wieder loszulassen, ist für ihn eine Übung, ebenso wie offen zu bleiben und Fehler zu erkennen, ohne sich etwas zur Last zu legen und sein Verhalten zu »be-dauern«. Fällt ihm das schwer, ist er meist in einen Übertragungs- und Gegenübertragungsprozess mit dem Klienten geraten, in dem beide die Beziehung wie eine Eltern-Kind-Beziehung festzuhalten wünschen. Der Therapeut wird dadurch von eigenen ungelösten Problemen eingeholt, zum Beispiel seiner kindlichen Ohnmacht und seinen kindlichen Allmachtswünschen gegenüber der Not seiner Eltern.

Meistens aber tun Aufstellungen auch dem Therapeuten gut. Er bekommt vorübergehend Anteil an unterschiedlichsten menschlichen Schicksalen, und das auf eine würdevolle, alle Menschen gleich achtende, dem Leben vertrauende und dem Gelingen dienende Weise.

5 Anwendungsbereiche und Wirkungen des Familienstellens

Das Familienstellen hat sich als »Systemestellen« zu einer Art Universalmethode für systemische Prozesse in menschlichen Beziehungen entwickelt. Es wird so ziemlich alles aufgestellt, was in seelischer Beziehung steht: alle Arten zwischenmenschlicher Bereiche, die Verbindung körperlicher, seelischer und geistiger »Teile« eines Einzelnen und alle möglichen Querverbindungen interner und externer seelischer Prozesse einschließlich der Bezüge zur materiellen, sozialen und geistigen Welt. Inwieweit das gemäß, nützlich und der Zukunft der Methode des Aufstellens förderlich ist, sei hier dahingestellt. Zumindest das Aufstellen von strukturellen »Teilen« und von Beziehungen in Teams und Organisationen bis hin zum politischen Raum hat sich neben dem Familienstellen bewährt. Darüber hinaus gibt es viel Interessantes in den verschiedensten Experimentierfeldern zu beobachten.

Das Familienstellen bezieht sich auf das seelische Feld der Familie, und alle einbezogenen Repräsentanten eher abstrakter Phänomene wie einer Krankheit oder eines Landes dienen lösenden Prozessen in Familien. Nur davon soll im Folgenden in Bezug auf Anwendungsbereiche und Wirkungen die Rede sein.

Das Setting: Gruppe – Einzelsitzung – Telefon

Das Familienstellen ist als Methode in Selbsterfahrungsgruppen und in der Gruppentherapie entstanden. Der Therapeut geht beim Familienstellen aber nicht gruppendynamisch vor, das heißt, er arbeitet nicht mit den Wechselbeziehungen der Kursteilnehmer untereinander und reflektiert mit der Gruppe weder das soziale Verhalten der Einzelnen in der Gruppe noch ihre Aufstellungen. Als »Setting«, das heißt therapeutische Organisationsform, bleibt das Familienstellen in der Gruppe eine Einzeltherapie, aber mit dem »Resonanzkörper« der Gruppe und unter Einbeziehen der Gruppenteilnehmer als Repräsentanten in den Aufstellungen. Der Therapeut geht mit Hilfe der Aufstellungen auf die Probleme ein, die einzelne Personen als »Klienten« mitbringen und »konstruiert« sie nicht erst als Ergebnis eines Gruppenprozesses.

Dabei stehen von vorneherein nicht die innerseelischen Dynamiken des Klienten und dessen Verhalten im Vordergrund, sondern die Beziehungssysteme, die er in seiner Seele mitbringt. Man kann also von einer systembezogenen Einzeltherapie in der Gruppe sprechen.

Sehr schnell entstand das Bedürfnis, die Methode der Aufstellungen auch in das Setting der Einzeltherapie zu übertragen. Denn die meisten Menschen, die Hilfe in seelischen Problemen suchen, wählen als Weg eine Einzeltherapie (Paartherapie oder Familientherapie) bei einem Therapeuten in dessen privater Praxis oder in einer der vielen Beratungsstellen. So wurden Aufstellungsformen entwickelt, die sich auf die Einzeltherapie übertragen lassen. Als Ersatz für eine Gruppe nimmt man Schuhe, Kissen, Papierblätter oder verschiedenste Arten von Figuren als »Repräsentanten« beziehungsweise »Platzhalter« für das Beziehungssystem des Klienten. Die Aufstellung des Klienten mit diesen Hilfsmitteln ermöglicht ein externalisiertes Bild vom Beziehungssystem, ein dissoziiertes Betrachten von Positionen (der Klient schaut zum Beispiel über die Figuren, die vor ihm auf dem Tisch liegen, wie von außen auf sein Beziehungssystem) oder ein assoziiertes Sicheinfühlen (der Klient stellt sich zum Beispiel auf die am Boden ausgelegten Blätter, welche die Positionen der Familienmitglieder markieren, und fühlt sich jeweils ein). Mit seinem Betrachten, Einfühlen und Wahrnehmen ersetzt der Therapeut die Stellvertreter und ermöglicht so dem Klienten die für ihn entscheidenden, im Kapitel III »Bindung und Lösung« beschriebenen seelischen Prozesse.

In Bezug auf die Berührung und die Lösung für einen Klienten unterscheiden sich die Aufstellungen in einer Gruppe und in einer Einzelsitzung nicht wesentlich. Was die Aufstellungsformen verbindet, sind die Raumentfaltung, die Anschaulichkeit, die Erfahrungsorientierung der seelischen Prozesse und das überraschende und bewegende Erlebnis vom »wissenden Feld«, das sich über das »Wissen« der Stellvertreter und des (am besten gruppenerfahrenen) Therapeuten zugleich mit der Einsicht des Klienten zeigt. Selbst in einem Telefongespräch kann sich mit Hilfe der Informationsfragen des Therapeuten und der geleiteten Imaginationen für einen Klienten Hilfreiches einstellen. Auch hier sind das Finden der für eine Lösung nötigen Ereignisse und Schicksale in einer Familie und die Vorstellungen von Beziehungserlebnissen – »Vor-Stellung« ist ein räumlich erlebter Prozess – das Entscheidende. Seelische Erfahrung ist ihrem Wesen nach immer auch räumliche Erfahrung.

Der Vorteil der Aufstellungen in Gruppen liegt vor allem in der Fülle von Erfahrungen, die sich durch die Vielfalt der Schicksale und die Stellvertretung ergeben. Nicht selten sagt ein Gruppenteilnehmer in der Schlussrunde: »Meine eigene Aufstellung hat mir zwar gut getan. Aber noch mehr haben mir einige der Rollen gezeigt, was für mich wichtig ist.« (Zu Aufstellungen in der Einzeltherapie s. De Philipp 2006.)

Anwendungsbereiche

Weil die Methode des Aufstellens für alle menschlichen Beziehungsbereiche benutzt werden kann, ist sie sehr universal in ihrer Anwendung. Sie kann helfen, Blockaden im Wachsen und Entfalten der eigenen Persönlichkeit zu überwinden. Sie hilft, in Einklang und Frieden mit den oft sehr verworrenen Familiengeschichten zu kommen. Sie klärt, vertieft und erleichtert Beziehungen zwischen Eltern und ihren Kindern, zwischen Paaren, zwischen den erwachsenen Kindern und ihren noch lebenden oder schon verstorbenen Eltern, Geschwistern oder anderen Angehörigen. Sie bezieht das Berufsleben und anstehende Entscheidungen mit ein und schaut auf mögliche erleichternde und der Würde des Klienten entsprechende Zusammenhänge zwischen Familienereignissen und Krankheiten, negativen Verhaltenssymptomen wie Ängsten, Zwängen und Süchten oder Psychosen. Sie gibt Orientierung für das Verhalten in Adoptions- und Pflegefamilien sowie in außerfamiliären sozialen Netzen wie Heimen und Behörden. Sie lässt sich in Weiterbildungen und Supervisionen anwenden, und ihre Reichweite erstreckt sich auch auf Schulen, Organisationen, Betriebe und größere soziale Felder – immer unter dem Gesichtspunkt: Wo ist ein Klient in seinem Problem mit den Schicksalen anderer verbunden, was an Beziehungsdynamik über Raum und Zeit hinweg muss ans Licht, damit sich soziale Wirklichkeiten auf gute Weise gestalten lassen, und welche Beziehungsordnungen dienen dem Gedeihen des Lebens. Mit der Antwort auf solche Fragen tun Familienaufstellungen und andere Aufstellungsformen vielen Klienten gut. Aber helfen sie tief greifend und anhaltend?

Die Ergebnisse des Familienstellens

Es gibt bisher wenige wissenschaftliche Studien, die positive Wirkungen des Familienstellens belegen (z. B. Höppner 2001). Und auch wenn derzeit weltweit mehrere Diplom- und Doktorarbeiten zur Aufstellungsarbeit geschrieben werden, bleibt festzustellen: Bisher sind wir bei der Beurteilung der Wirkung vor allem auf die große Zahl persönlicher Eindrücke von Therapeuten, viele briefliche und telefonische Rückmeldungen und die Tatsache angewiesen, dass diese Methode von Klienten häufig weiterempfohlen wird.

Nimmt man diese Erfahrungen, dann scheinen sich Aufstellungen vor allem dann gut auszuwirken, wenn es gilt, Paar- und Familienkonflikte zu lösen, Verhaltensauffälligkeiten von Kindern positiv zu beeinflussen, bei Schul-, Arbeits- und Entscheidungsproblemen zu helfen, Streitigkeiten mit Eltern zu beenden, Familienfrieden und »Seelenfrieden« zu finden, Selbstmord- und Unfallgefährdung zu vermindern und ganz allgemein die Lebenskraft zu stärken. Auch von der Besserung von Symptomen wird berichtet, zum Beispiel bei Ängsten, bei Süchten wie Bulimie und Magersucht oder bei Erkrankungen wie Neurodermitis. Schwierigkeiten bei Kindern scheinen sich leichter zu bessern als bei Erwachsenen, vor allem wenn sich bei diesen das »Lebensprogramm« oder ein somatischer Prozess schon fixiert hat. Eine heilsame Wirkung bei schweren Depressionen und akuten Psychosen ist seltener zu beobachten, zumal schwer erkrankte Personen in der Regel nicht in eigener Verantwortung an Aufstellungsgruppen teilnehmen können und in der Psychiatrie und in Kliniken die Aufstellungsarbeit noch nicht sehr verbreitet ist. Überraschend viele Ärzte und Heilpraktiker schicken ihre Klienten zu Therapeuten und Beratern, die mit Aufstellungen arbeiten, wenn sie den Eindruck haben, dass die gesundheitlichen Probleme in einem Zusammenhang mit Beziehungsschwierigkeiten und Schicksalsschlägen in Familien stehen. Familienaufstellungen sind nicht dazu da, Krankheiten zu heilen, aber sie können damit verbundene seelische Konflikte lösen und so den Umgang mit der Krankheit und dem Symptom sowohl für den Klienten wie für den Arzt oder Psychiater erleichtern. Schwere und vor allem akute Traumata brauchen meist gezieltere Interventionen, als die Aufstellungen allein sie bieten. Suchtkranke, die abhängig sind, brauchen meist ärztliche Hilfe und soziale Kontrolle (zum Beispiel über die anonymen Alkoholiker), obwohl hier Aufstellungen im seelischen Hintergrund sehr entlastend wirken können. Wer aufgrund seiner Sozialisation erhebliche Lerndefizite hat, braucht Unterstützung über längere Zeit, und auch wer seine Persönlichkeit erforschen und verändern will, muss sich dafür einen entsprechenden therapeutischen oder spirituellen Rahmen suchen.

Aufstellungen legen immer wieder Zusammenhänge zwischen belastenden Symptomen und Beziehungsdynamik nahe. Viele Süchte zeigen sich in Familien, in denen der Vater fehlt oder keine stützende und stärkende Kraft für die Kinder aufbringt, so dass die Mutter den Kindern vielleicht direkt oder indirekt vermittelt: »Das Gute kommt nur von mir, vom Vater kommt nichts Gutes.« Eine häufige Dynamik bei Magersucht besteht darin, dass ein Mädchen sagt: »Lieber verschwinde ich als du, lieber Papa« (manchmal auch liebe Mama), vor allem dann, wenn es spürt, dass es den Vater oder die Mutter aus der Familie und in den Tod zieht. Neurodermitis bei Kindern zeigt sich häufig, wenn ein früherer Partner von Vater oder Mutter ausgeklammert und noch »böse« ist.

Solche Erfahrungen sind aber bisher nicht wissenschaftlich untersucht und belegt. Sie können als Hypothesen allerdings für die »Suchhaltung« des Klienten und Therapeuten hilfreich sein, solange man auch für andere seelische Zusammenhänge offen bleibt. Viele Aufsteller und natürlich auch Klienten hätten es gerne, wenn man klare Zusammenhänge zwischen systemischer Dynamik und Symptomen benennen könnte, und dies bleibt sicher ein spannendes Forschungsgebiet.

Aber bisher kann man nur sagen, dass bestimmte seelische oder systemische Konflikte sich in sehr unterschiedlicher Weise auf Symptome auszuwirken scheinen und dass wir einen genaueren Prozess von Ursache und Wirkung nicht kennen. Das Wort »Symptom« weist außerdem darauf hin, dass in einem damit bezeichneten seelischen oder körperlichen Erscheinungsbild mehrere Ursachen, einschließlich des Zufalls, in einer Wirkung »zusammenfallen«. Genetische Dispositionen, Lernvorgänge, schmerzvolle persönliche Erlebnisse und Geschichten von Familien und größeren sozialen Einheiten wirken in unterschiedlicher Gewichtung und mehr oder weniger dem Zufall unterworfen zusammen. Für Lösungen und Heilungen können so mehrere unterschiedliche therapeutische Ansätze möglich und nötig sein. Häufig aber reicht es für Veränderungen und auch Heilungen aus, wenn vom Lösungsansatz einer bestimmten Methode her der »Komplex« eines Symptoms nicht mehr wie bisher aufrechterhalten werden kann und mehr oder weniger zusammenbricht. Welche Methoden für eine entsprechende Einwirkung besonders geeignet sind, wird sich über ihre Wirkungen zeigen.

Die Frage beim Familienstellen, wenn es Symptome mit einbezieht, ist häufig: In welchem Kontext macht ein Symptom Sinn? Auf oft sehr erstaunliche Weise finden Familienaufstellungen den »Sinn« eines Symptoms in realen Begebenheiten der Familiengeschichte, die mit dem Klienten selbst nichts zu tun haben. Ein an einer Gruppe teilnehmender Psychiater nannte einmal Symptome die »Torschlusspanik« eines Systems, damit darin ungelöste Familienereignisse ans Licht kommen und geheilt werden, bevor es durch das Vergessen zu spät dafür ist. Verhaltensweisen, Krankheitsbilder und Aussagen, die in Bezug auf das Leben des Klienten nicht verstehbar sind, geben oft erstaunlich genau wieder, was an anderer Stelle und bei anderen Personen in der Familie geschehen ist.

> Ein Mann hatte zum Beispiel den Wahn, er werde von der Mafia verfolgt. In diesem Wahn griff er eines Tages einen wildfremden älteren Mann auf der Straße mit dem Messer an und verletzte ihn schwer, aber nicht lebensbedrohlich. Er kam daraufhin in eine geschlossene Abteilung in der Psychiatrie. Seine Frau suchte zu verstehen, was da mit ihrem Mann passiert war. Bei ihren Recherchen in seiner Familie erfuhr sie, dass der väterliche Großvater als reicher Bauer im Dorf hinter vorgehaltener Hand als Mafiosi bezeichnet worden war. Er hatte einen Großteil seiner Ländereien durch sehr undurchsichtige Geschäfte erworben und hatte außerdem die Tochter eines kleinen Bauern in einem Nachbardorf geschwängert, die Vaterschaft für das Kind aber immer geleugnet. Diese Tochter, die mit ihrer Mutter sehr ärmlich lebte, brachte sich dann mit zwanzig Jahren um. Als die Frau diese Geschichten aus der Familie ihres Mannes hörte, war sie sehr erleichtert. Jetzt bekamen der Wahn und die Tat ihres Mannes als eine Art verschobene ausgleichende Gerechtigkeit einen, wenn auch bitteren, Sinn.

Kommen solche Zusammenhänge genügend klar ans Licht, kann das unmittelbar befreiend und heilsam wirken, im geschilderten Fall wenigstens für die Frau und Kinder des Mannes. Natürlich finden wir überall einen »Sinn«, wenn wir nur lange und intensiv genug suchen. In jeder Familie gibt es Schicksale, die irgendwie zu einem Problem »passen«. Aber nicht jeder Zusammenhang und jeder »Sinn« hilft. Entscheidend ist, dass der »Sinn« betrifft, stimmig erlebt wird und vor allem lösend wirkt.

Manchmal lohnt es sich, wenn ein Klient für sein Problem über mehrere Aufstellungen hartnäckig an der systemischen Suche festhält. Allerdings ist auch das Familienstellen wie jede von sich überzeugte Methode in der Gefahr, im Blick auf nicht lösende Aufstellungen zu sagen: »Wir haben nur das für dich entscheidende Familienproblem noch nicht gefunden«, statt den Klienten auf andere für ihn hilfreichere Weise zu helfen oder ihn auf andere therapeutische Möglichkeiten zu verweisen. Hier sind die praktische Erfahrung und das »Fingerspitzengefühl« des Therapeuten gefragt.

Eine exakte wissenschaftliche Untermauerung der Wirkungen von Familienaufstellungen ist nicht leicht. Das gilt allerdings für den ganzen sozialen und psychotherapeutischen Bereich. Befragungen und statistische Untersuchungen lassen häufig einen zu großen Spielraum für Deutungen offen und sind oft nur dort erfolgreich, wo Verhalten genau analysiert und operationalisiert werden kann. Das ist bei komplexen menschlichen Problemen schwierig, zumal jedes Schicksal einmalig und schwer zu vergleichen ist.

Für die Aufstellungsarbeit kommen einige spezifische Hindernisse dazu. Familienaufstellungen befassen sich mit systemischen Wirkungen über Generationen hinweg, vergangene, gegenwärtige und zukünftige. Da sind Informationen oft schwer nachprüfbar und der Nachweis kausaler Zusammenhänge über so lange Zeiträume kaum möglich. Analysiert man Aufstellungen bis ins Detail, geht gerade das verloren, worauf die Aufstellungsarbeit beruht, nämlich der seelische Prozess, das »Mehr-als« (im Gegensatz zum wissenschaftlichen »Nichts-anderes-als«). Wir besitzen für die Wahrnehmung ganzheitlicher Geschehnisse und Wirkungen weitgehend nur phänomenologische Methoden. Es ist wie bei chinesischen Schriftzeichen. Sie lassen sich nicht über ihre Striche analysieren, sondern nur als gesamtes Bild in ihrem Sinn wahrnehmen. Und schließlich sind Familienaufstellungen aufgrund ihres weitgehend bildhaften und verdichteten Prozesses grundsätzlich nicht über lineare Ursache-Wirkungs-Zusammenhänge zu erschließen. Man wird Wirkungsforschung betreiben müssen, vermutlich ohne Chance, kausale Zusammenhänge beweisen zu können. Seelische und systemische Komplexität erschließen sich über Bilder, Musterunterbrechungen, Musterveränderungen und auf Erfahrung beruhende Einsichten, nicht über Erklärungen und Beweise.

Die Wahrnehmung der Wirkung des Familienstellens

Es ist zu wünschen, dass das wissenschaftliche Interesse an der Methode des Aufstellens und seiner Anwendung wächst. Aber auch unabhängig von wissenschaftlichen Betrachtungen bleiben Therapeuten aufgefordert, begründet mit Aufstellungen zu arbeiten, sich auf genaue Beobachtungen und Wahrnehmungen zu beziehen und sich auf möglichst »gute« Wirkungen von Aufstellungen auszurichten.

Der erste Hinweis auf die Wirkung einer Familienaufstellung ist die unmittelbare Erfahrung des Klienten und des Therapeuten, der Stellvertreter und der ganzen Gruppe, dass der Aufstellungsprozess Sinn macht, erleichtert und Kraft gibt. Dies zeigt sich in vielen körperlichen Reaktionen des Klienten, zum Beispiel seinem veränderten Atmen oder Gesichtsausdruck, und an seinen verbalen Reaktionen. Die Stimmigkeit der Aufstellung lässt sich auch am Aha-Erlebnis der ganzen Gruppe und ihrer Stimmung ablesen. Die Gruppe reagiert sehr feinfühlig auf die »Wahrheit« der Aufstellung und der in ihr fließenden Gefühle. Es ist gerade der Vorteil der Aufstellungsarbeit in Gruppen, dass sie nicht nur am Gefühl des Klienten und des Therapeuten, sondern auch an der Reaktion der Stellvertreter und der ganzen Gruppe unmittelbar in ihrer Wirkung überprüfbar ist. Einer der wenigen wirklichen Fehler, die dem Therapeuten in der Aufstellungsarbeit unterlaufen können, ist das Übergehen der wahrnehmbaren Wirkung einzelner Aufstellungsschritte und der Aufstellung als Ganzes. Eine Aufstellung scheitert, wenn sie vom Therapeuten über den Kopf des Klienten hinweg einfach »gemacht« wird, unabhängig von der Kraft und Offenheit des Klienten, die sie tragen.

Allerdings: Immer wieder habe ich Aufstellungen erlebt, die wunderbar »rund« aussahen und die Stellvertreter, den Therapeuten und die ganze Gruppe sehr erfreut haben, die aber auf den Klienten und sein zu lösendes Problem keine Auswirkungen hatten. Und ich habe Aufstellungen erlebt, die sehr drückend und schwer erschienen und statt einer positiven Resonanz das Gefühl hervorriefen: »Es war umsonst« oder »Das ist schief gelaufen«, die aber dennoch deutliche Veränderungen im Leben des Klienten hervorgerufen haben. Wir können uns zwar an unseren Wahrnehmungen orientieren, aber letztlich geht die Wirkung der Aufstellung darüber hinaus. Aufstellungen können für Klienten ein hilfreicher Anstoß sein, aber sie ergreifen (oder gar begreifen) nur einen Zipfel dessen, was in einem Familiensystem und einer Seele vor sich geht. Von daher ist es auch schwer, die Wirkung einer Aufstellung im Leben eines Klienten vorherzusagen. Letztlich entzieht sich die Komplexität von Notwendigkeit, Zufall und Freiheit in der Seele dem Begreifen.

Dennoch ist es erstaunlich, wie genau oft Reaktionen der Stellvertreter die spätere Wirkung der Aufstellung vorwegnehmen. Da kommt es in der Aufstellung zu einer tiefen und befreienden Begegnung einer Frau mit ihrem Vater, und sie berichtet am nächsten Tag in der Gruppe, dass am Abend ihr Vater sie zum ersten Mal seit zwanzig Jahren von sich aus angerufen und sich lange und freundlich mit ihr unterhalten hat. Oder in einer Aufstellung eines Paares zeigte sich bei dem Stellvertreter des schizophrenen Sohnes eine tiefe Erleichterung, während die Stellvertreterin der magersüchtigen Tochter verwirrt blieb. Diese Wirkung bei den Kindern zeigte sich auch in der Realität. Eine Frau, die schon zehn Jahre lang mit ihrem geschiedenen Mann um Unterhalt prozessierte, konnte in der Aufstellung durch für sie völlig neue Einsichten in die Hintergründe ihrer Scheidung ihren Mann ganz anders und jenseits einer Schuldfrage betrachten und wertschätzen. Ein paar Tage später rief der Mann sie an, lud sie zum Essen ein, und die beiden regelten freundlich innerhalb ganz kurzer Zeit die finanziellen Dinge ohne die Anwälte. Ein Mann fand über die Aufstellung eine ihm vorher unbekannte Schwester. Als er sie dann traf, verlief ihre Begegnung bis in die Gestik hinein genauso herzlich wie in der Aufstellung.

Die Bedeutung der Informationen für die gute Wirkung der Aufstellung

Viele Aufstellungen arbeiten aufgrund der Reaktionen der Stellvertreter mit Vermutungen. Es kann sein, dass sie über die Bewegungen der Stellvertreter sehr betroffen machen, ohne dass der familiäre Hintergrund klar wird, weil reale Informationen fehlen. Manchmal haben auch solche Aufstellungen eine sehr gute Wirkung. Meistens ist es aber für eine dauerhafte hilfreiche Veränderung erforderlich, dass dann nach der Aufstellung die relevanten Informationen auftauchen. Geht es Klienten nach einer Aufstellung sehr schlecht, was immer wieder vorkommt, dann meistens deswegen, weil Unklarheit, Zweifel, falsche Vermutungen den Klienten einengen und belasten. Meist helfen dann nur konkrete Informationen, die klarstellen und die Aufstellung begreiflich machen oder auch Deutungen revidieren.

In einem Fortbildungskurs wollte eine junge, sehr hübsche Therapeutin aufstellen, die an einer seltenen Autoimmunkrankheit litt. Sie hatte einen Freund, konnte mit ihm aber nicht schlafen, weil sie davor immer Entzündungen an ihrer Scheide bekam. Sie wurde zunächst gebeten, Stellvertreter für sich und ihren Freund aufzustellen. Sie stellte die beiden so, als hätten sie nichts miteinander zu tun. Der Stellvertreter des Freundes konnte sich wieder in die Runde setzen, und die Frau wurde gebeten, jemand für ihr Symptom an der Scheide und jemand für ihre Autoimmunkrankheit auszuwählen und jeweils zu ihr in Beziehung aufzustellen. Für das erstgenannte Symptom nahm sie eine Frau, für die Krankheit einen Mann. Die Aufstellung wurde ganz den Bewegungen der Stellvertreter überlassen. Das »Scheidensymptom« zog die junge Frau zu Boden, hielt sie dort fest und legte sich schließlich wie ein ganz kleines Kind in ihren Schoß. Die »Krankheit« marschierte wie ein Soldat auf und ab. Die junge Frau selbst, die in der Runde saß und ganz gebannt zusah, war sehr bewegt, weinte, spürte den »liebevollen« Sog, der vom »Scheidensymptom« ausging und sie zu Boden zog.

Gefragt, ob die Aufstellung ihr erklärlich wäre, sagte sie: »Sie betrifft mich, aber ich weiß nicht wieso.« Aber sie hatte keine Informationen über Ereignisse in ihrer Familie, auf die bezogen das Gesehene Sinn machte. Dennoch wirkte sie zunächst erleichtert. Im weiteren Verlauf des Seminars ging es ihr aber immer schlechter, und auch weitere Gespräche mit ihr in den Pausen halfen nicht. Zwei Monate später schrieb sie in einem Brief, es gehe ihr so schlecht, sie wisse nicht, was sie tun solle. Sie wollte die Fortbildung abbrechen. Der Therapeut schlug ihr vor, Informationen in der Familie einzuholen. So ging sie jetzt zu ihrem schon sehr alten Vater – die Mutter war schon gestorben – und fragte nach, was in der Familie alles passiert sei. Da erfuhr sie, dass ihr Vater als sehr junger Soldat dreimal der einzige Überlebende seiner ganzen Gruppe war und dass er einmal auf Wache seinen Trupp vor einem gegnerischen Angriff nicht mehr warnen und nur noch sich selbst retten konnte. Darauf bezog sich also vermutlich der auf- und abmarschierende Soldat in der Aufstellung.

Als zweite bedeutsame Information erfuhr sie, dass die Großmutter, die Mutter des Vaters, am Ende des Krieges einen englischen Offizier einquartiert bekam, mit ihm eine Beziehung einging und von ihm schwanger wurde. Wo das Kind geblieben ist, wisse niemand. Jetzt machte für die junge Frau auch der zweite Vorgang in der Aufstellung Sinn, dieses Symptom, das sie zu Boden zog und sich wie ein kleines Kind an ihren Bauch kuschelte. Ihre schicksalhafte Verbundenheit mit dem Vater und der Großmutter stand nun klar vor ihren Augen. Die Therapeutin bekam nach diesen Informationen einen großen Energieschub, machte die Ausbildung fertig und leitet jetzt selbst Aufstellungen.

Der Umgang des Klienten mit der Aufstellung

Nach einer Aufstellung sollte sich der Klient die Zeit und Ruhe nehmen, das Erlebte in sich wirken zu lassen. Manchmal wird am Familienstellen kritisiert, dass das in der Aufstellung Erlebte nachher nicht mit dem Klienten oder auch der Gruppe reflektiert wird. Aber welche Wirkung hätte eine Reflexion? Der Informationsgehalt der Aufstellung würde vielleicht genauer, aber dadurch auch weniger umfassend sein. Die Wirkung des Bildes würde aufgegeben zugunsten von Erklärungen. Wahrnehmungen müssten vielleicht gerechtfertigt werden, ohne dass das Geschehen der Aufstellung selbst zurückgeholt werden kann. Die Freiheit der Seele des Klienten, die Aufstellung auf für ihn gemäße Weise wirken zu lassen, würde eher beschnitten.

Erleben und Reden über das Erleben sind nicht das Gleiche. Erklärungen sind »kleiner« und weniger wirksam als Einsichten. Man kann das Familienstellen vielleicht als einen hypnotherapeutischen Prozess für die Gruppenseele bezeichnen. Bewusste und unbewusste Prozesse wirken, konzentriert in der Wahrnehmung des Aufstellungsprozesses, auf differenzierte Weise zusammen. Kriterium für die »Richtigkeit« der Aufstellung ist nicht ihre Erklärbarkeit, sondern die Kraft, Erleichterung und Klarheit, die dem Klienten aus der Aufstellung erwächst, häufig erst längere Zeit danach.

Das Familienstellen ist zwar eine Kurzzeitmethode, aber die Lösungen verwirklichen sich selten sofort. Eine Aufstellung dauert vielleicht nur eine halbe Stunde, ihre Wirkung im Alltag vollzieht sich aber erst allmählich. Ein Mann schrieb fünf Jahre nach seiner Gruppenteilnahme: »Jetzt habe ich verstanden, danke.« Eine Frau, die schwer an Krebs erkrankt war und in der Aufstellung nicht zulassen konnte, dass sich der Tod liebevoll neben sie stellte, schrieb ein Jahr nach dem Kurs: »Lange habe ich gegen den Tod gekämpft. Dann habe ich ihm an meiner Seite zugestimmt, und ich lebe.« Auch wenn ein Therapeut oder eine Aufstellung den Klienten mit Aspekten konfrontiert, die für ihn unangenehm sind, das Setting lässt ihn frei, auf die ihm gemäße Weise damit umzugehen.

Häufig fragen Klienten nach einer Aufstellung, ob sie etwas Konkretes tun könnten, ob sie die Aufstellung dem Partner, den Eltern oder Kindern erzählen sollten, ob es gut sei, den unbekannten Halbbruder zu suchen und Ähnliches. Meist lautet die Antwort: »Warte, wenn der Prozess in deiner Seele greift, wirst du zur rechten Zeit und in der richtigen Situation wissen, ob und was aus dir heraus handeln will« – ähnlich der taoistischen Weisheit des Wirkens durch Nichthandeln.

Wenn der Therapeut sagt, der Klient solle das oder jenes tun, dann um zu unterstreichen, was sich in einer Aufstellung gezeigt hat. Der

Klient weiß aber und muss unter Umständen darauf aufmerksam gemacht werden, dass er selbst für seine Reaktionen verantwortlich bleibt. Der Therapeut überprüft nach einer Aufstellung meist nicht, was der Klient damit macht. Er zieht sich aus der realen Umsetzung völlig zurück. Diese Selbstständigkeit und Selbstverantwortung im Umgang mit einer Aufstellung schätzen die meisten Klienten sehr. Sie fühlen sich in ihrer Eigenverantwortung geachtet.

Aber es gilt auch: Wenn ein Klient mit dem Erlebnis oder Ergebnis einer Aufstellung nicht zu Rande kommt, wenn es ihm danach anhaltend schlecht geht, wenn er neue Informationen aus der Familiengeschichte erhält und nicht weiß, wie er damit umgehen soll, wenn eine gelöste »Schale« eine nächste »Schicht« in der Seele freilegt oder wenn neue Probleme oder alte auf neue Weise auftauchen, dann muss ein neuer Kontakt mit dem Therapeuten möglich sein können, sei es über ein Telefonat, einen Brief, eine Einzelsitzung, eine weitere Gruppenteilnahme oder eine Weiterempfehlung. Es geht dann nicht um eine Nacharbeit, sondern einen nächsten Schritt. Ist es für einen Klienten angebracht, nach einer gewissen Zeit ein weiteres Mal aufzustellen, dann lässt er sich wieder auf einen einmaligen Prozess ein, der darauf konzentriert ist, was zu diesem Zeitpunkt ansteht.

6 Anmerkungen zu einer Theorie des Familienstellens

Es gibt bisher keine ausgearbeitete Theorie des Familienstellens. Bert Hellinger arbeitet ganz praxisbezogen an Beziehungsproblemen von Menschen, die in einer seelischen Not zu ihm kommen. Philosophisch und theologisch ausgebildet und spirituell geübt, ist er einen weiten Weg von der Seelsorge und Pädagogik zu Gruppendynamik und Psychoanalyse, Primärtherapie, Familientherapie und Transaktionsanalyse gegangen. Er hat sich auf viele psychotherapeutische Richtungen eingelassen, die gerade neu gewesen sind, wie die Hypnotherapie Milton Ericksons, das NLP und die Methode, Interaktionen in Beziehungssystemen über »Rollenträger« darzustellen. Er kennt die jeweiligen theoretischen Ansätze, interessiert sich aber vorrangig für die Wirkung von Methoden. Er hat immer integriert, vereinfacht, verdichtet, aufgenommen und weggelassen, was ihm in Bezug auf seelische Lösungen gemäß und hilfreich erschienen ist. Was er adaptiert, wird immer zu etwas Eigenem, zu seinem ganz persönlichen Stil. Letztlich verlässt er sich auf seine systemische Wahrnehmung und sein Gespür für Wirkungen. Er ist kein Mann der Wissenschaften und Universitäten, und obwohl er Priester gewesen ist, hat er sich nie als Vertreter einer Institution gefühlt. Er ist nicht daran interessiert, das wissenschaftlich zu untermauern, was er tut, oder eine Schule zu begründen.

Aber er erklärt und verallgemeinert die Einsichten, die ihm aus der praktischen Arbeit oder in Verbindung mit ihr zufließen. Insofern enthält das Familienstellen natürlich zumindest implizit theoretische Elemente. Und in dem Maße, wie andere Psychotherapeuten und Berater das Familienstellen übernehmen und in ihre eigene Praxis und Weltsicht integrieren, werden die Methode und ihre Grundannahmen natürlich zumindest in Ansätzen reflektiert. Wenn sich das Familienstellen als eigenständige Methode auf längere Sicht als hilfreich erweisen wird, dann werden sich auch die theoretischen Reflexionen vertiefen. Das kann der Praxis des Familienstellens neue Anregungen zur Verbesserung ihrer Wirksamkeit geben und umgekehrt auch unsere Erfahrungsmöglichkeiten von den Prozessen in menschlichen Beziehungen und der Seele befruchten.

Der Begriff »Theorie«, aus dem Altgriechischen kommend, bezog sich ursprünglich auf das »Schauen Gottes«, und zwar wie es die Zuschauer im Theater erlebten, und wurde dann auf jedes geistige, Zusammenhänge erfassende Schauen bezogen. In unserer heutigen Sicht meint »Theorie« generell jede systematische Zusammenfassung und Verallgemeinerung von Erkenntnissen, die Wirklichkeiten erklären. In einem engeren Sinn verbinden wir Theorie mit der Notwendigkeit, ihre Aussagen experimentell zu verifizieren, und mit der Möglichkeit, mit ihrer Hilfe Voraussagen zu treffen.

Wie die meisten soziologischen und psychologischen Theorien ergeben sich die theoretischen Elemente des Familienstellens aus der Verallgemeinerung von Erfahrungen oder aus allgemeinen Annahmen, die nur anhand der Aufstellungserfahrungen überprüft werden. Kontrollierte experimentelle Anordnungen und ausführliche Überlegungen, ob und auf welche Weise sie möglich und sinnvoll sind, gibt es bis jetzt kaum. Es ist eher eine große Zurückhaltung gegenüber einer Wirkungsforschung zumindest in einer quantifizierbaren Form zu bemerken, aus der Sorge heraus, damit die Einmaligkeit von Aufstellungserfahrungen zu verwischen und die Klienten in ihrer persönlichen Umsetzung zu stören.

Ansatzweise wird eine Theorie des Familienstellens bisher am ehesten in dem sichtbar, was über das Gewissen und die bewussten und unbewussten Prozesse von Bindung und Lösung gesagt werden kann. Man könnte von einer »systemischen Bindungstheorie« sprechen. Die Frage, wie persönliches und systemisches Trauma zusammenwirken, findet erste Antworten (s. Ruppert 2005). Erkenntnistheoretische Fragen zu Phänomenologie und Konstruktivismus, inwieweit also, vereinfacht gesagt, die systemische »Wahrheit« einer Aufstellung uns aus ihr entgegenkommt oder von uns in sie hineinkonstruiert wird, werden diskutiert.

Auf einige allgemeine Fragen zum Phänomen der repräsentierenden Wahrnehmung, dem Familienstellen als phänomenologischer und systemischer Methode und zum Vorgang des »Helfens« und damit zum »Platz« des Familienstellens zwischen Psychotherapie, Lebenshilfe und praktischer Philosophie, möchte ich im Folgenden eingehen. Was ich dabei erwähne, ist sehr vorläufig und auch gewagt. Vielleicht kann es aber einige grundlegende Aspekte verdeutlichen, die in der geistigen Auseinandersetzung um das Familienstellen zur Sprache kommen. Ich bin davon überzeugt, dass sowohl die Erfahrungen aus dem Familienstellen als auch die möglichen Schlussfolgerungen und Fragen, die sich daraus ergeben, unser Verständnis von seelischen Vorgängen bedeutend erweitern können.

Die repräsentierende Wahrnehmung

Was geschieht, wenn Stellvertreter bis in die Wortwahl, Gesten, Gefühle, Verhaltensweisen und Symptome hinein fremde Personen auf manchmal überraschend genaue Weise in Aufstellungen repräsentieren können? Leider ist bisher über das hinaus, was man in den Videos von Bert Hellinger anschauen und in seinen Büchern und den Veröffentlichungen anderer Autoren als Fallbeispiele nachlesen kann, kaum etwas gesammelt worden. Die Fülle solcher Erfahrungen ist aber inzwischen immens. Die Frage bleibt, wie genau die Vorgänge der Stellvertretung und Repräsentation beobachtet werden und wie man sie erklären kann.

Als Begriff für die Phänomene, die in Aufstellungen auftreten, hat sich das »wissende Feld« (Albrecht Mahr) eingebürgert. Aber was kann das bedeuten?

Erklärungsmodelle

Eine wissenschaftliche Betrachtung der repräsentierenden Wahrnehmung wird sich sicherlich zuerst nahe liegenden Erklärungen zuwenden. Man wird die vom Klienten ausgesprochenen Informationen und die entsprechenden Reaktionen der Stellvertreter vergleichen. Aber in vielen Aufstellungen bekommen die Stellvertreter keine Informationen, weil sie nicht vor der Aufstellung erfragt werden oder weil der Klient sie selbst nicht hat. Darüber hinaus lassen sich die meisten Stellvertreter erfahrungsgemäß nicht von den vorgegebenen Informationen beeinflussen, sondern gehen ziemlich unbeirrt mit dem, was sie im Aufstellungsfeld wahrnehmen.

Man kann versuchen, die minimalsten und sublimsten mimischen und verbalen Äußerungen des Klienten und auch des Therapeuten zu untersuchen und zu überprüfen, ob sie von den Stellvertretern wahrgenommen werden können, um somit ihre überraschenden Reaktionen zu erklären. Der repräsentierenden Wahrnehmung in Aufstellungen geht die Frage voraus, wie die Wahrnehmungsprozesse in Familien selbst erfolgen. Wie gelangen Informationen von einer Generation zur nächsten? Neben der bewussten Kommunikation von Informationen finden sicherlich sublime Informationsvorgänge statt. Kommunikations- und Verhaltenstheorien, Beschreibungen hypnotischer Prozesse und Untersuchungen der Interaktionen von Mutter und Kind in der Bindungsforschung versuchen zu erklären, wie und über welche Kanäle unbewusste und vorbewusste Informationen von Person zu Person aufgenommen und verarbeitet werden. Vielleicht reichen solche Bemühungen für das Verstehen familiendynamischer Vorgänge über Generationen hinweg aus. Aber können sie auch die so überraschenden Prozesse der repräsentierenden Wahrnehmung erklären? Und umgekehrt: Kann die Art der Wahrnehmung, wie sie in den Reaktionen von Stellvertretern sichtbar wird, nicht erst recht auch in den Familien selbst stattfinden? Legen die Erfahrungen mit der repräsentierenden Wahrnehmung nicht ein neues Verständnis von der Teilhabe an Wissen und Weisheit in Beziehungsnetzen nahe?

Man kann davon ausgehen, dass die räumliche Struktur einer Aufstellung implizites, im Gehirn, über die Gene oder das Lernen gespeichertes Wissen in den Stellvertretern abruft. Wir alle wissen intuitiv, was auch wissenschaftliche Experimente inzwischen nahe legen (s. Schlöter 2005), dass bestimmte Stellungen und Bewegungen in einer Gruppe bestimmte Gefühle und auch Gedanken auslösen können, die großenteils von allen ähnlich empfunden und nachvollzogen werden können. Dennoch beobachten wir, dass in fast identischen Aufstellungsbildern über die Stellvertreter häufig unterschiedliche und unerwartete Reaktionen auftreten. Wie ist es zu erklären, dass ein Repräsentant eines Kindes, der mit dem Rücken unmittelbar vor seine Eltern gestellt wird, das eine Mal sich umdreht und weinend in die Arme der Eltern fällt, andere Male nach vorne zu einem Fenster weggeht oder Krämpfe bekommt und zu Boden sinkt? Und das als Widerspiegelung real in der Familie des Klienten abgelaufener Prozesse? Was muss zur Raumerfahrung zumindest dazukommen, wenn ein Stellvertreter eines Großvaters sich wie ein Aufgehängter fühlen kann, obwohl er vom Selbstmord dieses Großvaters durch Erhängen nichts wissen konnte und manchmal auch der Klient selbst erst nach der Aufstellung vom tatsächlichen Selbstmord des Großvaters durch Erhängen erfährt?

In Aufstellerkreisen werden häufig die Ideen und Untersuchungen von Rupert Sheldrake zu morphischen Feldern als Erklärungsversuche herangezogen. Der Biologe Sheldrake behauptet die Existenz morphischer Felder, die den ansonsten zufälligen und unbestimmten Prozessen in den von ihnen gesteuerten Systemen Struktur und Muster verleihen. Über Attraktoren würden sie Systeme zu zukünftigen Zielen hinziehen. Sie hätten eine Geschichte und enthielten aufgrund der Prozesse morphischer Resonanz ein immanentes Gedächtnis, das über Raum und Zeit hinweg von der Vergangenheit in die Gegenwart wirke. In von solchen Feldern organisierten Systemen interagierten alle Teile durch das Feld des ganzen Systems miteinander. Geistige Aktivitäten würden zwar eng mit der Gehirntätigkeit zusammenhängen, aber durch Aufmerksamkeit und Absicht weit darüber hinausreichen. Sheldrake postuliert also einen Geist, der sich in biologischen Feldern über das Gehirn hinaus erstreckt und uns über einen »siebten Sinn« zugänglich ist.

Allerdings, niemand weiß, was morphische Felder sind und wie sie wirken. Eine Erklärung über bekannte physikalische Felder ist wahrscheinlich auszuschließen. Vermutlich müsste ein neues Feld angenommen werden, das die Physik bisher nicht kennt oder ausreichend erforscht hat. Es gibt Physiker, die so ein Feld postulieren. Ervin Laszlo, ein Musiker und physikalischer Autodidakt, beschreibt es als »fünftes Feld« oder »Psi-Feld«. Die Existenz solch eines Feldes könne die Zusammenhänge von Geist und Kosmos, Materie und Leben erklären und die Ahnungen alter esoterischer Lehren und der großen Religionen mit einem neuen Verständnis in den Naturwissenschaften verbinden. Wenn die Dinge und Ereignisse, die getrennt im Universum existieren, tatsächlich miteinander vernetzt sind, »können die Elementarteilchen eines gegebenen Koordinatensystems gegenseitig ihren jeweiligen Zustand kennen; die Genome lebender Organismen vermögen sich auf die relevanten Aspekte ihrer Umwelt einzustellen, und menschliche Gehirne und menschliches Bewusstsein können auf transpersonale Weise über Raum und Zeit hinweg miteinander kommunizieren« (Laszlo 2002, S. 207 f.).

In ähnlicher Weise postuliert die Journalistin Lynne McTaggart (2003) nach ausgiebigen Recherchen in der Welt der Physik das »Nullpunkt-Feld«. Die Ergebnisse der modernen Physik, vor allem der Quantentheorie, legten ein universales und unerschöpfliches Energiemeer nahe, in dem wir alle miteinander und mit der Welt verbunden seien. Über Quanteninformationsprozesse, die simultan durch unseren Körper und Geist pulsierten, stünden wir in Resonanz mit der Welt. Unsere menschliche Wahrnehmung würde sich aufgrund von Wechselwirkungen zwischen den subatomaren Teilchen des Gehirns und dem Meer der Quantenenergie vollziehen. »Bislang unerklärliche Phänomene wie Gedankenübertragung oder die Zellkommunikation, ja sogar das, was C. G. Jung als das ›kollektive Unbewusste‹ bezeichnete, finden so ein plausibles Erklärungsmodell. Auch das von Rupert

Sheldrake postulierte ›morphogenetische Feld‹ wird durch McTaggarts Erkenntnisse bestätigt« (so im Klappentext zu lesen).

Es scheint so zu sein, dass die Quantenphysik das Potenzial in sich trägt, nicht nur unsere Vorstellung von der physikalischen Wirklichkeit im Kosmos und in der subatomaren Welt völlig zu verändern, sondern dass sie ein gänzlich verändertes Wirklichkeitsmodell mit sich bringt, das auch seelische und geistige Prozesse auf eine neue Weise verstehen lässt. Vielleicht ergibt sich durch sie auch ein ganzheitliches Denken, das Naturwissenschaft und Geisteswissenschaft wieder auf eine gemeinsame Basis stellt und Erfahrungen der Religionen und einer universellen Spiritualität sowie sonderbare Phänomene wie Gedankenübertragung oder Vorahnungen mit den bisherigen Gewissheiten der klassischen Naturwissenschaft verbindet.

Der esoterischer Theorien unverdächtige Physiker Anton Zeilinger kommt unmittelbar über die quantenphysikalische Forschung zu dem Fazit: »Information ist der Urstoff des Universums« (Zeilinger 2003, S. 217) und »Wirklichkeit und Information sind dasselbe« (ebd., S. 229). Zeilinger meint: »Daher sollten wir nun auch einen neuen Begriff prägen, der beides umschließt, die Wirklichkeit und die Information. Daran, dass es einen solchen Begriff nicht gibt, sondern dass es uns offenbar schwer fällt, einen solchen auch nur zu denken, erkennen wir schon, wie diffizil die damit verbundenen konzeptionellen Probleme sind« (ebd., S. 229).

Er bittet dafür die Philosophen um Mithilfe. Es ist für einen naturwissenschaftlichen und philosophischen Laien wie mich äußerst gewagt, einen solchen zu suchenden Begriff entsprechend der in Kapitel III gegebenen Umschreibung mit »Seele« zu benennen, ein Wort, das durch so viele alte Bedeutungsebenen vorbelastet ist. Aber schon Aristoteles hatte sich bemüht, den monistischen Materialismus eines Demokrit mit dualistischen Konzepten zu verbinden, die der Seele eine vom Körper unabhängige, immaterielle-geistige Existenz zuschreiben. Er tat dies, indem er die Seele als Wirk- und Formprinzip umschrieb, als etwas, das die Wirklichkeit »in Form« bringt, allerdings in Bezug auf die Welt des Lebendigen. Vielleicht ist aber das, was wir Geist nennen, immer schon als die andere Seite der Medaille mit Materie verbunden und die Seele von Anbeginn der Schöpfung oder vom »Urknall« an diese Verbindung.

In einer sehr klaren argumentativen Darstellung, die ausdrücklich geistige und seelische Prozesse einschließt, verbinden der Physiker Thomas Görnitz und die Psychologin Birgit Görnitz Erkenntnisse der Quanteninformationstheorie mit dem bisherigen Verstehen von Gehirn und Bewusstsein. Ich zitiere auch hier aus dem Klappentext: »Eine kosmologisch begründete abstrakte Quanteninformation liefert die Basis für Materie und Geist. Die Evolution des Kosmos, des Lebens und des Bewusstseins kann damit unter einer einheitlichen Sicht erfasst werden, die unsere psychologischen Erfahrungen mit den modernen physikalischen und biologischen Erkenntnissen auf einer wissenschaftlichen Grundlage versöhnt.« Aufbauend auf C. F. v. Weizsäckers Vorstellung von einem »Ur«, der denkbar abstraktesten kosmischen Information, wird hier ein quantenphysikalischer Weg bis hin zum reflexiven Bewusstsein beschrieben. Schritt für Schritt verdeutlichen die Autoren, wie die Quanteninformation mit ihren, unsere Alltagserfahrung völlig übersteigenden Gesetzmäßigkeiten als Voraussetzung für Bewusstsein verstanden werden muss. Aber auch inter- und transpersonale psychische Phänomene ließen sich mit den Gesetzen der Quantenphysik vereinbaren. »Quanteninformation muss nicht auf den Körper ihres Erzeugers beschränkt sein. Auch wenn wir heute noch keine Möglichkeit besitzen, experimentell über solche Probleme zu arbeiten, und wenn es darüber hinaus Gründe gibt, dass dies möglicherweise niemals der Fall sein kann, ist das von uns geschilderte Phänomen der Verschränkung durchaus geeignet, ein Modell dafür bereitstellen zu können. Allerdings muss in aller Deutlichkeit betont werden, dass derartige Phänomene *nichts* mit der *Machtförmigkeit der klassischen Naturwissenschaften* gemeinsam haben, dass mit ihnen *keine kausalen Wirkungen* zu erzielen sind und sie als prinzipielle Einzelereignisse jenseits einer wissenschaftlichen Beweisbarkeit stehen« (Görnitz u. Görnitz 2002, S. 338).

Ich erwähne diese Forschungsströmungen hier nur, weil sie andeuten, dass das Phänomen der repräsentierenden Wahrnehmung, die Teilhabe an Information über gängige Wege der Kommunikation hinaus und auch generell seelische Prozesse durchaus einer physikalischen Grundlage entsprechen können. Die Quantenphysik scheint zurzeit zumindest prinzipiell am ehesten die Modelle dafür bereitzustellen, sei es durch die Annahme eines alles durchdringenden und verbindenden Quantenfeldes, sei es durch die Phänomene der Verschränkung von auch weit voneinander entfernten Teilchen zu einem »Ganzen«. Wenn verschränkte Teilchen ein Ganzes sind, brauchen sie keine energetischen Übertragungsprozesse, um voneinander zu »wissen«. Wenn geistige und seelische Prozesse sowohl im Gehirn als auch außerhalb des Gehirns eine »reale« Grundlage haben, dann vermutlich auf der Basis der Prinzipien von »Materie«, »Energie« und »Information«, wie sie in der Quantenphysik deutlich werden.

Es geht bei diesen Anmerkungen nur darum darzustellen, dass die oft so eindrücklichen Phänomene der repräsentierenden Wahrnehmung durchaus eine zumindest prinzipielle physikalische Erklärung finden können und es wert sind, nicht einfach als Hokuspokus, rein suggestives Geschehen oder eine Art Gruppen- oder Massenhysterie abgetan zu werden.

Die Phänomene in Aufstellungen sind in ihrer praktischen Bedeutsamkeit nicht von den möglichen wissenschaftlichen Erklärungen und Metaphern abhängig. Dennoch können die hier angedeuteten und andere Ideen Klienten und Therapeuten die Möglichkeit eröffnen, das Unerklärte der Aufstellungsarbeit in einem Rahmen möglicher künftiger, zumindest prinzipieller Erklärungen aufzufassen. Und umgekehrt können die beobachtbaren Phänomene der repräsentierenden Wahrnehmung auch Theoretiker und Praktiker aus anderen Bereichen der Psychologie, aus der Soziologie oder auch der Gehirnforschung ermuntern, die Vorstellungen von Informationsprozessen in der Psyche und der zwischenmenschlichen Kommunikation grundsätzlich zu erweitern.

Die Person des Stellvertreters

Beobachtet man Aufstellungen genau, ergibt sich eine Reihe weiterer wichtiger Fragen: Sucht sich zum Beispiel ein Klient unbewusst zu seinem System passende Stellvertreter aus? Viele Repräsentanten registrieren erstaunt, dass sie häufig für ähnliche Rollen genommen werden. Wenn es so ist, verfälscht das aber den Prozess der Aufstellung nicht, es vertieft ihn eher durch die entsprechende Sensibilität des Stellvertreters. Häufig wählt der Therapeut selbst mehr oder weniger zufällig die Stellvertreter aus, zumindest die, die nach der Grundaufstellung durch den Klienten im weiteren Verlauf dazugenommen werden. Dies scheint keinen Unterschied für den Verlauf der Aufstellung zu machen. Allerdings sind solche Fragen nicht wirklich objektiv überprüft.

Inwieweit sind Stellvertreter in der Rolle frei von eigenen Erfahrungen und Vorurteilen? Sie sind es nicht, aber das scheint in der Repräsentation keine große Rolle zu spielen. Jedenfalls reagieren die meisten Stellvertreter in unterschiedlichen Rollen auch völlig unterschiedlich. Stellvertreter bringen natürlich ihre emotionalen Prägungen und ihr Repertoire an Gesten mit. Es gibt Stellvertreter, die dazu neigen, in jeder Aufstellung zunächst die Augen zu schließen oder gleich auf den Boden zu fallen und Ähnliches. Es ist die Aufgabe des Therapeuten, »hinter« die Ausdrucksweise eines Repräsentanten auf die damit verbundene Stimmigkeit der seelischen Bewegung zu schauen. Selten spielt ein Stellvertreter ein persönliches Theater, losgelöst von den Kräften der Aufstellung. Er würde von den anderen Stellvertretern keine Resonanz bekommen, es sei denn, die ganze Aufstellung verliert den roten Faden und die Führung und entwickelt sich zu einer Eigendynamik, die mit dem Klienten und seiner Familie nichts mehr zu tun hat. Hier sind die Erfahrung des Therapeuten und seine »Gesamtsicht« gefordert. Die sich hier stellenden Fragen sind nur durch genaue Beobachtung zu beantworten.

Die »relative« Stellvertretung

Ein weiteres Problemfeld ergibt sich aus der Tatsache, dass wir Stellvertreter nicht nur für Personen in der Gegenwart, sondern auch für Symptome, das Geheimnis, den Krieg, den Tod, für abgetriebene Kinder, längst verstorbene Personen oder auch für den Beruf oder ein Land auswählen. Was kann eine Person überhaupt in einer Aufstellung repräsentieren und was genau wird da repräsentiert?

In Bezug auf ein Symptom, eine Krankheit oder auch den Tod gibt es die interessante Erfahrung, dass Stellvertreter manchmal so reagieren, als wären sie die Krankheit oder das Symptom oder der Tod »selbst«. Sie reagieren kraftvoll, »unverstrickt« wie eine Wirklichkeit, die einfach zu dieser Person unmittelbar gehört. Häufig reagieren sie aber wie eine kranke oder verstorbene Person aus der Familie, also »verstrickt«. Das macht auch häufig den weiterführenden Sinn aus, wenn man Symptome oder andere Abstrakta aufstellen lässt, dass sie auf Personen und Ereignisse im Familiensystem des Klienten hinweisen können. Aber was wird in einer »Krankheit« an sich oder zum Beispiel im »Krieg« repräsentiert? Oder wie fühlt ein drei Monate alter Embryo? Kann eine Person die Seele eines ganzen Landes fassen?

Stellvertretungen sind nicht »substantiell« das, was sie darstellen. Sie transportieren seelische Bilder und Beziehungen. Es »spricht« und »bewegt« sich sozusagen der Embryo in der Seele der Lebenden oder der seelischen Verbundenheit des Systems. Nicht Amerika selbst, wenn durch einen Stellvertreter aufgestellt, sondern eine Beziehung zu Amerika oder der Stellenwert von Amerika in der Seele einer Gruppe scheint in einem bestimmten Aspekt auf. Auch darin, dass fehlende Personen gefühlt werden können, wird klar, dass sich in den Stellvertretern vor allem Beziehungen, seelische Prozesse und Wirkungen von Ereignissen zeigen, nicht Personen oder Dinge »an sich«. Sogar Verschiebungen kommen vor. Ein Stellvertreter fühlt zum Beispiel ganz klar, dass der Vater nicht sein Vater ist. Es stellt sich aber heraus, dass der Großvater untergeschoben war. Was in der Aufstellung der Sohn zu seinem Vater hin fühlt, repräsentiert dann vielleicht in Wirklichkeit das Gefühl des Großvaters in seiner Familie.

Aufstellungen sind manchmal wie mythische Geschichten, in denen alle Wirklichkeiten wie Menschen sprechen, um damit Wesentliches einer Realität auszudrücken, das anders nicht berührend darzustellen und zu erfahren wäre. Dieser Realitätsbezug in der Stellvertretung, die klare, wenn auch nicht genaue Verbindung von Ereignissen und Beziehungsgeschehen in der Seele, ist letztlich die Voraussetzung für die Wirksamkeit von Aufstellungen.

Wahrheit und Wirklichkeit – Die phänomenologische Methode

Mit welcher Wirklichkeit haben wir es in Aufstellungen zu tun? Wie »wahr« ist eine Aufstellung? Ohne hier auf erkenntnistheoretische Diskussionen eingehen zu können, möchte ich einige Grundannahmen zu Wirklichkeit, Wahrheit und Erkenntnismethode erläutern, die dem Familienstellen zugrunde liegen.

Wirklichkeit wird verstanden sowohl als die Welt der Phänomene, also der Tatsachen, als auch unsere Deutung dieser Phänomene. Wirklichkeit »zeigt« sich uns über unsere Wahrnehmung, über die wir mit ihr in Beziehung treten können. Je nach »Hinsicht« kann uns die Wirklichkeit, also das, was wirkt, in sehr unterschiedlicher Weise begegnen. In Aufstellungen beobachten wir die Stellvertreter, ihre Bewegungen, ihre Worte, ihre Emotionen und deren Wirkung auf die Aufstellung, den Klienten, die Gruppe, den Therapeuten. Wir beobachten nicht die Familie selbst, die meist nur in der Person des Klienten anwesend ist, und auch in ihr nur in einem äußerst komplexen seelischen Zusammenhang. Die Wirklichkeit des Familienstellens ist die Wirklichkeit der Aufstellung.

Wie wahrheitsgetreu gibt diese die Prozesse in einer Familie wieder? Objektiv im Sinne eines Gegenübers für den Beobachter ist nur der Prozess der Aufstellung selbst, nicht die Wirklichkeit der Familie. Wäre der Bezug zur familiären Wirklichkeit des Klienten nicht vorhanden oder nur zufällig oder eingebildet oder nur im Aufstellungsgeschehen sozial konstruiert, könnte man einige der Aufstellungsphänomene nur schwer begreifen. So sehr der Schwerpunkt moderner Erkenntnistheorien auf der subjektiven und sozialen Konstruktion von Information liegt, die Information muss sich auf etwas beziehen. Die Methode des Familienstellens geht davon aus, dass die Welt auch unabhängig vom Bewusstsein existiert und uns keine willkürlichen oder nur »subjektiv gemachten« Informationen liefert, auch wenn sie uns nur über unsere Erfahrung zugänglich ist und wir wissen, wie sehr das Beobachten das Beobachtete mitbestimmt. Man kann Wahrheitsfindung als einen »dialogischen« Prozess beschreiben, in dem Betrachter und betrachtete Wirklichkeit jeweils etwas Getrenntes mitbringen, das im Prozess der Wahrnehmung miteinander verbunden wird. In der Wahrnehmung fließen unverfügbares Ereignis und Bedeutung konstruierendes Verstehen zusammen.

Wie können wir also den Realitätsbezug in den Aufstellungen verstehen?

Sicherlich nicht in dem Sinne, als könnten Aufstellungen die Ereignisse und die Beziehungen in der Geschichte einer Familie einfach abbilden wie ein Dokumentarfilm (obwohl einzelne Worte oder Gesten nach Aussagen von Klienten beinahe dokumentarisch wirken). Es geht nicht um eine Übereinstimmung objektiver Wirklichkeit mit unserer Sprache und Erkenntnis.

Die Wahrheit in Aufstellungen ist eher der Wahrheit eines Theaterstückes vergleichbar. Es kommt etwas verdichtet ins Bild und in die Sprache, so dass vorher verborgene Wirklichkeit in unsere Erfahrung treten kann. Es ist wie bei der Wahrheit in der Kunst. Kunst bringt das Unsichtbare der Wirklichkeit verdichtet und Gestalt gebend ans Licht.

Bert Hellinger selbst bezieht sich in Anlehnung an Heidegger auf den alten griechischen Begriff von Wahrheit, die »aletheia«, die »Unverborgenheit«. Es kommt über Aufstellungen etwas von der Wirklichkeit eines Beziehungssystems oder Ereignisses »ans Licht«, etwas zeigt sich »von sich her«, aber eben nur so, wie wir es mit den Vorbedingungen unseres Bewusstseins wahrnehmen können. Um es in einer anderen Metapher auszudrücken: Ähnlich, wie wenn es einen Kriminalfall zu lösen gilt, suchen wir in Aufstellungen nach Ereignissen und Zusammenhängen von Ereignissen, die nicht von vorneherein klar sind, sondern über die Stellvertreter – vom Finden von »Indizien« bis hin zur Aufklärung – auftauchen müssen. Nur dass Therapeuten, etwas pathetisch ausgedrückt, eher »Detektive der Liebe« sind.

Die Methode, eine komplexe Wirklichkeit wahrzunehmen, ist die phänomenologische Methode. Phänomenologie bedeutet allgemein, Wirklichkeit in ihrer Erscheinungsweise wahrzunehmen und zu beschreiben. In einem weitergehenden philosophischen Sinn bezieht sich Phänomenologie auf eine Weise der Erfahrung, in der sich Wirklichkeit über ihre Erscheinungsweise in ihrer Struktur, ihrem tieferen Wesen, in Sinn und Sein, in ihrem »Logos« zu erkennen gibt. In der phänomenologischen Erkenntnis fallen das Phänomen und der »Logos« zusammen.

Will man in Aufstellungen phänomenologisch vorgehen, reicht es nicht, nur die Phänomene zu betrachten. Eine tiefere Struktur der Phänomene muss von allen Betrachtern, die wirklich hinschauen, wahrgenommen werden können und für sie Sinn ergeben, das heißt auch in Sprache gefasst werden können, wenigstens bildhaft. Wir tun uns schwer, zumindest im seelischen Bereich, phänomenologische Wahrnehmung mit exakten Begriffen wiederzugeben, was sich auch im häufigen Gebrauch der Gänsefüßchen in diesem Buch zeigen mag. Phänomenologische Erkenntnis kann sich oft nur in bildhafter und mehrdeutiger Sprache ausdrücken.

Wir sind in den allermeisten sozialen Bezügen – und oft auch am Beginn naturwissenschaftlichen Erkennens – auf phänomenologische Einsicht angewiesen. Wenn wir beobachten, haben wir Kriterien und Vorgaben, mit deren Hilfe wir die Wirklichkeit absuchen. Wenn wir »wahr«-nehmen, zeigt sich uns etwas in seiner Gesamtheit. Wir »nehmen« es in uns auf. Wir haben vielleicht eine »Eingebung«. Oder es zeigt sich etwas Überraschendes, manchmal wie ein »Blitz« der Erkenntnis. Die phänomenologische Wahrnehmung öffnet für das »Unerwartbare im Erwarteten«, für das, »was uns aufhorchen oder aufschrecken lässt« (Bernhard Waldenfels). In einem Krimi habe ich es so beschrieben gefunden (Krimis sind eine Fundgruppe für phänomenologische Wahrnehmung): »Manche Einfälle schießen einem blitzartig durch den Kopf. Unvorbereitet und unerwartet, ohne vorangehende Assoziation« (Petros Makaris).

Was sich auf diese Weise mit der phänomenologischen Methode in Aufstellungen zeigt, lässt sich nur an ihrer Übereinstimmung mit den Informationen über eine Familie und an ihrer Wirkung auf den Klienten und seine Familie überprüfen und daran, dass auch andere plötzlich sehen können, was vorher ungesehen war. Wir kommen nicht daran vorbei, auf die Phänomene zu schauen, auch wenn wir wissen, wie anfällig dieses Schauen für Einbildungen, falsche Deutungen und Schlussfolgerungen, bloße Assoziationen, Konstruktionen und Irrtümer ist. Sich als Therapeut im Wahrnehmen mit den eigenen Vorgaben, dem Deuten und Handeln äußerst zurückzunehmen, damit sich eine für den Klienten bedeutsame Wirklichkeit zeigen kann, ist gerade in der Arbeit mit Aufstellungen immer wieder notwendig und erfordert eine unablässige Übung des Therapeuten in möglichst weitgehender Furchtlosigkeit, Vorstellungsfreiheit, Vorurteilsfreiheit und Absichtslosigkeit gegenüber dem, was sich als eine Beziehungswirklichkeit zeigt.

Die systemische Methode

In komplexen Beziehungssystemen reichen lineare und kausale Erklärungsmuster nicht mehr aus. Man erfährt das spätestens in einer Eheberatung, wenn man den einen Partner anhört und denkt, er hat Recht, und wenn man den anderen anhört und denkt, er hat auch Recht. Deshalb wird im psychosozialen Bereich seit längerem die Frage gestellt: Wie kann man in Beziehungssystemen sinnvoll intervenieren, ohne sich in den Fallstricken linearen, kausalen Denkens und Sprechens zu verfangen, und gleichzeitig die strukturelle Determiniertheit lebender Systeme berücksichtigen? Wie kann man also systemisch vorgehen, das heißt ganz allgemein: bezogen auf den Zusammenhang von Teilen innerhalb eines geordneten und gegliederten Ganzen auf eine Weise, dass das Ganze mehr ist als die Summe seiner Teile und Funktionen?

Das Familienstellen versteht sich als systemische Methode in einem mehrfachen Sinn. Es nimmt den einzelnen Klienten von Anfang an zusammen mit den in seinen Beziehungsfeldern relevanten Personen auf generationsübergreifende Weise wahr. Es gibt kaum eine Methode, die so anschaulich und auf so dichte Weise die wechselseitigen und Zeit und Raum übergreifenden Einflüsse in einer Familie erleben lässt. In Aufstellungen sieht man Beziehungssysteme gewissermaßen »in Arbeit«. Der Begriff der »Verstrickung« drückt die Vernetzung der Schicksale aus, die in mehr oder weniger großer Fülle und mehr oder weniger gleichzeitig zum Ausdruck kommen.

Aber diese systemische Vorgehensweise ist gekoppelt mit einer geschichtlichen Sicht von Familie. Das Hier und Jetzt einer Aufstellung mit den wechselseitigen Einflüssen der Stellvertreter ist bezogen auf den Werdegang einer Familie. Systeme sind eingebunden in den irreversiblen Strom der Zeit. Familiengeschichten und ihre seelischen Wirkungen sind eingespannt in ein Vorher und ein Danach, in Ereignisse und ihre Wirkung. Um Beziehungen gerecht zu werden, ihre Wirkungen zu verstehen und zu beeinflussen, müssen wir systemisches und lineares Denken verbinden. Würden wir lineares Denken durch eine Linie und systemisches Denken durch einen Kreis symbolisieren, wäre ihre Verbindung durch die Spirale versinnbildlicht. Die Sprache greift diese systemische Bewegung in der Zeit auf in Begriffen wie »Spirale der Gewalt«. In dem Begriff »Verstrickung« steckt sowohl das eher lineare und energetische Konzept der »Verdrängung« aus der Psychoanalyse als auch die Vorstellung zirkulärer Vernetzung von Information und Kommunikation.

Das Familienstellen ist keine systemische Methode, wenn man »systemisch« auf die zirkulären und in Bezug auf Ursache und Wirkung unentscheidbaren Prozesse der Kommunikation in Familien bezieht. Denn in Aufstellungen werden die Kommunikationsstrukturen einer Familie nicht abgefragt, und Stellvertreter kommunizieren in Aufstellungen nur ganz wenig. Nicht zirkuläre Kommunikation, sondern Verstrickung steht im Vordergrund. Systemische Prozesse zeigen sich mehr in Form von geteiltem Wissen in gemeinschaftlichen Feldern als von kommunikativen Prozessen. System und Seele werden gewissermaßen gleichgesetzt.

In einem weiteren Sinn sind Aufstellungen als »systemisch« zu bezeichnen, weil sie wie ein bildhafter Prozess ablaufen. Systeme lassen sich, sofern sie in ihren Rückkoppelungen und ihrer Komplexität nicht kausal beschrieben werden können, nur über bildhafte Sprache, Geschichten und Bilder darstellen. In einem Bild können wir eine Fülle von Informationen und Prozessen als ein Ganzes und gleichzeitig wahrnehmen. In diesem Sinne gehen wir in unserer Wahrnehmung (nicht in der Reflexion) dauernd systemisch vor. Manchmal erinnern wir uns an ein Märchen nur über das dazugehörige Bild im Märchenbuch. Dieses Bild hat die wesentlichen Informationen zur Geschichte gespeichert und teilt sie als solche auf einen Blick mit über das Ereignis, das die Geschichte ins Rollen bringt, den roten Faden, der sie zusammenhält, das Ende, das sie auflöst.

So zeigt sich in Aufstellungen ein »Familienbild« mit einer Geschichte, aber ohne dass für gewöhnlich einzelne linear-kausale Beziehungsvorgänge analysiert werden. Die Bindungs- und Lösungssätze sind meist sehr allgemein und bildhaft und ohne kausale Verknüpfung formuliert, aber doch so, dass ein Verstehen von Zusammenhängen möglich wird. Eine mögliche Verbindung der eigenen Kinderlosigkeit mit der bei der Geburt eines Kindes gestorbenen ersten Frau des Großvaters wird beispielsweise durch Sätze angedeutet wie: »Lieber Opa, wenn ich sehe, wie sehr dich der Verlust deiner ersten Frau geschmerzt hat, dann verzichte ich auf ein Kind.« Oder: »Sei freundlich, wenn ich den Mut zu einem Kind habe, auch wenn du deine erste Frau und das Kind bei der Geburt verloren hast.« Solche Sätze werden auch häufig nicht logisch, sondern auf das Unbewusste eines Klienten und seiner Familie bezogen formuliert. Wenn Vorgänge als kausale ausgesprochen werden, dient das eher dazu, beim nachdenkenden Klienten eine Bewegung hervorzulocken, die für ihn schlüssig und lösend ist, ohne dass man im Einzelnen das Wirkungsgeflecht auflösen könnte. Kausale Aussagen in Aufstellungen dienen nicht der Erklärung eines Geschehens, sondern der »Begründung« eines Zusammenhangs. Grund und Wirkung kommen in den Blick, und manchmal auch in die Aussage, ohne dass die einzelnen Verknüpfungen aufgeschlüsselt werden.

Die Aufstellungen sind in ihrer Entwicklung immer sprachloser und kommentarloser geworden und vertrauen immer mehr dem, was man sehen kann. Die systemische Dynamik wird so nicht durch Worte zugedeckt oder eingeengt, sondern kann in der Seele »bildhaft« mitschwingen. Allerdings sind manchmal klärende Aussagen durch Stellvertreter oder den Therapeuten notwendig, weil Bilder manchmal nicht eindeutig genug wahrgenommen werden können. Das Manko bildhafter systemischer Arbeit, nämlich dass sie manchmal mehrdeutig bleibt, ist aber zugleich ihre Stärke. Sie gibt dadurch der Seele des Klienten die Freiheit, in und mit der Aufstellung und über sie hinaus offen und weit genug zu bleiben und die nötige Richtigkeit oder Wahrheit im Hinblick auf das künftige Handeln selbst zu finden.

Psychotherapie, Beratung, Lebenshilfe, angewandte Philosophie?

Bert Hellinger hat das Familienstellen ständig weiterentwickelt. Viele der Kritikpunkte an der Aufstellungsarbeit entzünden sich an seinen jüngsten Aussagen zum Beispiel zu Opfern und Tätern und am Vorgehen bei den »Bewegungen der Seele«. Dabei wird die Kontinuität übersehen, die sich durch die gesamte Entwicklung Bert Hellingers und des Familienstellens zieht. Die späteren und manchmal auch ganz andersartigen Schritte schließen die früheren Vorgehensweisen nicht aus. So hat sich ein breites Spektrum an Handlungsmöglichkeiten, Weisen des Verstehens und therapeutischer und philosophischer Haltung im Bereich des Helfens herauskristallisiert.

Zunächst ist das Familienstellen als eine Form der Psychotherapie entstanden und wird dementsprechend auch im Rahmen von Psychotherapie angewandt. An Leib oder Seele erkrankte Menschen suchen über das Familienstellen Linderung oder Heilung. Die Therapeuten, die selbst oft in den verschiedensten psychotherapeutischen Methoden geschult sind, versuchen etwas in Richtung Heilung zu tun. In den Aufstellungen wird mit Hilfe des Therapeuten das wesentliche Problem benannt und eine Lösung, zum Beispiel über das Loslassen einer Identifizierung, gesucht. Oder Menschen sind in einer Eheangelegenheit ratlos, und der Berater versucht über eine Familienaufstellung den hilfreichen Rat zu finden.

Aus der Erfahrung, wie sehr die Stellvertreter mit einem über die Familie hinausreichenden seelischen Feld verbunden und wie bedeutsam ihre entsprechenden Reaktionen für Lösungen sind, die das Wissen und die Kräfte einer Familie überfordern, wurde ihre freie Bewegung, ergänzt durch nur wenige Eingriffe des Therapeuten, ein neues Element für neue Einsichten und oft überraschende Lösungen. Die Aufstellungen kommen mit Schicksalsmächten in Berührung, denen gegenüber auch der Therapeut klein und unwissend bleibt. Wenn es einen Täter mit der Gewissheit zu seinem Opfer in den Tod zieht, dass nur diese Bewegung ihn in Frieden mit seinem Opfer bringt, als könne nur der Tod etwas beenden, was das Leben nicht zu heilen vermag, dann kommt unser Helfen an eine Grenze und oft auch das, was wir persönlich für eine gute Lösung halten. Die Familienseele zeigt sich nun in ein »größeres Feld« eingebunden, und die Aufstellung verändert sich von einer Psychotherapie, Familientherapie oder Beratung zu einem »Gehen mit der Seele« (Bert Hellinger), zu einem Prozess, der uns in den »Bewegungen der Seele« in ein größeres, unfassbares Geschehen einbindet. Der Therapeut steht plötzlich im Dienst einer Art von Seelsorge oder Lebenshilfe oder spiritueller Hilfe umfassenderer Art.

Schließlich kommt in der jüngsten Entwicklung bei Bert Hellinger noch ein neues Element dazu. Er nennt es »das Gehen mit dem Geist«.

Schauen das klassische Familienstellen und die »Bewegungen der Seele« auf Gefühle, auf das, was wir über die Gefühle wahrnehmen und was uns in fühlbare Bewegung auch in größeren Zusammenhängen versetzt, schaut jetzt der Therapeut mit dem Klienten auf den »Geist«. Im Geist sind wir fähig, über die sinnlich erfahrbare Wirklichkeit und unsere Erfahrung von Gut und Böse, von dem, was schlimm und nicht in Ordnung ist, hinauszugehen. Der Therapeut beschreitet mit dem Klienten einen philosophischen Weg. »Ich erläutere das an einem Beispiel. Ein Klient beschwert sich über seine Eltern, oder er beklagt, was er oder sie in der Kindheit an Schlimmem erlebt hat. Ursprünglich hatten wir Mitleid mit diesem Klienten und haben gedacht: ›Dem helfen wir mal.‹ Wenn ich aber philosophisch denke, vom Geist her, gibt es nichts Schlimmes. Das kann es nicht geben. Wenn hinter allem eine schöpferische Kraft wirkt, gibt es nichts, was ihr entgegenstehen kann. Also schaue ich jetzt auf die Situation philosophisch und verlange vom Klienten, dass auch er seine Situation philosophisch anschaut und dass er sagt: ›Was immer auch war: Danke! Ich nehme es als eine Kraft. Ich nehme diese Eltern als diese besonderen, die mir eine besondere Kraft geben, die für mein Leben wesentlich ist.‹ Auf einmal verklärt sich alles, was geschehen ist. Es wird kostbar« (Bert Hellinger in einem Tagungsvortrag in Garmisch-Partenkirchen, Februar 2004).

Das Familienstellen, das auf dieser Ebene kein Familienstellen mehr ist, orientiert nun die Seele mit all ihren Prozessen und Bindungen auf den Geist hin. »Der Geist ist leicht. Wer im Geiste wandelt, ist leichtfüßig. Er beschwert die Erde nur wenig. Und er beschwert einen Klienten nur wenig. Und er ist glücklich im Angesicht von allem, wie es ist. Also, das Gehen mit dem Geist macht alles einfach« (ebd.).

Verlässt hier das Familienstellen den Boden von Beratung, Psychotherapie und Lebenshilfe? Kann diesen Weg als Therapeut nur mehr gehen, wer in diesem Sinne philosophisch vorgeht oder gar »erleuchtet« ist? Wenn dem so wäre, dann würde aber auch gelten: Nach der Erleuchtung kommt das Boden-Putzen. Oder im biblischen Bild: Jesus erlaubte den Jüngern auf dem Berge Tabor den verklärten Blick nur für einen kurzen Moment, dann nahm er sie wieder mit hinunter in die Gefilde des Alltags mit seinen Schrecken und Zweifeln. Der Wert der Entwicklung bei Bert Hellinger zu einer »angewandten Philosophie« – wie immer man diese philosophisch werten mag – liegt nicht darin, dass er das Familienstellen in ein spirituelles Geschehen auflöst und als therapeutische Methode überflüssig macht, sondern in der

Haltung und in dem »Geist«, mit dem das gewöhnliche Helfen in den verschiedensten sozialen Bereichen und auf dem Boden der seelischen Prozesse von Bindung und Lösung nun durchdrungen, erweitert und vertieft wird. Vielleicht kann man hier ein Wort von Bert Hellinger in Bezug auf Mann und Frau umwandeln und sagen: Die Seele folgt dem Geist, und der Geist dient dem Seelischen.

Denn die entscheidende Frage bleibt: Wie kann das »Traumatische«, das wir selbst erleben oder das wir an anderen wahrnehmen und das oft über Generationen weiterwirkt, auf erleichternde und versöhnende Weise überwunden werden? Wie kann es so erinnert werden, dass es vergessen werden kann, ohne individuelle und soziale Verdrängung? Wie kann es so vergessen werden, dass wir für künftiges Wachstum und Liebe offen bleiben? Das Wort »kostbar« in Zusammenhang mit dem immensen Leid der Menschen zu benützen, führt allerdings an die äußerste spirituelle Grenze. Mystiker aller Religionen und die »ewige Philosophie« (Aldous Huxley) haben sich ihr immer schon angenähert. Man kann diesen philosophischen, spirituellen oder mystisch-religiösen Gedanken als Therapeut nur wagen, wenn man in Bezug auf ein persönliches Schicksal auf seine vom Leid lösende Wirkung schaut. Die Weltsicht, in der alles Geschehen in einem universellen Wachsen und in einer umfassenden Liebe geborgen ist, braucht die Verbindung mit dem, was einem einzelnen Klienten gut tut und von ihm angenommen werden kann. Getragen wird so eine Sicht, wenn wir erleben, mit wie viel Mut, Kraft und Zustimmung oft Menschen durch ihr Leid hindurch ein erfülltes Leben finden. In Frage gestellt und herausgefordert bleibt sie in der sinnlichen Wahrnehmung schrecklichen Leidens und grausamen Leid-Zufügens.

Den Platz unter den vielen Methoden und in den vielfältigen Bereichen des Helfens wird das Familienstellen dann ausfüllen können, wenn es auf seinem Weg zur »angewandten Philosophie« den seelischen Problemen der Menschen unmittelbar nahe und wenn es in den »Ordnungen des Geistes« auf die Prozesse von Bindung und Lösung in unserer Seele und in unseren Beziehungen bezogen bleibt. Auf diese Weise kann es zu einer Integration von Psychotherapie, Beratung, Seelsorge und Spiritualität und damit zu einem ganzheitlichen Helfen beitragen, dort, wo spezielle Therapien nicht ausreichen. Familienstellen, weit geöffnet in alle Bereiche der Seele, ist Lebenshilfe.

Nachwort

Dass ich als Physiker gebeten worden bin, für das Buch von Jakob Schneider ein Nachwort zu schreiben, hat mich gefreut. Ich interpretiere diese Bitte dahingehend, dass heutzutage dem gesellschaftlichen Druck nur schwer widerstanden werden kann, für alle Bereiche des Lebens und Erlebens auch eine naturwissenschaftliche Erklärung liefern zu müssen. Eine solche Forderung wäre problematisch, wenn man sich dabei zugleich gedanklich auf naturwissenschaftliche Theorien mit einem eingeschränkten Geltungsbereich – wie beispielsweise die klassische Physik – begrenzen würde. Dann müssten manche Phänomene als »unmöglich« deklariert werden, die aus einer modernen naturwissenschaftlichen Sicht zumindest als nicht undenkbar angesehen werden können.

Ich habe von meiner Frau, die nach ihrer medizinischen Ausbildung ein zweites Studium in Psychologie abgeschlossen hatte, sehr viel über die menschliche Psyche und besonders über die große Rolle des Unbewussten gelernt. In unserer gemeinsamen wissenschaftlichen Arbeit wurde uns sehr deutlich, dass die Strukturen, die aus einem gründlichen Studium des menschlichen Unbewussten deutlich werden, die gleichen sind, die in der Physik als grundlegend für die Quantentheorie erkannt werden können. Beide Bereiche der Natur sind dadurch ausgezeichnet, dass beispielsweise Raum und Zeit eine viel weniger rigide Rolle spielen, als wir es aus unserer Alltagserfahrung kennen. Das Unbewusste ist, so wie die Quantentheorie, nicht an die Aristotelische Logik gebunden, beispielsweise gilt dort das »tertium non datur« nicht und es gibt keine klare Verneinung. Dabei handelt es sich nicht lediglich um bloße Analogien, sondern dasjenige, was uns Menschen als unsere bewussten Gedanken unmittelbar erfahrbar ist, ist eine spezielle Form von Quanteninformation. Darauf werden wir bald zu sprechen kommen.

Aus den bunten Bildern, mit denen man heutzutage die entsprechenden Aktivitätszustände von Hirnregionen sichtbar macht, kann man viel über die dortigen physiologischen Prozesse lernen. Als Physiker finde ich es sehr interessant, dass alle diese Verfahren auf Anwendungen der Quantentheorie beruhen. Man erkennt mit ihnen immer besser, wo welche psychischen Aktivitäten ihre hauptsächlichen hirnorganischen Träger haben. Allerdings kann man in der Fachliteratur auch immer wieder lesen, dass allein damit der Übergang von der Physiologie zur Psychologie, also vom Körperlichen zum Geistigen, noch nicht gelöst ist. Auch der oft verwendete Begriff der »Funktion« kann nur Teilaufgaben des Psychischen beschreiben, denn dieses reicht mit seiner Fähigkeit des unmittelbaren Selbsterlebens und der Selbstreflexion über ein bloßes Funktionieren weit hinaus.

Bis heute noch werden psychische Prozesse sehr kritisch betrachtet, wenn sie in einem offensichtlichen Widerspruch zu den Vorstellungen stehen, die man sich im Alltag und in der klassischen Physik über die Struktur von Raum und Zeit, von Energie und Kräften macht – oder anders formuliert: in denen die quantischen Eigenschaften des Unbewussten massiv in die Wirklichkeit der therapeutischen Prozesse eingreifen.

Solche Situationen können auch bei der in diesem Buch vorgestellten Aufstellungsarbeit auftreten. In ihr werden die Beteiligten gelegentlich mit Situationen konfrontiert, die im Weltbild der klassischen Physik unvorstellbar sind, die aber andererseits in einer Weise sinnbehaftet sind, dass die allgegenwärtige – aber nichts erklärende – »Erklärung Zufall« vollkommen unangebracht erscheinen muss.

Als Beispiel aus einem andern therapeutischen Zusammenhang sei eine Begebenheit geschildert, die der bekannte, aus Sizilien stammende Psychoanalytiker E. Gaddini, ein sehr korrekt mitschreibender Arzt und damals Vorsitzender der italienischen psychoanalytischen Gesellschaft, vom Ende einer Sitzung beschreibt.[1] Der Patient berichtete ihm zu diesem Zeitpunkt, dass er die Empfindung eines ungeheuren Stoßes auf seine linke Seite habe. In der folgenden Sitzung erfuhr Gaddini, dass der Pkw der Mutter des Patienten im selben Moment von einem Autobus von links erfasst und zerquetscht worden war. Gaddini konnte den Patienten zu seiner Verwunderung nicht dazu bringen, dass er sich in dieser Therapiestunde an die Empfindung aus der letzten erinnerte.

Hier haben wir die Schilderung eines Vorganges, der innerhalb der Denkweise der klassischen Physik als purer Zufall oder als Schwindel verstanden werden müsste. Ein effektheischender Betrug des Patienten scheidet aus, da dieser selbst das Faktum des Unfalls bei der Schilderung noch nicht bewusst kennen konnte und er danach die Angelegenheit nicht mehr präsent hatte.

---

1 Gaddini, E. (1998): Das Ich ist immer ein körperliches. Tübingen (Edition diskord), S. 271.

Ähnlich strukturierte Erlebnisse werden auch öfter aus Aufstellungen berichtet. Sie stehen in einem besonders krassen Widerspruch zu dem naturwissenschaftlichen Weltbild, das den meisten Menschen in der Schule noch vermittelt worden ist. In diesem Zusammenhang ist es daher besonders wichtig, dass die Quantentheorie das wissenschaftliche Weltverstehen grundlegend verändert. Falls man das Konzept von wissenschaftlichen Revolutionen verwenden wollte, dann wäre es bei dem durch die Quantentheorie verursachten Umsturz des Weltbildes angebracht. Über die Quantentheorie gibt es allerdings bis heute eine Reihe von Missverständnissen, die es erschweren, ihre Bedeutung zu erfassen.

Das erste Missverständnis besteht darin, dass man Quantentheorie mit »Unschärfe« in Verbindung bringt. Das macht die Erkenntnis fast unmöglich, dass die Quantentheorie die genaueste und die beste Theorie ist, die wir in den Naturwissenschaften besitzen – sie ist die »Physik der Genauigkeit«. Diese Genauigkeit war zum ersten Male im Bereich des Kleinen, bei der Untersuchung der Atome, zwingend geboten. Daraus ergab sich ein zweites Missverständnis über Quantentheorie. Sie wird nämlich bis heute weithin als »Mikrophysik« missverstanden. Heute kann man aber bereits experimentell einzelne Quantensysteme mit Ausdehnungen von über 100 Kilometern präparieren, da ist »Mikro...« offensichtlich ein falscher Begriff.

In diesem Zusammenhang sei vermerkt, dass sich etwa ein Drittel unseres Bruttosozialproduktes bereits heute aus Anwendungen der Quantentheorie ergibt, beispielsweise Solarzellen, Chips für Computer und Handys, Laser und Ähnlichem. Wir haben es also keineswegs mit einem nur die Spezialisten interessierenden oder gar »esoterischen« Bereich der Naturwissenschaften zu tun, sondern mit einer Theorie, von der bisher keine Grenze ihrer Gültigkeit erkennbar ist.

Eine kurze Charakterisierung der Quantentheorie soll zeigen, welche Erklärungsmöglichkeiten für Phänomene wie das oben erwähnte denkbar sind, mit denen man in der Aufstellungspraxis gelegentlich konfrontiert werden kann und die vielfach als »unerklärlich« angesehen werden.

Die Quantentheorie kann als eine mathematisch voll ausgeformte Theorie verstanden werden, die verdeutlicht, dass in sämtlichen Bereichen der Natur ein Ganzes oftmals mehr ist als allein die Summe seiner Teile. Quantentheorie ist daher eine »Physik der Beziehungen«. Daraus lässt sich weiter ableiten, dass sie – im Gegensatz zu der klassischen Physik der Fakten – eine »Physik der Möglichkeiten« ist. Die

Quantentheorie zeigt auf, dass nicht nur die Fakten, sondern auch Möglichkeiten und deren Veränderungen Wirkungen hervorrufen können.

Die von der Quantentheorie bereits in der unbelebten Natur erkannten Strukturen führen zu einer Relativierung von vielen im Alltag als grundlegend erscheinenden Unterschieden. So relativiert die Quantentheorie die Unterschiede zwischen Lokalisiertem und Ausgedehntem. Ein und dasselbe Quantenobjekt kann je nach Kontext wie ein lokalisiertes Teilchen oder wie eine ausgedehnte Welle in Erscheinung treten. Diese Nichtlokalität tritt dann besonders verblüffend zutage, wenn Vorgänge eintreten, die nach dem Satz von der Erhaltung der Energie verboten wären. Solche von den Physikern als »Tunneleffekt« bezeichneten Vorgänge sind aber für ein Verstehen der Welt von der Energieerzeugung in der Sonne bis zu den Lebensvorgängen und auch denen in der Psyche unverzichtbar. Die Quantentheorie relativiert ferner die Unterschiede zwischen Materie und Bewegung oder zwischen Stoff und Kraft. Beides wird z. B. in den großen Beschleunigern ständig ineinander umgewandelt. Aber auch das Leben auf der Erde hängt über die Energieerzeugung in der Sonne von solchen Umwandlungen ab. Selbst die Unterscheidung zwischen Objekt und Eigenschaft wird durch die Quantentheorie in gewisser Weise aufgehoben.

Für den Zusammenhang speziell mit der Aufstellungsarbeit ist besonders bedeutsam, dass die Quantentheorie auch erlaubt, die Einstein'sche Äquivalenz von Materie und Energie auf eine kosmologisch fundierte, abstrakte und daher bedeutungsfreie Quanteninformation zu erweitern. Diese Gedankengänge, die wir in einem aktuellen Buch[2] ausführlich dargelegt haben, können hier lediglich kurz geschildert werden.

Quanteninformation – so fremd dieses Konzept auf den ersten Blick erscheinen mag – ist uns Menschen zumindest in derjenigen Form bekannt, die wir als unsere bewussten Gedanken kennen.

Wenn also aus der Quantentheorie eine Äquivalenz zwischen Materie, Energie und Quanteninformation hergeleitet werden kann, so bedeutet das unter anderem, dass die Gedanken in unserem Bewusstsein oder im Unbewussten nicht weniger real sind als die Elementarteilchen, die die Physiker aus den Zellen unseres Gehirns

2 Görnitz, T. u. B. (2008): Die Evolution des Geistigen. Göttingen (Vandenhoeck & Ruprecht).

isolieren könnten. Daraus folgt aus naturwissenschaftlicher Sicht, dass es unberechtigt ist, das Geistige in der Weise darzustellen, wie es teilweise in populären und damit breitenwirksamen Publikationen von Ergebnissen der Hirnforschung zu finden ist. Es folgt aber weiterhin auch, dass es wegen der Nichtlokalität von Quantensystemen keinen zwingenden naturwissenschaftlichen Grund gibt, das Geistige stets als lediglich auf den Bereich eines jeweils einzigen Gehirns lokalisiert zu denken.

Von der Information ist allgemein bekannt, dass diese ihren Träger wechseln kann, ohne sich deswegen verändern zu müssen. So hängt der Informationsgehalt eines Gedichtes nicht davon ab, ob es in einem Buch gedruckt, von einem Menschen auswendig gelernt oder im Radio vorgelesen wird. Dies trifft in stärkerem Maße auf die Quanteninformation zu, die aus physikalischer Sicht viel eher nichtlokal als lokalisiert in Raum und Zeit zu erwarten ist. Auch ist es vorstellbar, dass eine Quanteninformation mehr als einen einzigen Menschen zum Träger haben kann und daher aus naturwissenschaftlichen Gründen Vorgänge nicht prinzipiell ausgeschlossen werden können, die unter der Bezeichnung »Einstein-Podolski-Rosen-Experimente« auch eine große öffentliche Aufmerksamkeit gefunden haben. Nachdem diese über Jahrzehnte als reine Gedankenexperimente gegolten hatten, sind sie heute für einfache physikalische Systeme zu experimenteller und teilweise schon technischer Praxis geworden. Selbstverständlich lassen sich solche Experimente nicht mit Menschen durchführen, aber der Nachweis derartiger natürlicher Strukturen genügt, um viele Denkblockaden aufzulösen.

In diesem Sinne denke ich, dass man das vorliegende Buch genießen und als Anleitung für seine praktische Arbeit benutzen kann, ohne dabei befürchten zu müssen, wissenschaftlich nicht auf der Höhe der Zeit sein zu können. Wenn dann eine gute Ausbildung und Qualifikation mit einer umfangreichen Erfahrung und einer hohen Sorgfalt verbunden ist – so wie es beispielsweise beim Autor dieses Buches erkennbar ist –, werden auch Erfolge in der praktischen Arbeit nicht ausbleiben.

Prof. Dr. Thomas Görnitz
Institut für Didaktik der Physik
Johann Wolfgang Goethe-Universität Frankfurt

Literatur

De Philipp, W. (2006) (Hrsg.): Systemaufstellungen im Einzelsetting. Heidelberg (Carl-Auer).

Franke, U. (2002): Wenn ich die Augen schließe, kann ich dich sehen. Familienaufstellung in der Einzeltherapie und Beratung. Heidelberg (Carl-Auer), 3. Aufl. 2006.

Franke-Gricksch, M. (2001): Du gehörst zu uns. Heidelberg (Carl-Auer), 3. Aufl. 2004.

Görnitz T. u. B. Görnitz (2002): Der kreative Kosmos – Geist und Materie aus Information. Heidelberg (Spektrum).

Heidegger, M. (1989): Überlieferte Sprache und technische Sprache. St. Gallen (Erker).

Hellinger, B. (1994): Ordnungen der Liebe. Ein Kursbuch. Heidelberg (Carl-Auer), 7. überarbeite Auflage 2000.

Hellinger, B. (1996): Die Mitte fühlt sich leicht an. Vorträge und Geschichten. München (Kösel).

Hellinger, B. (1999): Mitte und Maß. Kurztherapien. Heidelberg (Carl-Auer), 2. Aufl. 2001.

Hellinger, B. (2001a): Einsicht durch Verzicht – Der phänomenologische Erkenntnisweg in der Psychotherapie am Beispiel des Familien-Stellens. In: G. Weber (Hrsg.): Derselbe Wind lässt viele Drachen steigen – Systemische Lösungen im Einklang. Heidelberg (Carl-Auer), S. 14–28.

Hellinger, B. (2001b) Die Quelle braucht nicht nach dem Weg zu fragen. Ein Nachlesebuch. Heidelberg (Carl-Auer), 4. Aufl. 2004.

Hellinger, B. (2001c): Entlassen werden wir vollendet. Späte Texte. München (Kösel).

Hellinger, B. (2003): Ordnungen des Helfens. Ein Schulungsbuch. 2 Bände. Heidelberg (Carl-Auer).

Hellinger, B. u. G. ten Hövel (1996): Anerkennen, was ist. Gespräche über Verstrickung und Lösung. München (Kösel), 11. Auflage 2001.

Hellinger B. u. G. ten Hövel (2005): Ein langer Weg. Gespräche über Schicksal, Versöhnung und Glück. München (Kösel).

Hohnen, H. u. B. Ulsamer (2001) (Hrsg.): Bert Hellinger: Mit der Seele gehen. Freiburg (Herder).

Höppner, G. (2001): »Heilt Demut – wo Schicksal wirkt?« – Eine Studie zu Effekten des Familien-Stellens nach Bert Hellinger. München/Wien (Profil).

König, O. (2004): Familienwelten – Theorie und Praxis von Familienaufstellungen. Stuttgart (Pfeiffer).

Kutschera, I. u. Ch. Schäffler (2002): Was ist nur los mit mir? Krankheitssymptome und Familienstellen. München (Kösel).

Laszlo, E. (2002): Das fünfte Feld, Materie, Geist und Leben – Vision der neuen Wissenschaften. Bergisch Gladbach (Bastei Lübbe).

Mahr, A. (1998): Die Weisheit kommt nicht zu den Faulen. Von Geführtwerden und von der Technik in Familienaufstellungen. In: G. Weber (Hrsg.): Praxis des Familien-Stellens. Heidelberg (Carl-Auer), S. 30–39.

Mahr, A. (2001): Die Offenheit des wissenden Feldes – Von personalen zu transpersonalen Erfahrungen. In: G. Weber (Hrsg.): Derselbe Wind lässt viele Drachen steigen – Systemische Lösungen im Einklang. Heidelberg (Carl-Auer), S. 168–179.

McTaggart, L. (2003): Das Nullpunkt-Feld – Auf der Suche nach der kosmischen Ur-Energie. München (Arkana).

Nelles, W. (2002): Liebe, die löst. Einsichten aus dem Familienstellen. Heidelberg (Carl-Auer).

Nelles, W. (2003): Das Hellinger-Prinzip – Informationen und Klärungen. Freiburg (Herder).

Neuhauser, J. (1998) (Hrsg.): Wie Liebe gelingt. Die Paartherapie Bert Hellingers. Heidelberg (Carl-Auer), 4. Aufl. 2004.

Praxis der Systemaufstellung. Beiträge zu Lösungen in Familien und Organisationen. München (Internationale Arbeitsgemeinschaft Systemische Lösungen nach Bert Hellinger e. V.).

Ruppert, F. (2002): Verwirrte Seelen – Der verborgene Sinn von Psychosen; Grundzüge einer systemischen Psychotraumatologie. München (Kösel).

Ruppert, F. (2005): Trauma, Bindung und Familienstellen. Seelische Verletzungen verstehen und heilen. Stuttgart (Pfeiffer).

Schäfer, T. (1998): Was die Seele krank macht und was sie heilt. Die psychotherapeutische Arbeit Bert Hellingers. München (Knaur).

Schäfer, T. (2004): Wenn der Körper Signale gibt. Wege aus der Krankheit durch Systemische Aufstellungen. München (Knaur).

Schlötter, P. (2005): Vertraute Sprache und ihre Entdeckung. Systemaufstellungen sind kein Zufallsprodukt – der empirische Nachweis. Heidelberg (Carl-Auer), 2. Aufl.

Schneider, J. R. (1998a): Familienaufstellung mit Einzelklienten mit Hilfe von Figuren. In: G. Weber (Hrsg.): Praxis des Familien-Stellens. Heidelberg (Carl-Auer), S. 182–193.

Schneider, J. R. (1998b): Supervision mit Hilfe von Aufstellungen. In: G. Weber (Hrsg.): Praxis des Familien-Stellens. Heidelberg (Carl-Auer), S. 366–376.

Schneider, J. R. (2001b): Zur Technik des Familien-Stellens. In: G. Weber (Hrsg.): Derselbe Wind lässt viele Drachen steigen – Systemische Lösungen im Einklang. Heidelberg (Carl-Auer), S. 349–388.

Schneider, J. R. u. B. Gross (2000): Ach wie gut, dass ich es weiß. Märchen und andere Geschichten in der systemisch-phänomenologischen Therapie. Heidelberg (Carl-Auer).

Sheldrake, R. (2003): Der siebte Sinn des Menschen – Gedankenübertragung, Vorahnungen und andere unerklärliche Fähigkeiten. Frankfurt (Scherz).

Sparrer, I. (2002): Wunder, Lösung und System. Lösungsfokussierte systemische Strukturaufstellungen für Therapie und Organisationsberatung. Heidelberg (Carl Auer), 4. Aufl. 2006.

Ulsamer, B. (1998): Ohne Wurzeln keine Flügel. Die systemische Therapie Bert Hellingers. München (Goldmann).

Ulsamer, B. (2001): Das Handwerk des Familienstellens. Eine Einführung in die Praxis der systemischen Hellingertherapie. München (Goldmann).

Ulsamer B. u. M. Hell (2003): Wie hilft Familien-Stellen? Münsterschwarzach/Abtei (Vier-Türme-Verlag).

Varga v. Kibéd, M. u. I. Sparrer (2003): Ganz im Gegenteil. Tetralemmaarbeit undd andere Grundformen systemischer Strukturaufstellungen. Heidelberg (Carl Auer), 5. Aufl. 2005.

Weber, G. (Hrsg.) (1993): Zweierlei Glück. Die systemische Psychotherapie Bert Hellingers. Heidelberg (Carl-Auer). 14. Auflage 2001.

Weber, G. (2000): Die Praxis der Organisationsaufstellungen: Basics und Besonderes. In: G. Weber (Hrsg.): Praxis der Organisationsaufstellungen. Heidelberg (Carl-Auer), 2. Aufl. 2002, S. 34–90.

Weber, G. (Hrsg.) (2001): Derselbe Wind lässt viele Drachen steigen – Systemische Lösungen im Einklang (Carl-Auer).

Weber-Schäfer, P. (Hrsg.) (1982): Zen, Aussprüche und Verse der Zenmeister (Insel-Bücherei Nr. 798). Frankfurt (Insel).

Zeilinger, A. (2003): Einsteins Schleier – Die neue Welt der Quantenphysik. München (C. H. Beck).

Über den Autor

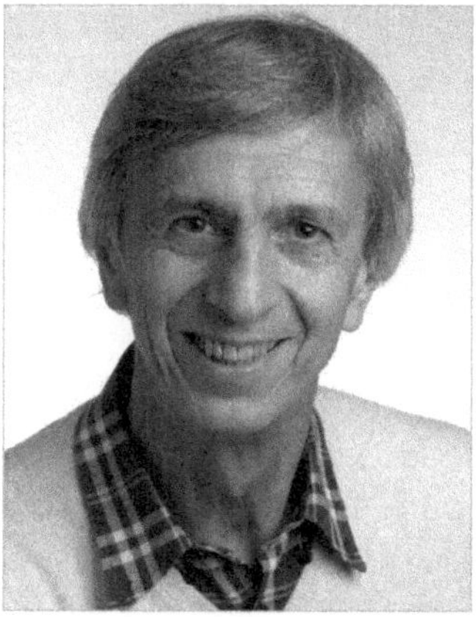

Jakob Robert Schneider, Studium der Philosophie, Theologie, Leibeserziehung und Pädagogik, führt psychologische Beratung und Gruppentherapie in eigener Praxis sowie Seminare mit Familien-Aufstellungen im In- und Ausland durch. Mitarbeit in der *Deutschen Gesellschaft für Systemaufstellungen* (DGfS) und der Zeitschrift *Praxis der Systemaufstellung*.

Der Autor ist mit zahlreichen Artikeln in vielen Büchern des Carl-Auer Verlags vertreten. Gemeinsam mit Brigitte Gross ist er Autor des Buches *Ach wie gut, dass ich es weiß* (5. Aufl., 2017).